Carl-Auer-Systeme

Wie lasse ich meine Bulimie verhungern?

Margret Gröne

Ein systemischer Ansatz zur
Beschreibung und Behandlung der Bulimie

Vierte, korrigierte Auflage, 2003

Carl-Auer-Systeme im Internet: **www.carl-auer.de**
Bitte fordern Sie unser Gesamtverzeichnis an:

Carl-Auer-Systeme Verlag
Weberstr. 2
69120 Heidelberg

Über alle Rechte der deutschen Ausgabe verfügt Carl-Auer-Systeme
Verlag und Verlagsbuchhandlung GmbH Heidelberg
Fotomechanische Wiedergabe nur mit Genehmigung des Verlages
Satz: Adriana Carcu
Genogramm: Beate Ch. Ulrich
Printed in the Netherlands
Druck und Bindung: Koninklijke Wöhrmann, Zutphen

Reihe Systemische und hypnotherapeutische Praxis
Herausgeber Gunthard Weber

Vierte, korrigierte Auflage, 2003
ISBN 3-89670-208-4

Bibliografische Information Der Deutschen Bibliothek
Die Deutsche Bibliothek verzeichnet diese Publikation in der Deutschen Nationalbibliografie;
detaillierte bibliografische Daten sind im Internet über http://dnb.ddb.de abrufbar.

Inhalt

Vorwort ... **8**
Vorbemerkung ... **10**

I.   Einleitung ... **14**
1.1   Bulimie: Definition, Symptomatik
      und Epidemiologie ... 14
1.2   Literaturüberblick ... 18

II.   Grundlagen ... **28**
2.1   Grundlagen der systemischen Therapie ... 28
2.1.1 Wurzeln der systemischen Therapie ... 28
2.1.2 Von der linearen zur zirkulären Therapie ... 30
2.1.3 Konstruktivismus und systemische Therapie ... 34
2.1.4 Die Kybernetik der Kybernetik: Von der Objektivität
       zur Verantwortlichkeit ... 38
2.1.5 Menschliche Systeme: Dynamische, autonome, struktur-
       determinierte Systeme ... 41
2.1.6 Der Fokus systemischer Therapie: Verhaltenssequenzen
       und Bedeutungsschemata ... 45
2.1.7 Zusammenfassung: Aspekte und Implikationen eines
       systemisch-konstruktivistischen Therapiemodells für
       die Beschreibung und Behandlung der Bulimie ... 49

       Exkurs: Reflexionen über Sprache in der
       systemischen Therapie ... 54
2.2   Gesellschaftliche und soziokulturelle
      Aspekte der Bulimie ... 61
2.2.1 Bulimie, weibliche Sozialisation und soziokultureller
       Kontext ... 61

5

2.2.2 Der Wandel weiblicher Lebensräume
und Lebensperspektiven ... 65
2.2.3 Bulimie und Geschlechtsrollenentwicklung ... 68
2.2.4 Der „perfekte" Körper als ambivalenzfreier
Bezugspunkt ... 71

III. **Wenn Logik und Leben nicht zusammenpassen ... 74**
3.1 Logische Irrtümer in der Handlungsorientierung
bulimischer Frauen ... 74
3.2 Die Idee, daß Vernunft immer vernünftig sei – oder:
Die Geschichte von der Unvernunft der Vernunft ... 80
3.3 „Genug ist nie genug ..."
Maximierung statt Optimierung ... 95
3.4 Die Gleichsetzung mechanischer und lebender
Systeme: Der Versuch der Trivialisierung und
einseitigen Kontrolle in Beziehungen ... 110
3.5 Zwischen Allmacht und Ohnmacht:
Die Interpunktion zirkulärer Prozesse in
Ursache-Wirkungs-Sequenzen ... 122

Exkurs: Heimliche oder öffentliche Bulimie –
zwei (vergebliche) Lösungsversuche ... 133

IV. **Die Therapie ... 142**
4.1 Grundlagen der Therapie ... 142
4.1.1 Kontext und Setting der Therapie ... 142
4.1.2 Hypothesenbildung ... 144
4.1.3 Zirkuläres Fragen ... 147
4.2 Therapeutisches Vorgehen ... 158
4.2.1 Bulimie: Feindin oder Freundin? ... 159
4.2.2 Positive Zielformulierung – oder: Was muß ich mir
bieten, damit die Bulimie geht? ... 167
4.2.3 Die Suche nach Ausnahmen – oder: Alle Fähigkeiten
und Ressourcen sind schon vorhanden ... 169
4.2.4 Die Bulimie ist teuer – aber was ist der Preis
der Aufgabe der Bulimie? ... 174
4.2.5 Scheiterstrategien: Die Befragung „bulimiefördernder
Bedingungen" ... 181
4.2.6 Such-Prozesse statt Sucht-Prozesse ... 189

6

4.2.7   Von Allmacht und Ohnmacht
         zur Eigenverantwortlichkeit ... 195
4.2.8   Sicher in die Unsicherheit ... 203
4.2.9   Loyale Töchter ... 210
4.2.10 Symptom-Verschiebung oder Symptom-Fortschritt ... 217
4.2.11 „Weniger desselben": Auch bei Therapie? ... 225
4.2.12 Rückfälle und Rückfallprophylaxe ... 231
4.2.13 Aufgaben, Experimente, Geschichten und Symbole ... 236
4.2.14 Therapeutische Dilemmata ... 252
4.2.15 Ende der Therapie ... 257

V. Schlußbemerkung ... 261

Anmerkungen ... 264
Literatur ... 281
Über die Autorin ... 287

Vorwort

In einer Gesellschaft, in der die Werbung uns vor allem junge und erfolgreiche Menschen mit Idealfiguren als nachzuahmende Vorbilder präsentiert und in der sich gleichzeitig Millionen von Menschen permanent oder immer wieder mit Diäten befassen und mit meist mäßigem oder nur kurz anhaltendem Erfolg abzunehmen versuchen, darf es niemanden verwundern, wenn in Partnerbeziehungen und Familien Gewicht, Essen und äußere Erscheinung bedeutsame Themen werden, die viele dauerhaft und auf spezifische Weise beschäftigen und die sich auf die Verhaltensweisen und die Beziehungsgestaltungen auswirken.

Die Zunahme von ausgeprägtem und ausdauerndem Fasten bis hin zu starker Abmagerung sowie von Heißhungeranfällen mit anschließendem bewußt herbeigeführtem Erbrechen vor allem bei jungen Frauen in den westlichen Industrieländern erweckte verständlicherweise die Aufmerksamkeit der Forscher und der Medien. Das Bekanntmachen und Veröffentlichen dieser Verhaltensweisen führte seinerseits dazu, daß diese vermehrt wahrgenommen wurden und zusätzlich „ansteckend" auf Menschen wirkten, die sich dadurch eine Lösung ihrer Anliegen erhofften.

Damit sind nur einige wenige Facetten der Erscheinungen erwähnt, die wir Eßstörungen nennen, die die diagnostischen Etiketten „Magersucht" und „Bulimie" erhielten und die die betroffenen Menschen und Familien oft jahrelang leiden lassen. Daß diese Verhaltensweisen vor allem von jungen Frauen gezeigt werden, bedarf noch einer weiteren, differenzierten und plausiblen Erklärung.

Die systemische Betrachtungsweise und die systemische Therapie, die versuchen, bulimisches Verhalten in dem jeweiligen situativen Zusammenhang zu verstehen und zu behandeln, scheinen sich als eine der vielversprechendsten therapeutischen Möglichkeiten zu erweisen, vielen dieser jungen Frauen in vergleichsweise kurzer Zeit effektiv zu helfen.

Es ist das Verdienst zweier Teams der Psychosomatischen Abteilung der Medizinischen Hochschule Hannover (unter der Leitung von Professor Hellmuth Freyberger und mit Unterstützung der Robert-Bosch-Stiftung, Stuttgart), in einem Forschungsprojekt zwei psychotherapeutische Ansätze auf ihre Effektivität als Behandlungsmethode von bulimischem Verhalten verglichen zu haben: die stationäre psychoanalytisch orientierte Behandlung und die ambulant durchgeführte systemische (Familien-)Therapie.

Margret Gröne, die an zentraler Stelle in dem Projekt mitarbeitete, gebührt große Anerkennung dafür, die Erkenntnisse und therapeutischen Folgerungen des systemisch orientierten Teams des Projekts zusammengetragen, gebündelt und auf eine für psychosoziale Helfer gut lesbare, anregende und gewinnbringende Art und Weise dargestellt zu haben. Nur die, die wissen, welche Fülle von Material sich während eines solchen Projektes ansammelt, können ermessen, welch große Anzahl an Protokollen, Fragebögen, Audio- und Videobändern sie sichten und auswerten mußte, um für dieses Buch eine gute Auswahl treffen zu können.

Neben einem Überblick über die Symptomatik der Bulimie und bisherige Erklärungs- und Behandlungsmodelle wird den Leserinnen und Lesern präsentiert eine – immer auf bulimisches Verhalten bezogene – stringente Zusammenfassung des systemisch-konstruktivistischen Modells und eine große Bandbreite folgerichtig dazu entwickelter konkreter therapeutischer Vorgehensweisen. Das Beschriebene wird jeweils durch gut ausgewählte kurze Ausschnitte aus Therapiesitzungen illustriert. So entsteht ein lebendiges Bild sowohl der Dynamik als auch der therapeutischen Herausforderungen der Bulimie. Nicht zuletzt aber gewinnt das vorliegende Buch seine Qualität auch durch die menschlich-einfühlsame und respektvolle Einstellung gegenüber den betroffenen Frauen. Margret Gröne beschreibt sie nicht auf der Suche nach ihren Defiziten, sondern blickt auf ihre Möglichkeiten und ihre Ressourcen.

Gunthard Weber
Heidelberg, November 1994

Vorbemerkung

Den nächsten Planeten bewohnte ein Säufer. Dieser Besuch war sehr kurz, aber er tauchte den kleinen Prinzen in eine tiefe Schwermut. „Was machst Du da?", fragte er den Säufer, den er stumm vor einer Reihe leerer und einer Reihe voller Flaschen sitzend antraf. „Ich trinke", antwortete der Säufer mit düsterer Miene. „Warum trinkst Du?", fragte ihn der kleine Prinz. „Um zu vergessen", antwortete der Säufer. „Um was zu vergessen?", erkundigte sich der kleine Prinz, der ihn schon bedauerte. „Um zu vergessen, daß ich mich schäme", gestand der Säufer und senkte den Kopf. „Weshalb schämst du dich?", fragte der kleine Prinz, der den Wunsch hatte, ihm zu helfen. „Weil ich saufe!", endete der Säufer und verschloß sich endgültig in sein Schweigen. Und der kleine Prinz verschwand bestürzt. Die Großen Leute sind entschieden sehr, sehr verwunderlich, sagte er zu sich auf seiner Reise.

Antoine de Saint-Exupery

„Bulimie" – dieses Wort steht bei den betroffenen Frauen für oft jahrelange, meist heimliche Episoden von Heißhunger und Erbrechen – manchmal bis zu zehn Eßanfällen am Tag. Ein großer Anteil ihrer Zeit und Energie gilt der Beschäftigung mit Lebensmittelbeschaffung, Essen und anschließendem Erbrechen; erneuten Einkäufen, Essen, Erbrechen ... Verbunden ist dieser Kreislauf mit dem Bemühen, ihn möglichst geheim zu halten. Im Unterschied zu anderen, nach außen sichtbaren Eßstörungen (Anorexie, Adipositas), ist die Bulimie ein vor anderen Menschen meist streng gehütetes Geheimnis. Keinesfalls sollen andere von diesen Verhaltensweisen erfahren; nach außen gilt die Fassade der perfekten Frau. Die betroffenen Frauen schämen sich, wenn sie essen. Umgekehrt essen sie, greifen auf bulimisches Verhalten zurück, weil sie Scham- und Schuldgefühle haben. Diese schlucken sie – mit Hilfe der Bulimie – jahrelang lieber hinunter, als sich jemandem anzuvertrauen und Hilfe anzunehmen. Essen bedeutet für diese Frauen keinen Genuß mehr, kein Lebens-Mittel, sondern sie erleben es als Bedrohung oder sogar Zerstörung. Sie essen, weil sie sich schämen; sie schämen sich, weil sie essen. Um heimlich essen zu können, ziehen sie sich aus Beziehungen zurück und sind allein. Um mit dem Alleinsein fertig zu werden, greifen sie wiederum vermehrt auf die Bulimie zurück.

So entstehen Kreisläufe ohne Ende, die sich selbst aufrechterhalten – unabhängig davon, wie auch immer sie begonnen haben mögen. Es sind rekursive Muster, die sich selbst verstärken, trotz oder gerade wegen der vermehrten Anstrengung zur Problemlösung. Oft dauert es Jahre, bis die Frauen ihr „Geheimnis Bulimie" öffentlich machen, und sich entscheiden, therapeutische Hilfe in Anspruch zu nehmen.

Diese Arbeit handelt von Frauen, die diesen Schritt gegangen sind. Der überwiegende Teil meiner Erfahrungen, Anregungen und Ideen geht zurück auf ein vierjähriges Forschungsprojekt „Vergleichende Psychotherapieforschung bei psychogenen Eßstörungen" an der Medizinischen Hochschule Hannover. Ergänzt werden diese Erfahrungen durch mehrere Jahre therapeutischer Arbeit der Verfasserin mit Gruppen für Frauen mit Eßstörungen.

Da die vorliegende Arbeit vor allem Problembereiche beschreibt und dysfunktionale Prämissen und Verhaltensweisen in den Vordergrund stellt, ist mir an dieser Stelle wichtig, das Besondere und die Fähigkeiten der betroffenen Frauen zu betonen und anzuerkennen. Jede Frau hat mich durch ihre einmalige Geschichte und ihre individuellen Erfahrungen beeindruckt. Die therapeutischen Gespräche waren eine Möglichkeit, ihren jeweiligen Lebenskontext mit seinen spezifischen Werten, Traditionen, speziellen Schwierigkeiten, aber auch Ressourcen kennenzulernen. Die besonderen Fähigkeiten der Frauen bestehen vor allem in dem hohen Einfühlungsvermögen und „Sich-Einstellen-Können" auf andere Menschen, in ihrer Bereitschaft, anderen viel Raum zu geben und sich selbst zurückzunehmen, in ihrer Sensibilität und Offenheit für die Bedürfnisse anderer Menschen und in ihrem hohen Verantwortungsgefühl für andere.

Das Tragische ist, daß gerade diese Fähigkeiten – wenn sie ein bestimmtes Maß überschreiten – mit verantwortlich sind für ein Dilemma, das schließlich in der Bulimie seinen Ausdruck findet: Einem maßlosen Eßverhalten, welches die Frauen meist als eine Sucht beschreiben, welche sich in ihrem Erleben zu irgendeinem Zeitpunkt verselbstständigt hat und die ihnen als nicht mehr kontrollierbar erscheint. Ein Anliegen dieser Arbeit besteht darin, Hoffnung zu vermitteln. Hoffnung in dem Sinne, daß die Bulimie zwar Ausdruck einer besonderen Krise für die betroffenen Frauen darstellt; doch bedeutet „Krise" meist eine Gefahr und eine Chance zugleich. In ihrer ursprünglichen Bedeutung (griech. *krisis*) bedeutet sie einen „Wendepunkt". Die in den folgenden Kapiteln geschilderten Erfahrungen bulimischer Frauen sollen Mut machen, diesen Wendepunkt konstruktiv, d. h. zur Entwicklung neuer Lebenswege, alternativer Bewältigungsstrategien und Mobilisierung eigener Ressourcen, zu nutzen.

Mit dieser Hoffnung ist gleichzeitig eine Warnung verbunden. Viele Frauen haben bulimisches Verhalten erst für sich durch entsprechende Veröffentlichungen entdeckt. Die Idee, nach dem Essen die Bulimie als idealen „Problemlöser" zu nutzen, ist nicht selten von Freundinnen oder Büchern und Zeitschriften „abgeguckt". Deshalb soll in dieser Arbeit beides deutlich werden: Der hohe Preis, den Frauen langfristig dafür bezahlen, wenn sie sich für die Bulimie als kurzfristigen Problemlöser entscheiden, aber auch die Hoffnung, daß die Bulimie, verstanden als eine „körperliche Intelligenz", den betroffenen Frauen dazu verhelfen kann, für sich andere Wege und Formen der Lebensgestaltung zu entwickeln, die bekömmlicher bzw. nicht mehr „zum Kotzen" sind.

Die vorliegende Studie entstand im Zusammenhang mit dem oben genannten Forschungsprojekt. Die Leitung dieses Projektes hatte Herr Professor Hellmuth Freyberger. Seine Bereitschaft für immer neue Experimente und seine Offenheit bezüglich alternativer Ideen, Vorschläge und Vorgehensweisen waren ebenso wichtig für die Arbeit wie die großzügige finanzielle Förderung durch die Robert-Bosch-Stiftung in Stuttgart.

Die kontinuierliche Zusammenarbeit eines festen Teams von Therapeutinnen und Therapeuten (Brigitte Heyden, Susanne Hilbig, Annette Kersting, Matthias Lauterbach, Lili Seide, Claudia Strehle-Steingräber und Kurt Wannow) von Anfang 1988 bis Ende 1991 und die daraus hervorgegangenen kreativen Ideen sind die Grundlage dieser Studie. Das Material, welches ihr zugrundeliegt, und die zitierten Therapieprotokolle stammen zu einem großen Teil aus dieser gemeinsamen therapeutischen Tätigkeit.

Wesentlich geprägt und bereichert wurde die Arbeit durch die regelmäßige, einmal monatlich stattfindende Life-Supervision durch die Mitarbeiter des Heidelberger Teams der „Internationalen Gesellschaft für systemische Therapie" (Arnold Retzer, Ingeborg Rücker-Embden-Jonasch, Gunther Schmidt, Jochen Schweitzer-Rothers, Fritz B. Simon und Gunthard Weber).

Mein besonderer Dank gilt Herrn Professor Franz Wellendorf für die wohlwollende Unterstützung und Begleitung der vorliegenden Arbeit.

Bei der Überarbeitung des Textes sind mir die Diskussionen mit und Anregungen von Annette Breves, Christa Ohnesorg und Christian Spengler eine große Hilfe gewesen.

Vor allem aber die Bereitschaft der betroffenen Frauen, ihr „Geheimnis Bulimie" öffentlich zu machen, haben uns die Möglichkeit eröffnet, einen Teil ihres Weges und ihrer Entwicklung kennenzulernen und zu begleiten.

I. Einleitung

1.1 BULIMIE: DEFINITION, SYMPTOMATIK UND EPIDEMIOLOGIE

Therapeutin: „Wie sieht sie aus, die Bulimie? Es gibt ja viele, die sagen, sie verhalten sich bulimisch; was heißt es für Sie? Es kann ja sehr unterschiedlich sein. Wie verhalten Sie sich? Woran könnte ich es als Fremde merken?

Anna: Keiner könnte es merken.

Therapeutin: Eben. Deshalb frage ich nach. Denn Sie sehen ja völlig normal aus. Es gibt Magersüchtige, da sieht man von außen, daß sie zu wenig wiegen. Sie sehen normalgewichtig aus. Was machen Sie, wenn die Bulimie da ist?

Anna: Ich komme nach Hause, gehe vorher einkaufen ...

Therapeutin: Nach der Arbeit?

Anna: Ja. Wenn ich von der Arbeit komme, gehe ich einkaufen. Und habe schon so einen Heißhunger.

Therapeutin: Und was kaufen Sie?

Anna: Nudeln, Reis, Schokolade ...

Therapeutin: Wieviel?

Anna: 3 bis 4 Tafeln. Und Kekse ...

Therapeutin: Auch mit Schokolade?

Anna: Ja, meistens. Dann Pommes, Würstchen, Salate mit viel Mayonnaise drin, Wurst am Stück ...

Therapeutin: Noch etwas?

Anna: Brot, Brötchen ...

Therapeutin: So ungefähr für eine Woche? Oder für einen Tag? Wie ist das quantitätsmäßig?

Anna: Eigentlich übermäßig viel. So wie für eine Woche.

Therapeutin: Für eine Person oder einen Haushalt?

Anna: Für eine Person ein Wocheneinkauf. Ich lebe alleine.

14

Therapeutin: Und dann?

Anna: Dann gehe ich nach Hause und meistens passiert es schon dabei, daß ich mir unterwegs etwas aus der Tüte zerre und auf der Straße schon esse. Und wenn dann die Wohnungstür zufällt, dann setze ich mich halt hin und ... ich möchte nicht ... darüber reden ... (weint).

Therapeutin: Gut ... dann essen Sie alles auf einmal auf? Es ist doch nicht so schlimm ... ich frage nur, weil Bulimie ... die kann so unterschiedlich sein ... und ich weiß nicht, ob Sie alles essen, oder nur die Schokolade ...

Anna: Nein, das ist in zwei, drei Schritten ... manchmal nur einmal. Dann esse ich, trinke dabei viel ..., ich kann noch nicht einmal sagen, daß ich dabei kaue ..., ich schlucke es halt alles einfach nur runter ... und dann ... (weint) ... kotze ich es halt wieder aus und dann kommt es nach 10 Minuten schon wieder, daß ich Hunger habe. Und dann ...

Therapeutin: Dann passiert alles noch einmal, bis die Vorräte alle sind?

Anna: Ja. Und ich sehe immer zu, daß alles raus ist ... und wenn nicht, dann nehme ich zusätzlich noch Abführtabletten.

Therapeutin: Starke?

Anna: Nein, so auf Kräuterbasis.

Therapeutin: Und wie oft machen Sie das?

Anna: Ein bis zweimal am Tag. Es kann auch ein drittes Mal passieren ...

Therapeutin: Wer weiß von Ihrer Bulimie?

Anna: Niemand. Es wäre schrecklich, wenn meine Eltern oder mein Freund davon erfahren würden."

Der vorliegende Gesprächsausschnitt verdeutlicht die typischen Leitsymptome der Bulimie: Bulimische Frauen berichten von ihrem unwiderstehlichen Drang nach größeren und gewöhnlich kalorienreichen Nahrungsmengen, welcher sich in wiederkehrenden Heißhungeranfällen äußert. Diesen Eßanfällen folgt – aus Angst vor Gewichtszunahme – selbst herbeigeführtes Erbrechen und/oder andere regulative Maßnahmen, wie der Gebrauch von Abführmitteln oder rigoroses Fasten.

Das Wort „Bulimie" kommt aus dem Griechischen und bedeutet „Stierhunger" oder „Ochsenhunger"[1]. Die häufigste deutsche Bezeichnung der Bulimie lautet „Eß- und Brechsucht". Ihre Anerkennung als ein eigenständiges Krankheitsbild geht zurück auf die Arbeit von Russel im Jahr 1979.[2] Ein Jahr später wurde sie in den Diagnoseleitfaden der amerikanischen Psychiatrischen Gesellschaft aufgenommen. In einer revidierten Fassung (DSM-III-R, 1987) nennt er folgende diagnostische Kriterien für die Klassifikation bulimischer Eßstörungen:

- Wiederholte Episoden von Freßanfällen (schnelle Aufnahme einer großen Nahrungsmenge innerhalb einer bestimmten Zeitspanne).
- Das Gefühl, das Eßverhalten während der Freßanfälle nicht unter Kontrolle halten zu können.
- Um einer Gewichtszunahme entgegenzuwirken, greifen der/ die Betroffene regelmäßig zu Maßnahmen, die eine Gewichtszunahme verhindern sollen: Selbstinduziertes Erbrechen, Gebrauch von Laxantien oder Diuretika, strenge Diäten oder Fastenkuren oder übermäßige körperliche Betätigung.
- Durchschnittlich mindestens zwei Freßanfälle pro Woche über einen Mindestzeitraum von drei Monaten.
- Andauernde, übertriebene Beschäftigung mit Figur und Gewicht.[3]

Die Anzahl der Eßanfälle variiert zwischen zweimal pro Woche (definitorische Untergrenze des DSM-III-R) und bis zu zwanzig Mal am Tag.[4] In Einzelfällen nehmen die Frauen während eines Heißhungeranfalls bis zu 12 000 Kalorien zu sich; die aufgenommene Nahrungsmenge während einer bulimischen Episode (mehrere Eßanfälle, die direkt aufeinander folgen), reicht bis zu 26 000 Kalorien.[5] Häufiger umfassen die Eßanfälle 1500 bis 3000 Kalorien, was aber von den Frauen subjektiv als zuviel empfunden wird.[6] Typisch ist, daß sich das Essen vorwiegend aus kohlehydrat- oder fetthaltigen Speisen und Süßigkeiten zusammensetzt; Nahrungsmittel, die sich die Frauen sonst strikt verbieten. Außerhalb ihrer Heißhungeranfälle sind die Frauen darum bemüht, die Nahrungsaufnahme zu reduzieren, und ihr Eßverhalten ist geprägt durch eine Reihe von restriktiven Vorschriften: die Beschränkung auf diätische Nahrung, Verzicht auf warme Mahlzeiten, eine „innere Liste verbotener Nahrungsmittel"[7].

Das den Eßanfällen meist folgende Erbrechen wird von manchen Frauen als qualvoll und langwierig empfunden; für andere ist es

16

bereits so sehr zur Gewohnheit geworden, daß es „automatisch und wie von alleine" hervorgerufen werden kann.

Wesentliches Kennzeichen ist darüber hinaus der Heimlichkeitsaspekt der Bulimie: Aufgrund ihrer starken Scham- und Schuldgefühle legen die Frauen in der Regel großen Wert darauf, sowohl Eßanfälle als auch das anschließende Erbrechen zu verbergen. Häufig bleibt die Bulimie deshalb selbst für die engsten Bezugspersonen jahrelang unbemerkt. Die gleichen Gefühle mögen auch ein Grund dafür sein, daß vom Beginn der bulimischen Symptomatik an im Durchschnitt drei bis fünf Jahre vergehen, bevor die Frauen mit ihrem Anliegen um Hilfe und Unterstützung einen Arzt oder Psychotherapeuten aufsuchen.[8]

In der Literatur besteht weitgehende Einigkeit darüber, daß die Diagnose „Bulimie" in den letzten Jahren sehr viel häufiger gestellt wurde.[9] Feiereis berichtet 1989 von zehnmal mehr Frauen, die sich mit bulimischer Symptomatik in der Klinik vorstellten, als neun Jahre zuvor. Diese Zunahme ist evident, wenn auch berücksichtigt werden muß, daß

- viele Frauen erst durch die publizistische Verarbeitung und die Anerkennung der Bulimie als „Krankheit" den Mut gefunden haben, über ihre bereits jahrelang bestehende Symptomatik zu berichten,
- daß andere Frauen erst durch die Veröffentlichungen in den Medien bulimisches Verhalten als „Lösungsstrategie" zur Erreichung und Aufrechterhaltung ihres Schlankheitsideals gelernt haben (25 % der Frauen, welche sich im Forschungsprojekt Bulimie an der Medizinischen Hochschule vorgestellt hatten, gaben an, die Idee zum Erbrechen aus den Massenmedien zu haben).[10]

Ähnlich wie bei der Anorexie ist die Bulimie fast ausschließlich (zu über 90 %) bei Frauen zu finden.[11] Sozialdemographischen Untersuchungen zufolge sind überwiegend junge Frauen im Alter von 20 bis 30 Jahren betroffen, nur 16 Prozent waren jünger und 22 Prozent älter.[12] Über die Prävalenz der Bulimie gibt es sehr unterschiedliche Schätzungen. Befragungen in Deutschland ergaben einen Anteil von 2 bis 4 Prozent bei Frauen im Alter von 18 bis 35 Jahren[13] und ungefähr 3 Prozent bei Schülerinnen zwischen 12 und 20 Jahren[14].

Die Bulimie kann sowohl spontan als auch allmählich einsetzen. Häufig geht ihr der Versuch voraus, ein leichtes oder mäßiges Übergewicht mit Hilfe von Diäten zu reduzieren. Die „Diätkarrieren" beginnen oft mit der Pubertät und der Unzufriedenheit mit dem eigenen Körper und Gewicht. Palmer bezeichnete die bulimische Symptomatik deshalb auch als „dietary chaos syndrome"[15.] Eine andere Gruppe bulimischer Frauen (etwa ein Viertel bis die Hälfte) berichten von einer Anorexie in ihrer Vorgeschichte.[16] Diese häufigen Übergänge verdeutlichen die Verwandtschaft zwischen Anorexie und Bulimie. Fast die Hälfte der bulimischen Frauen leiden wie bei der Anorexie unter einer sekundären Amenorrhoe[17]; bezüglich der Einstellung zum Essen und zum Körper lassen sich ebenfalls große Übereinstimmungen nachweisen.[18]

Andererseits sind auch deutliche Unterschiede sichtbar, so daß weitgehend Einigkeit darüber besteht, Bulimie und Anorexie als zwei voneinander abgrenzbare Eßstörungen zu beschreiben:

– Bulimische Frauen legen viel Wert auf weibliches und attraktives Aussehen (versus Ablehnung weiblicher Körperformen bei Anorexie);
– sie demonstrieren nach außen hin eher frühzeitige Autonomie und Selbständigkeit (versus enge Familienverbundenheit);
– sie haben weitgehend normale, altersentsprechende sexuelle Erfahrungen und Beziehungen (versus Ablehnung von Sexualität und weiblicher Rolle) und
– sie sind therapeutisch wesentlich stärker (versus niedrig) motiviert.[19]

Untersuchungen zur Klärung der Ursachen und Entstehungsbedingungen der Bulimie sprechen von einer „plurikausalen Pathogenese"[20]: Neben biologischen Faktoren, individuellen Defiziten und familiären Einflüssen verweist die unübersehbare Zunahme der Bulimie fast ausschließlich in westlichen hochindustrialisierten Ländern auch auf soziokulturelle und gesellschaftliche Beiträge.

1.2 LITERATURÜBERBLICK

Die Bulimie als das „psychosomatische Störungsbild unserer Epoche"[1] bietet gegenwärtig den Gegenstand sehr heterogener Forschungsansätze und Therapiemodelle. Um dem zunehmenden Bedarf an therapeutischer Hilfe entgegenzukommen, wurden sehr unterschiedliche Behandlungsmethoden der Bulimie entwickelt. Je nach theoretischem Erklärungsmodell kann bulimisches Verhalten angesehen werden:

- als Zeichen affektiver Störungen,
- als Resultat fehlender Impulskontrolle,
- als konditionierte Reaktion, die durch negative Verstärkung aufrechterhalten wird,
- als Symptom funktional gestörter Kognitionen,
- als psychosomatischer Lösungsversuch eines neurotischen Konflikts,
- als Folge von Fehlernährungen,
- als Reaktion auf dysfunktionale Familienstrukturen oder
- als Antwort auf die gegenwärtigen Sozialisationsbedingungen von Frauen.

Im folgenden soll ein kurzer Überblick über die bekanntesten theoretischen Konzeptionen und daraus abgeleiteten Behandlungsmethoden gegeben werden.[2]

Das Depressionsmodell
Verschiedene Studien betonen die Verbindung zwischen bulimischer Eßstörung und affektiven Störungen. Sie berichten über Beobachtungen in denen festgestellt wurde, daß depressive Symptome nicht nur gehäuft bei den betroffenen Klientinnen, sondern oft auch bei deren Angehörigen zu finden seien. Darüber hinaus wurden nach der Behandlung von Eßstörungen oft depressive Reaktionen festgestellt, und biologische Tests ergaben abnorme Cortisolwerte.

Aufgrund dieser Ergebnisse lag der Versuch nahe, Eßstörungen therapeutisch mit Antidepressiva beziehungsweise Antikonvulsiva zu behandeln. Entsprechende Behandlungsmodelle stammen von Pope und Hudson 1982/83, Brotman et al. 1984, Hughes et al. 1986 sowie Wermuth et al. 1977.

Aus psychotherapeutischer Sicht wird das Depressionsmodell stark in Frage gestellt. Den Kritikern zufolge sind die depressiven Symptome nicht Ursache, sondern eine Folgeerscheinung der bulimischen Eßstörungen, und die berichteten Stimmungsschwankungen werden als sekundär angesehen.[3] Endokrine und metabolische Veränderungen, die als Kennzeichen affektiver Störungen gesehen werden, lassen sich ihrer Meinung nach als Folge ausgedehnter Hungerphasen und Diäten erklären. Entsprechend plädieren sie eher für eine erfolgreiche Veränderung des Eßverhaltens, welches dann langfristig zu einem deutlichen Rückgang der Depression führt[4].

Das Suchtmodell

Andere Autoren vertreten die Auffassung, daß die Bulimie als eine Form der Sucht betrachtet werden kann.[5] Mißbräuchliches Essen könne, wenn es dauerhaft zur Beruhigung, Spannungsentlastung oder Anregung verwendet wird, zu einer chronischen Abhängigkeit führen, und Essen und Hungern können zu Suchtmitteln werden, die den Charakter harter Drogen hätten. In folgenden Punkten stimmt ihrer Auffassung nach das bulimische Eßverhalten mit den Kriterien einer Suchtkrankheit überein:

- das subjektive Erleben des Kontrollverlustes,
- die permanente Beschäftigung mit dem Essen ("Suchtmittel"),
- der Gebrauch von Nahrungsmitteln, um negative Gefühle, Streß, Unruhe und Spannungen zu regulieren,
- der Heimlichkeitsaspekt und
- das Fortbestehen des Eßverhaltens (Suchtverhaltens) trotz negativer Folgen und unangenehmer Konsequenzen.

Darüber hinaus sehen die Autoren die Ähnlichkeit mit anderen Formen der Sucht durch ihre folgenden Beobachtungen unterstützt: Das Persönlichkeitsprofil sei demjenigen von Alkoholikern und Drogenabhängigen ähnlich, und andere Formen von Sucht wie Alkohol, Drogen- und Tablettenmißbrauch seien sowohl bei den bulimischen Frauen als auch bei ihren Angehörigen häufig zu beobachten.

Dieser Vergleich bulimischer Eßstörungen mit anderen Formen von Suchtverhalten hat dazu angeregt, auf therapeutische Vorgehensweisen zurückzugreifen, die sich beispielsweise bei der Behandlung von Alkoholismus und Adipositas als nützlich erwiesen haben: Selbstkontroll- und Stimuluskontrolltechniken[6]. Beispiele für häufig angewandte Selbstkontrollmethoden sind:

- das Führen eines „strukturierten Tagebuches" mit der Aufgabe, die eigenen Handlungen genau aufzuzeichnen, und mit dem Ziel, den Frauen Einsicht in ihre gestörten Eßgewohnheiten zu vermitteln,
- die Planung und Festlegung von Mahlzeiten an bestimmten Orten, zu bestimmten Zeitpunkten und möglichst in Anwesenheit anderer Personen,
- die vorübergehende Beseitigung von Nahrungsreizen sowie deren schrittweise Wiedereinführung,
- die Entwicklung alternativer Verhaltensweisen und Handlungsstrategien (statt Heißhungerattacken),
- die Abschaffung von Kalorientabellen, Waagen und Diätbüchern etc.

Auf dieser Grundlage wurden vor allem gruppentherapeutische Angebote entwickelt mit dem Ziel, das Suchtverhalten auf eine direktive Weise anzugehen. Wichtige Themen sind gesunde Ernährung, andere Formen der Streßbewältigung, Selbstsicherheitstraining sowie vor allem das Durchbrechen der Reaktionskette von Hungern, Heißhungeranfällen und nachfolgendem Erbrechen.

Andere Autoren stellen das Suchtmodell in Frage und finden keine besonderen Auffälligkeiten bulimischer Frauen hinsichtlich ihres Konsum- und Suchtverhaltens. So zeigen die Ergebnisse von Jäger et al., daß bulimische Frauen sogar deutlich weniger Alkohol trinken als eine vergleichbare Kontrollgruppe und daß auch hinsichtlich anderer Drogen – bis auf übermäßigen Kaffee- und Kaugummigenuß – kein Gruppenunterschied nachzuweisen ist.[7]

Das Angstmodell
Leitenberg und Rosen[8] gehen davon aus, daß das Erbrechen bei bulimischen Frauen eine angstreduzierende Funktion erfüllt; ähnlich wie beispielsweise das zwanghafte Händewaschen oder andere Rituale bei Zwangsneurosen. Deshalb wurden Desensibilisierungsversuche mit einer wiederholten Konfrontation mit dem angstbesetzten Stimulus (hochkalorische Nahrungsmittel) bei gleichzeitiger Verhinderung der angstreduzierenden Reaktion durch Erbrechen durchgeführt. Kennzeichen dieses Modell sind die Anwendung von Expositionstraining und Reaktionsverhinderungsverfahren.

Verschiedene Lebensmittel, die Angst auslösen, werden – einer Hierarchie der Angstintensität folgend – in normalen Mengen verzehrt, wobei das Vermeidungsverhalten (nachfolgendes Erbrechen) untersagt wird. Anschließend werden die angsterzeugenden Gefühle und Gedanken der betroffenen Frauen sowie ihre häufig irrationalen Ideen und Vorstellungen bezüglich unkontrollierter Gewichtszunahme besprochen. Das Ziel der therapeutischen Gespräche ist, dafür zu sorgen, daß mindestens zweieinhalb Stunden nach dem Essen kein Erbrechen auftritt, was als ausreichender Zeitraum für die Verdauung der aufgenommenen Nahrung angesehen wird. Eine Hypothese dieses Modells ist, daß die Unterdrückung des Erbrechens in der Folge auch zur Löschung der unmäßigen Heißhungeranfälle führt. Darüber hinaus geht es um die Vermittlung der Erfahrung, daß normale Mahlzeiten nicht – wie befürchtet – automatisch zu einer Gewichtszunahme führen und daß die Ängste nach dem Verzehr sogenannter „verbotener Lebensmittel" weniger heftig sind, als erwartet und befürchtet wurde.

Expositionstraining und Reaktionsverhinderungsverfahren werden häufig in umfassenderen verhaltenstherapeutischen Behandlungsprogrammen angewandt. Über die Wirksamkeit und Indikation dieses Modells fehlen bisher ausreichende Forschungsergebnisse.

Das kognitive Modell

Im Zentrum kognitiv-verhaltenstherapeutischer Therapien steht die Korrektur des bulimischen Eßverhaltens durch das Erkennen und die Modifikation der damit verknüpften problematischen und kontraproduktiven Kognitionen, wie es in ähnlicher Form für die kognitive Therapie bei Depressionen gilt. Bulimische Frauen „zeigen einen eigentümlichen kognitiven ‚Stil' "[9], der einerseits durch eine dichotome Denkweise (Schwarzweißdenken) und andererseits einen ausgeprägten Perfektionismus gekennzeichnet ist. Sie scheitern an ihren überhöhten Ansprüchen, welche die Formulierung adäquater Ziele und eine realistische Herangehensweise an Probleme häufig unmöglich machen. Die Folge ihrer sehr hohen Ansprüche an die eigene Person sind Unzulänglichkeitsgefühle und Selbstzweifel. Das Essen wird als ein Bewältigungsmechanismus gesehen, um diese negativen Gefühle zu betäuben, schwierigen Situationen und Langeweile zu entkommen oder auch sich selbst zu bestrafen.

Entsprechend der Hypothese, daß dysfunktionale Kognitionen und Problemlösungsstrategien bei der Entstehung und Aufrechterhaltung bulimischen Eßverhaltens eine wichtige Rolle spielen, ist das Ziel der Therapie die kognitive Umstrukturierung. Damit sind gemeint: Die Hinterfragung dysfunktioneller Gedanken, Bewertungen und Annahmen durch verschiedene Techniken (oder in Form des sokratischen Dialogs im Therapiegespräch), die Bearbeitung irrationaler Befürchtungen und der dichotomen Denkweise sowie die Übung von Selbstbeobachtung und Selbstkontrolle. Als bekanntester Vertreter des kognitiv-verhaltenstherapeutischen Ansatzes gilt Fairburn, doch finden sich die Prinzipien dieses Modells auch in vielen anderen Behandlungsprogrammen.[10]

Das konfliktorientierte-psychodynamische Modell
Dieser Ansatz folgt der Annahme, daß die bulimische Symptomatik „einen psychosomatischen Lösungsversuch eines neurotischen Konflikts bzw. einen Reparationsversuch des kranken Ich"[11] darstellt. Die zentralen Themen der Therapie sind entsprechend Konflikte und Defizite, welche als ursächlich für das jeweilige bulimische Verhalten der Frauen angesehen werden. Als ein Konflikt wird dabei die „neurotische Ambivalenz zwischen starken Bedürfnissen nach Zuwendung und Verwöhnung einerseits und Angst vor Abhängigkeit und Einengung andererseits"[12] gesehen. Ettl beschreibt die bulimische Symptomatik mit den beiden gegensätzlichen Verhaltensweisen von Einverleiben und Erbrechen von Nahrungsmitteln als eine symbolische Widerspiegelung der genannten Ambivalenz zwischen intensiven Wünschen nach Zuwendung und den gleichzeitigen Ängsten vor Abhängigkeit.[13] Elemente der konfliktorientierten psychodynamischen Therapie finden sich sowohl im Rahmen ambulanter Einzel- und Gruppentherapien als auch im Setting analytisch orientierter stationärer Gruppenangebote. Eine zentrale Rolle kommt jeweils in der therapeutischen Übertragungsbeziehung der Reinszenierung von Zuwendungswünschen und Abhängigkeitsängsten zu.[14]

Diätorientierte Ansätze
Dalvit-McPhillips sieht die Bulimie primär als eine physische Störung und die Eßanfälle als ein Resultat von Fehlernährung (durch

kalorienarme Diäten) und/oder stark schwankender Blutzuckerwerte.[15] Aufgrund dieser Annahmen entwickelte sie einen speziellen Diätplan für Frauen mit bulimischen Eßstörungen. Dieser schreibt eine ausgeglichene Ernährung und die Aufnahme von mindestens 1400 Kilokalorien am Tag vor. Dabei sollen Nahrungsmittel und Substanzen, welche den Blutzuckerspiegel stark verändern können, möglichst vermieden werden. Mit diesem Konzept behandelte Dalvit-McPhillips eine Gruppe von zwanzig Frauen, wobei Instruktionen über den Diätplan per Telefon oder Post erfolgten und persönliche und therapeutische Kontakte nicht stattfanden. Zusätzlich zu dem Diätplan erfolgten die Hinweise an die Frauen, immer dann zu essen, wenn sie Hunger verspürten und bei Heißhungeranfällen keinesfalls anschließend zu erbrechen. Weißmehlprodukte, Zucker, Salz, Alkohol und Koffein sollten vermieden werden, und ein Vitaminpräparat wurde verschrieben. Die Ergebnisse waren ermutigend: Während der Behandlungsdauer waren alle Frauen frei von Freßanfällen (im Gegensatz zu einer Kontrollgruppe) und Follow-up Daten bestätigten die positive Weiterentwicklung der Frauen.

Ein ähnliches Konzept – ebenfalls mit guten Ergebnissen – stammt von Culloris und Redman[16]. Sie kombinierten die Diätverschreibungen zusätzlich mit verhaltenstherapeutischen Techniken.

Das familientherapeutische Modell
Familientherapeuten beschreiben Symptome – wie das bulimische Eßverhalten – als Ausdruck funktional gestörter familiärer Beziehungen. Dementsprechend ist ihr Ziel eine qualitative Veränderung des Familiensystems, um den familienatmosphärischen Anteil an der Entwicklung und Aufrechterhaltung der bulimischen Symptomatik zu beeinflussen. Die ermutigenden Erfahrungen dieses Ansatzes bei Anorexia nervosa[17] haben zu einer immer häufigeren Anwendung familientherapeutischer Verfahren bei Eßstörungen beigetragen. Dennoch gibt es gegenwärtig nur wenige Veröffentlichungen über diesen Ansatz speziell bei bulimischen Frauen.[18] Eine mögliche Erklärung hierzu liegt darin, daß die betroffenen Frauen vergleichsweise älter sind, nicht mehr in ihrer Herkunftsfamilie wohnen, sondern allein oder mit einem Partner zusammenleben. Zudem ist die Bulimie häufig ein „geheimes Symptom", von dem niemand, schon gar nicht die Angehörigen, etwas erfahren dürfen.

Gleichzeitig muß einschränkend hinzugefügt werden, daß die wenigen vorliegenden Beschreibungen über gestörte Interaktionen innerhalb der Familie (beispielsweise ein hohes Maß gegenseitiger Kontrolle und emotionaler Abhängigkeiten, häufige Konflikte und starke Spannungen, die nicht offen und direkt angesprochen werden etc.), keine eindeutigen Aussagen über Kausalitäten zulassen. Es bleibt häufig offen, ob die Bulimie als das Resultat von dysfunktionalen Beziehungsmustern angesehen werden kann oder – ob umgekehrt – die familiären Beziehungsmuster als Folge des bulimischen Verhaltens der Tochter beschrieben werden müssen. Das Auftreten einer bulimischen Eßstörung bedeutet somit nicht notwendigerweise das Vorhandensein einer pathologischen Familienstruktur.

Dennoch gewinnen die unterschiedlichen familientherapeutischen Ansätze[19] mit ihrer Betonung der Relevanz des Interaktionskontextes für die Entstehung und Aufrechterhaltung bulimischer Eßstörungen zunehmend an Bedeutung, vor allem in der Kombination mit anderen stationären oder ambulanten therapeutischen Maßnahmen.[20] Bis auf eine umfangreiche kontrollierte Studie von Russel et al.[21] fehlen bis heute Forschungsergebnisse, die sich mit dem Verlauf und den Ergebnissen familientherapeutischer Vorgehensweisen befassen.

Der feministische Ansatz

Feministische Autorinnen[22] weisen darauf hin, daß sich in den letzten Jahren kulturelle Werthaltungen und Ideale (Schlankheits- und Schönheitsideal) einerseits und die Entwicklung der zuvor selten beobachteten Eßstörungen andererseits aufeinander zu bewegen. Sie betonen entsprechend vor allem gesellschaftliche Faktoren und soziokulturelle Beiträge bei der Entwicklung der bulimischen Symptomatik. Ihnen zufolge werde Frauen in unserer Gesellschaft sehr viel mehr als Männern nahegelegt, daß Anerkennung und Erfolg über die äußere Erscheinung und über einen perfekten Körper zu erreichen seien. Durch Werbung und Medien werde dazu ein Schlankheitsideal propagiert, welches teilweise unrealistische und selbstzerstörerische Dimensionen annehme. Frauen werde bei einem Mangel an Selbstwert und Ich-Identität suggeriert, daß sie die gewünschte Anerkennung und Selbstsicherheit durch die Angleichung an das vorgegebene Schönheitsideal und entsprechende Manipulationen des Körpers erreichen könnten. Der Konflikt werde dadurch verstärkt, daß das durchschnittliche Körpergewicht erwachsener Frauen in unserer Gesellschaft deutlich zugenommen hat, während das in den Medien vorgegebene Idealgewicht drastisch gesunken ist. Um diese Diskrepanz zu überwinden, werden in fast unüberschaubarer Anzahl Diäten, Fasten, Hungerkuren und sogar entsprechende Operationen angeboten und empfohlen.

Das feministische Modell macht diese soziale Konditionierung zu einem großen Teil für die gegenwärtige Zunahme bulimischer Eßstörungen verantwortlich. Therapeutische Angebote werden vor allem in Form von Gruppensitzungen gemacht[23], deren Ziel darin besteht, Selbstsicherheit, Durchsetzungsfähigkeit und von Werbung und männlichem Denken unabhängiges Handeln zu fördern. Andere Autoren berichten von der Ergänzung feministischer Ansätze durch verhaltenstherapeutische Maßnahmen[24] oder familientherapeutische Vorgehensweisen[25].

Eklektische Ansätze

Aufgrund der Heterogenität der Gruppe von Frauen mit bulimischer Symptomatik empfehlen mehrere Autoren eklektische Ansätze, das heißt Therapieprogramme, die verschiedene Behandlungsmodelle kombinieren. Dazu gehören unter anderem:

- Das Behandlungssetting von Wooley et al., die verhaltenstherapeutische Techniken und psychoedukative Beratung in Einzel- und Gruppensitzungen mit Familientherapie verbinden[26],
- Andersens Modell, welches medizinische Behandlung, verhaltenstherapeutische Vorgehensweisen und psycho-dynamische Therapie umfaßt[27],
- der Ansatz von Lacey, welcher verhaltenstherapeutische Techniken zur Verbesserung des Eßverhaltens mit Gruppensit-zungen kombiniert[28] und
- das eklektische Vorgehen von Abraham, welcher die Kombination von Entspannungstraining, kognitiv-verhaltens therapeutischen Techniken und Familientherapie empfiehlt.[29]

Die Grundlage der vorliegenden Arbeit ist das systemisch-konstruktivistische Therapiemodell. Dieser Ansatz entstand ursprünglich im

Rahmen familientherapeutischer Entwicklungen; er wird jedoch heute zunehmend auch in der Form von Einzel-, Paar- und Gruppentherapie praktiziert. Die theoretischen Grundlagen dieses Modells zur Erklärung und Behandlung bulimischer Eßstörungen werden in den folgenden Kapiteln dargestellt.

II. Grundlagen

2.1 Grundlagen der systemischen Therapie

2.1.1 Wurzeln der systemischen Therapie

> „Man findet sich immer der Versuchung ausgesetzt, nach linearen Beziehungen von Ursache und Wirkung zu suchen, und zwar besonders dann, wenn die Ereignisse für unser Überleben von größter Wichtigkeit sind."
>
> Anatol Rappaport

Sucht man nach den Ursprüngen systemischer Therapie, so finden sich diese vor allem in zwei Praxisfeldern:

Im Bereich der Sozialarbeit ließ es sich kaum übersehen, daß individuelle Probleme auch mit Schwierigkeiten anderer Personen, in der Regel weiterer Familienmitglieder, verknüpft sind, weshalb in sozialarbeiterische Interventionen zumeist auch mehrere Personen einbezogen waren.[1] Der zweite Bereich, welcher zu der Erfahrung führte, daß das Individuum nicht die kleinste therapeutische Einheit sein kann, war die Psychotherapie mit schizophrenen Patienten: Im Kontakt mit Angehörigen verdichtete sich die Erfahrung, daß deren Verhaltensweisen vielfach ebenso „eigenartig" oder „verrückt" erschienen wie die des eigentlichen Patienten. Durch diese Beobachtungen entwickelte sich die Idee, daß symptomatisches Verhalten – bislang beschrieben als Geisteskrankheit des Individuums – möglicherweise gar keine Krankheit im herkömmlichen Sinne, ja vielleicht nicht einmal eine „Störung" war. Vielmehr konnte sie als eine Äußerung bzw. Reaktion angesehen werden, die in den Familien oder in der sozialen Umgebung, in der sie auftrat, eine Bedeutung hatte.[2]

28

So ergab sich, daß Therapeuten ihre Aufmerksamkeit mehr den Herkunftsfamilien ihrer Patienten zuwandten: Statt des Individuums wurde die Familie betrachtet und statt auf die intrapsychische Dynamik wurde auf Interaktionsprozesse fokussiert.

Diese Erweiterung des Beobachtungsfeldes war – als ein erster Schritt über die Grenzen einer individuumzentrierten Psychotherapie hinaus – von der Intention her gesehen positiv; es war das Aufgeben der „monadischen Konzeption des Menschen", d. h. des Denkschemas, welches als pathologisch, krankhaft und störend definiertes Verhalten jeweils einer einzelnen Person zuordnete. Das Individuum wurde nicht mehr als „Behälter von Pathologie"[3] gesehen.

Von der Wirkung her aber führte die Erweiterung des therapeutischen Systems auf das familiäre Umfeld des Patienten zu fatalen Folgen und bedauerlichen Mißverständnissen: Indem das begriffliche Schema über die Natur, den Ursprung und die Entwicklung seelischer Krankheiten und Verhaltensstörungen – das lineare Kausalitätsdenken – beibehalten wurde und man das Ursache-Wirkungs-Verhältnis gleichsam nur umkehrte, entstand die Tendenz, die Familie statt den einzelnen als „Patient" oder „Sündenbock" zu definieren und damit implizite Schuldzuweisungen gegenüber den Familien im gewohnten linearen Stil zu machen.[4]

In dieser Situation entstand eine „zweite Generation von Familientherapeuten"[5], welche sich deutlich von der ersten unterschied. Für sie ist die Annahme, daß nicht das Individuum, sondern die Familie „Ursache" aller Probleme ist, keine wirkliche Veränderung oder, wie Gianfranco Cecchin es formuliert:

„Es ist lediglich eine Umkehrung der Interpunktion, wenn man den Sündenbock zum Engel macht; es ändert nichts."[6]

Es galt, nicht nur die individuumzentrierten Prämissen, sondern ebenso die geradlinigen Ursache-Wirkungskonzepte zu hinterfragen. Damit entstand „das Bedürfnis nach einer neuen Epistemologie"[7].

2.1.2 Von der linearen zur zirkulären Therapie

> „Wie vieles andere … ist meines Erachtens auch das Kausa-
> litätsprinzip ein Relikt einer vergangenen Zeit, das, wie die
> Monarchie, nur deshalb am Leben geblieben ist, weil man es
> irrtümlicherweise für unschädlich hält."
>
> Bertrand Russel 1912

Die ersten Anregungen zu einer ganz neuen Sicht – einem zirkulären
Verständnis von Beziehungsprozessen – sind Gregory Bateson[8] zu
verdanken. Für das Verständnis lebender Prozesse reichte ihm das
lineare Kausalschema nicht mehr aus, denn:

> „Was als Ursache angesehen werden kann, ist zugleich Wir-
> kung, die wieder Ursache wird usf.. Aus einem Lebenskreis
> mit tausend Variablen läßt sich keine Linie machen, auch
> wenn es immer wieder versucht wird."[9]

Statt dessen schien Bateson eine zirkuläre Auffassung zur Beschreibung lebender Prozesse eher angemessen. Als Zirkularität wird
dabei ein Verständnis bezeichnet, welches sich von Ursache-Wir-
kungs-Beschreibungen löst:

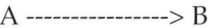

A ----------------> B

und Regelkreise[10] an ihre Stelle setzt:

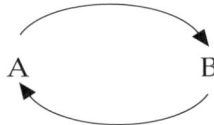

A   B

Ein solches zirkuläres Verständnis von Lebensprozessen ergab sich
vor allem durch die Einbeziehung der modernen Systemwissen-
schaften wie der Kybernetik, der Informations- und Kommunika-
tionstheorie, der System- und Regelungstheorie sowie der Spiel-
theorie.[11]
   Zunächst ist diese neue Epistemologie im Alltagsdenken nur
schwer nachzuempfinden. Für Menschen vollziehen sich alle Ereignisse zeitlich nacheinander, und Regelkreise sind kaum unmittelbar
erlebbar. Deswegen besteht immer wieder die Neigung, Phänomene,
die nacheinander folgen, als kausal anzusehen. Ein Beispiel:

Versuch der Eltern, das bulimische Verhalten der Tocher
durch Maßnahmen wie Küche
abschließen, Essen rationieren
etc. zu kontrollieren.

Versuch der Tochter, ihre Autonomie gegenüber den Eltern zu
beweisen, indem sie immer
wieder neue Möglichkeiten
(er)findet, ihre Bulimie heimlich zu nutzen.

Die Beziehung zwischen Eltern und Tochter ist kreisförmig: Reaktion
und nachfolgendes Ereignis sind voneinander nicht zu trennen.
Diese Abfolge von Verhaltensweisen nach Ursache und Wirkung
interpunktieren zu wollen, wäre ganz und gar willkürlich: Wer
meint, daß das Verhalten der Eltern (Versuch der Kontrolle des
Eßverhaltens der Tochter) Ursache des Verhaltens der Tochter (ver-
mehrte heimliche Eßanfälle) sei, der vergißt die Wirkung des Verhaltens der Tochter (unkontrolliertes Eßverhalten) auf die sich sorgenden Eltern (die sich zu mehr kontrollierendem Verhalten aufgefordert fühlen). Innerhalb dieses Modells ist es nicht möglich, zu bestimmen, wer in diesem Interaktionszirkel nun „angefangen" hat. Die
Verhaltensweisen von Eltern und Tochter sind nur in ihrer *Beziehung*
zueinander verständlich und die Merkmale dieser Beziehung sind
nicht einer einzelnen Person allein als Eigenschaft zuschreibbar.

Für eine systembezogene Betrachtungsweise erscheinen sowohl
das Konzept der Pathologie als auch das lineare Modell der Ursa-
chenforschung („Wann, wie und wodurch ist die Bulimie entstanden?") fruchtlos; denn: was dem linearen-monokausalen Denkmodell zufolge als Ursache angesehen wird, ist nur das Ergebnis einer
vom Beobachter vorgenommenen *Interpunktion von Ereignisfolgen*[12],
d. h. einer mehr oder weniger willkürlichen Zerlegung einer Kreis-
struktur in geradlinige Ursache-Wirkungs-Segmente, durch die ein
für allemal festgelegt werden soll, welche Person oder welcher Um-
stand beispielsweise als die Ursache für bulimisches Verhalten angesehen und verantwortlich gemacht wird, ohne der Frage der Wech-
selseitigkeit der Beziehungen weiter nachzugehen. Doch was immer
ein Interaktionspartner (Mutter, Vater, Tochter ...) in einer Beziehung macht, es wirkt auf ihn bzw. sie zurück; niemand ist in einer
Beziehung durch einen anderen in seinem Verhalten im Sinne einer

geradlinigen Ursache-Wirkungs-Beziehung determiniert. Daraus ergibt sich zunächst einmal, daß deterministische Vorhersagen durch Wahrscheinlichkeitsaussagen ersetzt werden müssen. Mechanistische Ursache-Wirkungs-Zusammenhänge wandeln sich zu Vorstellungen von wahrscheinlichen Beziehungen zwischen Einflußgrößen.[13] Dementsprechend tritt die Frage „warum" in einer kreisförmigen Epistemologie in den Hintergrund; denn mit jeder „Warum"-Frage ist man bereits wieder in einem retrospektiven, linearen und deterministischen Begriffssystem gefangen. Entscheidend ist vielmehr, *wie* bestimmte Verhaltensmuster, Regeln, Interaktionsweisen und Symptome (wie die Bulimie) aufrechterhalten werden; statt zu fragen, „warum?" oder „wieso?", fragt man „wozu?" oder „wofür?", was ist die Funktion der gegenwärtigen, im Hier und Jetzt feststellbaren Interaktion? Diese Art von Fragen haben den Vorteil, von moralischen Bewertungen und Verurteilungen von (symptomatischen) Verhaltensweisen wegzukommen. Sie ermöglichen eine neutralere Sichtweise, so daß es eher gelingt, zu einem Verständnis ohne Schuldzuweisungen zu kommen.

Wenn aufgrund der kreisförmigen Organisation „Ursachen" und „Wirkungen" in einer unauflösbaren Wechselbeziehung stehen, dann lassen sich die Funktionsweisen zweier (oder mehrerer) solcher zirkulär miteinander verknüpften Elemente nur in ihrer *Beziehung* zueinander verstehen und die Merkmale dieser Beziehung können und dürfen nicht einem der Elemente allein zugeschrieben werden.[14] Die Beschreibung einer Beziehung benötigt jedoch eine andere Sprache.[15] Denn wie Bateson immer wieder betont:

„Eine Beziehung existiert nicht innerhalb einer einzelnen Person. Es ist unsinnig, von Aggressivität oder Stolz und so weiter zu reden. Alle diese Worte haben ihre Wurzeln in dem, was zwischen Personen vor sich geht und nicht in irgendeinem Innerhalb einer Person, was es auch sein mag ..."[16]

Nach einem systemischen Menschenverständnis läßt sich also ein Individuum nicht dadurch beschreiben, daß man ihm bestimmte Verhaltens- oder Charaktereigenschaften zuschreibt, welche ihm ein Leben lang anhaften. Der systemtheoretische Ansatz wendet sich entschieden gegen Versuche, einzelne Beziehungsphänomene für sich und sozusagen „vergegenständlicht" zu erklären. Eine zirkuläre

Betrachtungsweise verschiebt den Blickpunkt vom Individuum auf die Beziehung zwischen Individuen und daraus folgt: Wenn jemand als kontrollierend, dominant, unterwürfig, aufopfernd, nett (oder hier: eine Frau als bulimisch) charakterisiert wird, dann sind damit immer Muster in einem Lebensprozeß gemeint, die im Austausch mit anderen Menschen entstehen. Es sind eben keine Eigenschaften, die immer und überall gleich vorzufinden sind, sondern Verhaltensmuster, die je nach dem personellen, zeitlichen oder räumlichen Kontext sehr unterschiedlich ausgeprägt erscheinen können.[17]

Solange menschliches Verhalten monadisch gesehen wurde, also die Erklärungsmodelle auf das Individuum bezogen waren, war es unvermeidlich, von „dem Patienten", den „Krankheiten des Geistes", den „schlechten Charakterzügen" und dergleichen zu sprechen. Psychische Gesundheit und Krankheit sind aber immer Beschreibungen von Beziehungen, welche nicht erkranken, sondern nur gestört sein und werden können. Oder mit den Worten von P. Watzlawick:

> „Es ist eine unserer Thesen, daß es zwar gestörte Beziehungen, nicht aber gestörte Individuen gibt, oder genauer gesagt, daß Verhaltensstörungen eine Funktion menschlicher Beziehungen, nicht aber kranker Seelen sind."[18]

Systemische Therapeuten beschreiben also den einzelnen Menschen und sein Verhalten im Kontext, d. h. in seinem situativen Lebenszusammenhang.[19] Mensch und Umwelt werden in ihrer wechselseitigen Bezogenheit – wie Bateson betont – als die sinnvolle Beobachtungs- und Beschreibungseinheit angesehen: denn jede Kommunikation, jede (also auch symptomatische) Verhaltensweise erhält ihre Bedeutung erst aus dem Kontext, in dem sie geschieht. Unter „Kontext" (*contextus* = Verknüpfung) wird zunächst allgemein verstanden:

> „Der Bezugsrahmen beziehungsweise Zusammenhang, worin Verhaltensweisen und verbale wie averbale Mitteilungen ihre Bedeutung erlangen."[20]

Zum Verständnis individueller Denk-, Fühl- und Verhaltensmuster ist die Kenntnis des Lebensumfeldes, in welches sie eingebettet sind, unabdingbar. Verhaltensweisen erscheinen nur dann absurd, verrückt oder krank, wenn man sie aus ihrem gegenwärtigen (personellen, zeitlichen, räumlichen, kulturellen) Zusammenhang löst und sie als Eigenschaften beschreibt. In dem Moment aber, in dem man den Bezugsrahmen eines Verhaltens kennt, wird vermeintlich sinnloses Verhalten und Denken sinn-voll, plausibel und verstehbar; auch zunächst unverständliche, uneinfühlbare oder pathologisch erscheinende Erlebnis- und Verhaltensweisen eines Menschen können dann als sehr angemessene und folgerichtige Handlungen gesehen werden, bezogen auf den Kontext, der für die Betroffenen relevant ist.[21]

Entscheidende Veränderungen ergaben sich in der systemischen Therapie durch die Beschäftigung mit den Gedanken als Radikalen Konstruktivismus. Die wichtigsten Grundgedanken und ihre Konsequenzen für die therapeutische Arbeit sollen im folgenden Kapitel skizziert werden.

2.1.3 Konstruktivismus und systemische Therapie

„Es war schon schwer, das Weltbild abzubauen, in dem die Erde im Mittelpunkt stand ... am schwersten jedoch wird es sein, ohne die Überzeugung auszukommen, daß die menschliche Vernunft, wenn sie nur richtig verwendet wird, früher oder später doch etwas von der wahren Beschaffenheit der ontischen Welt erfassen kann."

Ernst von Glasersfeld

Mit dem Begriff des Radikalen Konstruktivismus eng verbunden sind die Ideen des Physikers und Kybernetikers Heinz von Foerster, des Psychologen Ernst von Glasersfeld sowie die Erkenntnisse der beiden chilenischen Biologen und Erkenntnistheoretiker Humberto R. Maturana und Francisco J. Varela[22]. „Konstruktivismus" – diese Bezeichnung leitet sich von der Grundannahme ab, von der diese Forscher ausgehen:

Die Welt – beziehungsweise das, was wir für die Welt halten – ist nicht die Ursache unserer Wahrnehmung, sondern deren Resultat. Wahrnehmen und Erkennen werden nicht als wirklichkeitsabbildende Vorgänge gesehen; sie bedeuten keinesfalls ein Herausfinden, sondern ein Erfinden, Erschaffen beziehungsweise Konstruktion von Wirklichkeit.[23]

Zwar gehen auch konstruktivistische Forscher davon aus, daß es außerhalb unserer kognitiven sozialen Wirklichkeit eine Realität gibt – im Sinne einer uns umgebenden physikalischen Welt – die den Anlaß für unsere Wirklichkeitskonstruktionen bietet. Wie diese Realität jedoch beschaffen ist, entzieht sich unserer Erkenntnismöglichkeit. Es läßt sich von dieser Realität nicht mehr sagen, als daß es sie gibt. Alle weiteren Aussagen über sie sind abhängig von unseren eigenen Konstruktionsleistungen. Beobachter und Beobachtetes sind nicht zu trennen; *was* wir erkennen ist stets damit verbunden, *wie* wir erkennen. Reale Welt und kognitive Welt sind überschneidungsfreie Bereiche. Was wir als unsere Umwelt wahrnehmen, darf in keiner Weise mit „Realität" verwechselt werden; es käme einer Verwechslung von Landkarte und Landschaft gleich.

Wenn wir nie mit der Wirklichkeit an sich umgehen, sondern stets nur mit unserer eigenen Erfahrungswirklichkeit, dann müssen wir all unsere Wünsche nach absoluter Erkenntnis endgültig aufgeben. Bestenfalls – so die Konstruktivisten – können wir von der Wirklichkeit nur wissen, wie sie nicht ist. Die Frage, ob eine Wahrnehmung „wahr'"oder „falsch" ist, ob sie „stimmt", verliert somit an Interesse. Statt dessen wird danach gefragt, ob das, was wir für wahr nehmen, „paßt", das bedeutet gangbar oder brauchbar ist, oder – wie es Ernst von Glasersfeld bezeichnet – „viabel" ist. Damit sind die Möglichkeiten, „erfolgreich" bzw. „lebensfähig" zu handeln, vielfältig, und alle Sichtweisen, Verhaltensformen und Handlungsmuster, die nicht von vornherein scheitern – mögen sie noch so fremdartig erscheinen – sind auf dieser Ebene gleichwertig.

Doch sind die Konstruktionen, die Strukturen unseres Erkennens andererseits nicht beliebig, weil sich erfolgreiches, lebensfähiges, passendes Erkennen von erfolglosem, unpassendem oder gar tödlichem Verhalten unterscheiden läßt.

Im allgemeinen bringen wir also passende, viable Modelle des Erkennens hervor; doch verfügen wir damit niemals über das „Original" einer objektiven Realität.[24]

Wahrnehmen, Erkennen und Verstehen lassen sich also nur als subjektabhängige bzw. auf das Individuum bezogene Prozesse verstehen. Subjektabhängigkeit bedeutet aber weder Beliebigkeit noch reine Subjektivität. Individuelle Wahrnehmung – im Sinne von Konstruktion von Wirklichkeit, Ordnung und Bedeutung – ist nicht nur von anderen beeinflußt, sondern ohne sie gar nicht denkbar. Nur durch soziale Eingebundenheit, den Kontakt zu anderen Menschen, ist Erkennen möglich. Gerade weil wir keinen Zugang zur „Realität" haben, sind wir darauf angewiesen, gemeinsam mit anderen konsensuelle Wirklichkeitsmodelle bzw. viable Erfahrungswirklichkeiten auszuhandeln, die dann als Orientierungsrahmen unser Denken und Handeln bestimmen.

Was „wirklich" gilt, wird stets im Austausch und Umgang mit anderen Menschen ausgehandelt. Subjektive Wirklichkeitskonstruktionen können sich nur durch soziale Interaktionen zu einer stabilen Erfahrungswirklichkeit entwickeln, d. h. durch Konfrontation und Austausch mit den Wirklichkeitskonstruktionen anderer. Ohne andere Menschen, ohne Interaktion, Sozialisation und Kommunikation wäre ein Individuum nicht in der Lage, Vorstellungen von Objekten, von Raum und Zeit sowie ein Ich und ein Bewußtsein zu entwickeln. Für diese Entwicklung sind wir auf die Zustimmung oder den Widerspruch von anderen Menschen angewiesen, mit denen wir gemeinsam ein konsensfähiges Wirklichkeitsmodell unseres Handelns, Erlebens und Kommunizierens teilen.[25]

Wenn wir unsere Alltagswirklichkeit als eine stabile Wirklichkeit erleben, dann nicht deswegen, weil die Verhaltensweisen, die in ihr vorkommen, von höherer Wirklichkeitsentsprechung sind, sondern weil diese Alltagswirklichkeit durch andere Menschen in unserem sozialen Kontext fortlaufend bestätigt wird. Jeder Mensch entwickelt also in seinem Kontext mit den Menschen, mit denen er zusammen ist, lediglich auf Übereinstimmung beruhende, konsensuelle Modelle oder Beschreibungen von Wirklichkeit. Damit aber leben wir in einer *Welt relativer Wahrheiten*. „Real" sind – wenn man so will – nur unsere eigenen Modelle: Wir beziehen uns in unserem Denken und Handeln immer nur auf Modelle ohne Original, nicht auf „reale" Objekte und Tatsachen. Es sind nicht Fakten, sondern Fiktionen, d. h. fiktive Annahmen über die Welt, mit denen wir unser Leben gestalten. Max Frisch hat diesen Vorgang auf seine prägnante Art einmal so zusammengefaßt:

„Jeder Mensch erfindet sich früher oder später eine Geschichte, die er für sein Leben hält."[26]

Aus den obigen Ausführungen folgt, daß es zwischen Individuen keinerlei objektiven Konsens im Sinne einer Einigung über objektiv vorgegebene Tatsachen und Gegenstände geben kann; doch können und müssen Individuen ihre Verhaltensweisen und Wirklichkeitsmodelle so konstruieren, daß ein *operationaler Konsens* entsteht. Dieser ist für das Überleben der Menschen unentbehrlich, denn die subjektive Wirklichkeit von etwas, was nie besprochen wird, d. h. von anderen weder bestätigt noch verworfen wird, fängt an, allmählich hinfällig zu werden. Viele emotionale Krisen lassen sich teilweise als „Einsamkeitserscheinungen" verstehen, denn

> „sie entstehen vorzugsweise in solchen Lebensbereichen, die vergleichsweise selten Gegenstand öffentlicher, freier Gespräche sind, in Bereichen, in denen selten Erfahrungen mit anderen ausgetauscht werden: Von der Selbsteinschätzung, von der Selbstwert-Problematik bis hin zur Sexualität."[27]

Und im Extremfall bedeutet dies auch, daß andere Menschen die Möglichkeit haben, uns zu verwirren, und „verrückt" zu machen, indem sie jeden Konsens verweigern, also unsere eigenen Wahrnehmungen entweder nicht bestätigen, nicht für wahr nehmen, oder für nicht richtig erklären.

Wenn aber die Modelle der Welt, die „inneren Landkarten"[28], welche Individuen oder Familiensysteme entwickelt haben, bestimmen, wie sie sich verhalten, denken und fühlen, dann bestimmen sie letztlich auch, ob und wie sie leiden, Schwierigkeiten und Symptome entwickeln.

Traditionellerweise wurde die „Wirklichkeitsanpassung" eines Menschen als Gradmesser für seine geistige Gesundheit oder Krankheit angesehen. Doch wenn wir dem Konstruktivismus folgen, dann verfügen wir nur über unsere Erlebniswirklichkeiten, die nicht als wahr oder unwahr, wirklich oder unwirklich in bezug auf eine objektive Realität hin bewertet werden können. Die entscheidenden Kategorien zur Beurteilung unserer Wirklichkeitsmodelle sind nicht Wahrheit oder Objektivität, sondern Konsens, Brauchbarkeit und Nützlichkeit, oder wie Fritz. B. Simon es formuliert:

> „Weltbilder sind so etwas wie Werkzeuge, die ihre Qualitäten im harten Test des täglichen Gebrauchs erweisen müssen."[29]

Damit sagen aber Schwierigkeiten, Leiden, Symptome usw. bestenfalls etwas darüber aus, wie die Wirklichkeit *nicht* ist, daß das

Weltbild nicht zur Welt paßt, und Psychotherapie wäre in diesem Sinne nicht „die Suche nach der verlorenen Realität" oder „das Finden der wahren Ursachen", sondern vielmehr ein Erfinden alternativer Sichtweisen und bekömmlicherer Annahmen über die Welt, nicht eine Änderung von Fakten, sondern von Fiktionen. Und der Gradmesser für geistige Gesundheit oder Krankheit wäre nicht mehr Wirklichkeitsanpassung, sondern Wirklichkeitsflexibilität, denn unsere Konstruktionen „halten nicht ewig": Eine heute nützliche und stimmige Beschreibung meiner Lebenswelt kann sich in einem anderen Kontext oder zu einer anderen Zeit in ihr Gegenteil verkehren. Wirklichkeitsflexibilität meint gerade jene Fähigkeit, neue Modelle und Landkarten zu entwerfen, die eine Zeitlang – wie Werkzeuge – das leisten, was wir uns von ihnen erhoffen: eine Orientierungsgrundlage in einer uns letztlich unzugänglichen Realität zu haben.

Wenn alle Erkenntnisse Konstruktionen, Fiktionen, Geschichten menschlicher Beobachter sind, dann gilt das auch für Therapeuten, ihre Beschreibungen und Konzeptionen. Diese Konsequenz hatte großen Einfluß auf die Weiterentwicklung von Theorie und Praxis der systemischen Therapie; eine Entwicklung, die als „der Weg von der ersten zur zweiten Kybernetik" bezeichnet wurde und im folgenden Kapitel dargestellt werden soll.

2.1.4 Die Kybernetik der Kybernetik:
Von der Objektivität zur Verantwortlichkeit

> „Die Erkenntnis, daß der Beobachter, das beobachtete Phänomen und der Prozeß des Beobachtens selbst eine Ganzheit bilden, die nur um den Preis völlig absurder Verdinglichungen in ihre Einzelelemente zerlegt werden kann, diese Erkenntnis hat weitreichende Folgen für unser Verständnis des Menschen und seiner Probleme – vor allem aber der Methoden, mit denen er sich im wahrsten Sinne des Wortes seine Wirklichkeit ‚konstruiert', dann darauf reagiert, als existiere sie unabhängig von ihm ‚da draußen', und schließlich vielleicht bestürzt feststellt, daß seine Reaktionen die Wirkung und Ursache seiner Konstruktionen der Wirklichkeit sind."

> Lynn Segal

Wenn Menschen letztlich keinen Zugang zur Realität haben, also nicht über Fakten, sondern nur über Fiktionen, Modelle und Landkarten verfügen, dann müssen auch Therapeuten – wenn sie die Erkenntnisse des Konstruktivismus konsequent auf sich anwenden – die Idee verabschieden, daß sich Aussagen über Klienten oder Familien machen lassen, wie sie „wirklich" sind und welchen Mustern sie „tatsächlich" folgen.

Wenn alle – damit auch wissenschaftliche und therapeutische – Erkenntnis immer Konstruktion menschlicher Beobachter ist und damit nicht der Logik der Realität, sondern allein der Logik der Beobachter folgt, dann sagt eine genaue Analyse der Wahrnehmungen, Beschreibungen und Fragestellungen letztlich ebensoviel – wenn nicht mehr – über die Eigenschaften des Beobachters aus wie über die Eigenschaften des Beobachteten. Karl Kraus illustriert dies folgendermaßen: Wenn man einen bestimmten Menschen nach seiner Meinung über ein Bild fragt und er findet es obszön, dann weiß man viel über den Menschen, jedoch wenig über das Bild.[30] Auf den therapeutischen Bereich übertragen bedeutet dies: Beschreibungen von Klienten oder Familien als „widerständig", „schwer gestört", „therapieresistent" sowie Definitionen wie „lebenslange Sucht" und Klinikeinweisungen geben uns gleichzeitig Informationen über deren Therapeuten.

Was immer also Therapeuten tun, wovon immer sie reden und was immer sie untersuchen – stets sind sie dabei auch ihr eigener Untersuchungsgegenstand. Das gilt für Diagnosen und Tests ebenso wie für Studien und Krankenberichte: im Ergebnis sind Fragende und Beschreibende immer mitdefiniert.[31]

Therapeuten bestimmen also – je nach ihrer Fragestellung, ihrer Orientierung, ihrem Verhalten – selbst die Eigenschaften des beobachteten Systems mit, und damit werden sie in die beobachtete Wirklichkeit einbezogen, sind ein Teil von ihr. Diese Selbstrückbezüglichkeit aller Erkenntnis und Beobachtung wurde als „Kybernetik der Kybernetik" bezeichnet – ein Ausdruck, der ursprünglich von Margret Mead geprägt worden ist[32].

Die Konsequenz dieser „Kybernetik zweiter Ordnung" ist, daß Therapeuten die Verantwortung für ihr Verhalten und ihre Beschreibungsmodelle sowie für deren Implikationen und Konsequenzen übernehmen müssen: Wie werden durch ihre Konstruktionen und Beschreibungen Prozesse, die sie nur zu beobachten scheinen, geformt, stabilisiert oder erst ausgelöst? Wie bestätigen sie ihre Vorannahmen über Klienten und/oder ihre Familien, indem sie auf bestimmte Weise mit ihnen umgehen? Therapeuten können nach einer Stunde nicht mehr so einfach sagen: „Das war eine langweilige Familie!" – sondern die Frage lautet präziser: „Wie haben wir es gemeinsam mit der Familie geschafft, die Stunde so langweilig zu gestalten?"

Daraus folgt: Wenn Therapeuten sich in einer Stunde gelangweilt, frustriert oder unwohl fühlen, dann bedeutet das zunächst die Notwendigkeit, daß sie *ihr* Verhalten ändern und die Verantwortung dafür übernehmen, alternative Beschreibungen und andere Konstruktionen zu finden und zu entwickeln, die zu mehr Lebendigkeit, Neugier und Entwicklung führen.[33] Das heißt nicht, daß Therapeuten allein verantwortlich sind: Der Therapieprozeß und damit auch der Erfolg hängen ab von der *Beziehung* zwischen Therapeuten und Klienten/Familien, und die kann keiner einseitig bestimmen oder kontrollieren. *Therapeuten* sind *verantwortlich für ihre Beschreibungen* und Fragestellungen, mit denen sie – ob beabsichtigt oder nicht – die Familien/Klienten beeinflussen. Umgekehrt beeinflussen in den Gesprächen die Klienten auch immer ihre Therapeuten.[34] Als Metapher umschrieben: „Der Stein gestaltet den Bildhauer ebenso wie der Bildhauer den Stein."[35]

In der Folge dieser Entwicklung ist die Dynamik des Klientensystems weniger wichtig geworden als die *Dynamik des Therapiesystems*: Der Fokus liegt auf der *Wechselwirkung* zwischen Therapeut und Klient. Das verlangt Sensibilität dafür, wie Familien/Klienten sich selbst beschreiben und wie Therapeuten sie beschreiben und wie sie dann gemeinsam durch ihre Beschreibungen „Tatsachen", „Fakten", „Krankheiten" erschaffen, die es hinterher „wirklich" gibt. Ein Beispiel, wie Therapeuten und ihre Klienten gemeinsam Wirklichkeit ko-kreieren, die enorme Konsequenzen haben kann:

Welche Wirklichkeit entsteht, wenn Therapeuten Bulimie als „Krankheit", als „Sucht" beschreiben und ihre Klientinnen „wissen" bzw. davon überzeugt sind, daß Süchte lebenslänglich bleiben, nur schwer beeinflußbar sind, oder daß eine Heilung – wenn sie überhaupt möglich ist – dann doch mindestens ebenso lange dauert wie die „Krankheitsdauer"?

Oder: Welche Folgen hat es, wenn Therapeuten „wissen", daß Bulimie ein „schwieriges Symptom" ist und sie darüber nachdenken, wie sie sich mit Therapietechniken möglichst gut „wappnen" können, um die Bulimie unter Kontrolle zu bekommen ...

Damit denken sie in Metaphern des Kampfes und der Eskalation. Und dann tun die Klienten und ihre Familien gut daran, sich ebenso zu verhalten: Wenn „Kampf" und Kontrolle angesagt sind, dann sind Abgrenzung, Vorsicht und Widerstand eine logische Folge.[36]

Wenn die Denk- und Verhaltensweisen von Therapeuten nicht mehr vorgeben können, sich an „einer Realität" zu orientieren, sondern es viele Beschreibungen von Welt gibt – nicht ein Universum, sondern „Multiversen", wie H. Maturana sagt[37] –, dann ist die Frage nicht mehr, ob ihre Beschreibungen von Symptomen richtig oder nicht richtig, ihr Therapiemodell wahr oder unwahr ist. Von Interesse ist vielmehr, wie es ihnen gelingt, mit ihren Klienten gemeinsam konsensuelle Realitäten, Wirklichkeitsmodelle und „Landkarten" zu entwickeln, die nützlich in dem Sinne sind, daß sie neue Handlungsoptionen eröffnen, Entwicklungsschritte anregen, Lösungen ermöglichen und Kompetenz erlebbar machen, so daß als Ziel eine Lebensgestaltung ohne Symptome möglich ist.

2.1.5 Menschliche Systeme:
Dynamische, autonome, strukturdeterminierte Systeme

„Still, a man hears what he wants to hear and disregards the rest."
Simon and Garfunkel, The Boxer

In unserer Alltagslogik gehen wir davon aus, daß die Dinge in der Regel so bleiben, wie sie sind. Erklärungsbedürftig erscheinen uns Veränderungen. Statik, Stabilität und Konstanz werden von uns als „das Normale" genommen, erscheinen als Selbstverständlichkeiten. *Kennzeichen lebender Systeme* jedoch sind ihre *Dynamik und Prozeßhaftigkeit*. Lebende Systeme, wie Individuen oder Familien, entwickeln sich beständig. Sie bewahren ihre Formen, Eigenschaften und Verhaltensweisen nur, wenn sie aktiv aufrechterhalten werden. Das gleiche gilt für ihre Sitten und Gebräuche, Kultur, Sprache, Weltbilder (und Symptome). Auch sie existieren nur so lange, wie Menschen sie aktiv aufrechterhalten. Veränderungen und Bewegung, also Lebensprozesse, sind das Unvermeidbare. Stabilität kann nur mit einigem Aufwand aufrechterhalten werden; Beständigkeit und Konstanz werden zum Rätsel und bedürfen einer Erklärung.

So gesehen sind auch die augenscheinliche Stabilität und Konstanz einer andauernden, über Monate und Jahre bestehenden bulimischen Symptomatik nicht etwas Statisches, sondern das Ergebnis eines ständigen Selbstaufrechterhaltungsprozesses. Die vermeintliche Statik (jeden Abend die gleiche Zeremonie, das gleiche Ritual von Einkaufen, Essen, Erbrechen, sich schlecht fühlen und abwerten ...) ist das Produkt einer ganz spezifischen Dynamik: Bestimmte Denk, Fühl- und Verhaltensmuster und Strategien müssen immer wieder aktiviert und ein entsprechendes Weltbild aktiv aufrechterhalten werden. Therapeutisch relevant ist also weniger die Frage nach der Auslösesituation (die letztlich auch eine unbeantwortbare Frage bleibt), sondern vielmehr eine genaue Betrachtung der Aufrechterhaltungssituation: Was tun die Frauen, damit sie ihre bulimische Symptomatik aktiv erhalten? Wie schaffen sie es, normalerweise vorübergehende Phänomene über Wochen und Monate unverändert zu belassen, so daß diese stabil erscheinen? Denn die vermeintliche Stabilität der Bulimie besteht nur in ihrer Vorstellung.

Gemäß dem Sprichwort „Irren ist menschlich, im Irrtum verharren teuflisch" gilt: Vorübergehende Schwierigkeiten, wie auch sogenannte Störungen des Eßverhaltens, sind menschlich, d. h. sie sind normal in dem Sinne, daß jeder zeitweise mal zu wenig oder zu viel ißt oder Übelkeit verspürt. In diesem Sinne ist symptomatisches Verhalten zunächst ein ganz „normales" Verhalten, welches erst durch dauerhafte Aufrechterhaltung „teuflisch" wird.

Die aktive Aufrechterhaltung lebender Systeme und aller lebenden Strukturen (nicht nur symptomatischer) ist ein ständiger Prozeß der Selbstschaffung und Selbsterhaltung des Organismus, den H. Maturana und F. Varela auf der biologischen Ebene als *Autopoiese* bezeichnet haben (griech.: „autos" = selbst und „poiein" = machen)[38]. Das Konzept der Autopoiese beschreibt den selbstbezüglichen Prozeß, durch den lebende Systeme ihre Gestalt erhalten und aufrechterhalten. Die Handlungen, Tätigkeiten, Wirkungsweisen eines lebenden Systems wirken auf es selbst zurück. Das lebende System selbst, nicht die Umwelt oder irgendwelche Ursachen in der Umwelt, sorgt dafür, daß es seine Form erhält und behält. Dieser Vorgang, der als das entscheidende Merkmal der Autonomie lebender Systeme anzusehen ist, wird als „operationale Schließung" bezeichnet[39].

Nicht nur körperliche Prozesse, sondern auch das Verhalten, die Wirklichkeitskonstruktionen eines Menschen und sein soziales System lassen sich jeweils als autonome, operational geschlossene und selbstorganisierende Systeme beschreiben. Die Wirklichkeitskonstruktionen, das Bild der Welt, welches sich ein Mensch macht, läßt sich wie ein Prozeß selbsterfüllender Prophezeiungen beschreiben, in dem von einer Menge von Prämissen ausgegangen wird und die Folgerungen aus diesen Prämissen wiederum als Bestätigung und Verifizierung eben dieser Prämissen dienen. Es ist ein rekursiver Prozeß, der sich am besten durch die folgende, oft zitierte Geschichte verdeutlichen läßt[40]:

„Nasrudin streute Hände von Brotkrumen rings ums Haus. ‚Was machst du denn da?', fragte ihn jemand. ‚Die Tiger fernhalten.' ‚Aber in dieser Gegend gibt es keine Tiger.' – ‚Ja, eben! Das Mittel wirkt, nicht wahr?!'"

Die Idee produziert die Handlung, die wiederum die Idee produziert. Durch diesen Kreislauf hält sich die lebende Struktur, in diesem Fall ein bestimmtes Bild der Welt im Kopf eines Menschen, autopoietisch bzw. selbst geschaffen, aufrecht.

Die Autonomie eines lebenden Systems besteht nicht in der völligen Unabhängigkeit von der Umwelt, sondern darin, daß seine Ziele systemintern festgelegt sind, es die Gesetze seines Verhaltens in seinen internen Strukturen programmiert trägt. Lebende Systeme, Menschen, Familien verhalten sich stets ihrer aktuellen inneren Struktur entsprechend, sie sind „strukturdeterminiert"[41]. Das bedeutet, daß Interaktionen mit der Umwelt in lebenden Systemen nicht bestimmte Strukturveränderungen festlegen, sondern lediglich Strukturveränderungen auslösen. Welcher Art diese sind, wird weniger durch den Einfluß von außen bestimmt, sondern in viel stärkerem Maße durch die Struktur des autopoietischen Systems selbst. Lebende Systeme sind grundsätzlich nicht berechenbar, und es gibt weder Zwangsläufigkeit noch verläßliche Vorhersagbarkeit. Planbarkeit und Machbarkeit werden zu einer Illusion.

Aus der Strukturdeterminiertheit lebender Systeme ergibt sich also die *Unmöglichkeit instruktiver Interaktion*[42]. Menschen, Familien, alle lebenden Systeme sind eben keine „trivialen Maschinen", wie H. von Foerster sagt[43], in die man vorne bestimmte Informationen oder Impulse eingibt und aus denen hinten das gewünschte, vorprogrammierte Ergebnis herauskommt. Es ist nie im voraus bestimmbar oder planbar, was in einem autopoietischen System über viele rekursive Schleifen mit dem geschieht, was als Information angeboten und aufgenommen wurde. Das bedeutet aber die Verabschiedung jeder Vorstellung einer geradlinig-kausalen Interaktion und der Idee, bestimmte Ziele erreichen zu wollen.

Da es zwischen einem selbstbezüglichen, strukturdeterminierten System und seiner Umwelt keine instruktive Interaktion geben kann, beschreiben H. Maturana und F. Varela ein anderes Modell zur Erklärung von Veränderungs- und Erkenntnisprozessen: Für lebende Systeme, Familien, Klienten, bedeuten Informationen und Veränderungen in ihrer Umgebung *Perturbationen*. Es sind „Anregungen", „Beunruhigungen", „Deformationen", welche die internen Strukturen der Klienten in einer Art stören bzw. verstören, daß Reorganisation notwendig wird. Dabei handelt es sich immer um Prozesse, die keine Voraussagen darüber zulassen, was letztlich passieren wird.[44]

Aus den obigen Überlegungen zur Dynamik, Autonomie und Strukturdeterminiertheit lebender Systeme ergeben sich folgende Konsequenzen für die Therapie:

Zunächst bedeutet es, Abschied zu nehmen von der Idee, bestimmte Ergebnisse vorhersagen und erreichen zu wollen oder zu können. Kein – auch noch so erfahrener – Therapeut kann einseitig bestimmen, wie ein Klient, eine Familie, sich verhalten, was sie denken und tun soll. Therapeutische Interventionen, Anregungen und Gespräche können nicht auf ein spezifisches Ergebnis hinzielen. Sie stellen bestenfalls „Perturbationen" dar, mit denen die Klienten/ Familien weiterarbeiten können, also Verstörungen und Anregungen, auf die sie auf eine nicht eindeutig vorhersagbare Weise mit Strukturveränderungen reagieren können. Therapeutische Interventionen „dringen nicht in das Bewußtsein ein", sondern bieten lediglich Anlässe für selbstorganisierte kognitive Operationen. Therapeuten können zwar möglichst günstige Bedingungen für Veränderungen und Entwicklungen schaffen – hierin liegt ihre Aufgabe und Verantwortung –, sie können aber weder das Ziel und die Art der Veränderung noch den Zeitpunkt für Entwicklung einseitig festlegen oder kontrollieren, und dadurch findet ihre Verantwortung gleichzeitig ihre Grenzen. Dies ist das Dilemma des Therapeuten: Er hat die

Aufgabe, ein therapeutisches System zu gestalten, ohne seine Gestalt bestimmen zu können. Ob Therapie Entwicklungen anstößt und zu Umstrukturierungen führt, entscheidet letztlich das Klientensystem.

Eine solche Sichtweise legt den Akzent auf die Eigentätigkeit und Verantwortlichkeit des Klienten, statt auf Außensteuerung und bloßes Reagieren. Das bedeutet auch, daß die Therapeuten keine Kontrolle über das Bewußtsein ihrer Klienten (und damit die alleinige Verantwortung für Veränderung) haben können. Es bleibt immer der Klient, die Familie, die für sich und autonom aus dem, was ein Therapeut ihnen anbietet Sinn machen. Therapeuten haben ebenso wie Eltern, Erzieher etc. nur dann Einfluß, wenn Klienten, Familien, Kinder diesen Einfluß akzeptieren, sich also gleichsam im Namen eines anderen selbst beeinflussen.

Wenn aber Verantwortung begrenzt ist, dann müssen auch therapeutische Größen- und Allmachtsphantasien verabschiedet werden. Aus dem Therapeuten als Veränderer[45] wird eher ein Interaktions- und Sprachpartner, der in einem gemeinsamen schöpferischen Prozeß mit dem Klientensystem Wirklichkeitskonstruktionen erzeugt, die nützlich sind im Sinne von Anregungen zur Entwicklung und Neuorientierung.

Aufgrund einer Sichtweise, derzufolge im Leben Veränderungen das Unvermeidliche sind und die scheinbare Statik und Stabilität einer Erklärung bedürfen, verändert sich auch die therapeutische Grundhaltung: Therapeuten müssen nicht länger die Idee haben, alle Veränderungsarbeiten allein leisten zu müssen und dabei einer Übermacht an Beharrungstendenzen gegenüberzustehen. Denn lebende Systeme befinden sich in ständigen Veränderungs- und Entwicklungsprozessen. Es gilt lediglich, sie zu kanalisieren und für den therapeutischen Prozeß zu nutzen. Folglich kreist die therapeutische Konversation nicht um die Frage: „Was muß ich tun, was muß ich noch lernen, welche Defizite muß ich noch ausgleichen, um meine Probleme zu lösen?", sondern um die Fragen „Was muß ich (unter) lassen, nicht tun oder vergessen, so daß sich meine Probleme, meine bulimische Symptomatik nicht weiter aufrechterhalten, sondern (auf)lösen?"

2.1.6 Der Fokus systemischer Therapie:
Verhaltenssequenzen und Bedeutungsschemata
Zu Beginn familientherapeutischer Entwicklung waren systemische Therapeuten – ausgehend von dem Modell der Palo-Alto-Schule um

P. Watzlawick – stark an Fragen der Pragmatik interessiert. In diesem Modell liegt der Fokus der Beobachtung und Befragung auf sich wiederholenden, sich selbst verewigenden Verhaltensmustern und -sequenzen, die mit dem Symptom in Verbindung stehen. Die zentrale Frage ist, wie bestimmte Verhaltensweisen sich gegenseitig bedingen und aufrechterhalten, und darüber hinaus, welche Verhaltensweisen zur Lösung eines Problems schon – mehr oder weniger erfolglos – ausprobiert wurden. Die Idee ist, ein Element in den sich wiederholenden Handlungssequenzen zu verändern; dann, so hofft man, ändert sich auch das Symptom. Verhaltensänderung wird großer Wert beigemessen. Die Hypothese ist, daß „Einsicht" dem veränderten Verhalten folgt und nicht umgekehrt.

Für den Prozeß der therapeutischen Befragung ist die Orientierung an der Pragmatik auch weiterhin wichtig. Denn gerade im Bereich der Psychotherapie gibt es viele Begriffe, die letztlich nicht beobachtbare Erfindungen sind – zum Beispiel auch das Wort „Bulimie" –, so daß eine Einigung darüber, was diese Begriffe bedeuten, sich am besten auf der Handlungs- beziehungsweise Verhaltensebene erreichen läßt. Verhaltensweisen und Handlungen sind etwas konkret Beobachtbares, deshalb stellen sie zur Verständigung eine nützliche Beschreibungsdimension dar, um einen konsensuellen Bereich zwischen Therapeut und Klientensystem darüber herzustellen, was mit bestimmten Worten, Beschreibungen, Bezeichnungen und Diagnosen verknüpft wird.

Wenn beispielsweise Frauen kommen und berichten, daß sie ein Eßproblem haben und unter einer Bulimie leiden, dann können sie damit ganz unterschiedliche Dinge verbinden, weshalb es wichtig ist, auf der Handlungsebene genau nachzufragen: „Was tun Sie, wenn Sie meinen, daß Sie Ihre Bulimie nutzen? An welchen Verhaltensweisen würden Sie beschreiben können, daß Sie ein Eßproblem haben?"

Manche Frauen erbrechen zehnmal täglich in Anwesenheit ihrer Eltern und nennen dieses Verhalten Bulimie; andere Frauen berichten, wie sehr sie ständig unter ihrer Bulimie leiden, und es stellt sich bei konkretem Nachfragen auf der Verhaltensebene heraus, daß sie damit zwei heimliche Eßanfälle pro Woche meinen.

Die *Frage* ist also auch immer, *wie wir Verhalten bewerten*, welche Bedeutung wir bestimmten Handlungen subjektiv zuweisen. So galt beispielsweise unmäßiges Essen und anschließendes Erbrechen zu anderen Zeiten und in einem anderen Kontext (bei den Römern) als normal. Heute ist die Bewertung eine andere; es wird als Krankheit definiert, als Verhaltensweise, die uns beunruhigt, die wir als schmerzlich und ungesund bezeichnen.

Es wird deutlich: Es gibt keine in ihrer Bedeutung eindeutigen und allgemein verbindlichen Worte und Handlungen. Was ein Wort, eine Verhaltensweise jeweils für ein Individuum bedeuten, wird durch seine jeweilige Lebensgeschichte und seine Vorerfahrungen mitbestimmt, d. h. durch seinen interaktionellen, sozialen, kulturellen, zeitlichen, ökonomischen und physischen Kontext. Entsprechend werden (symptomatische) Verhaltensweisen eben nicht nur vom Verhalten anderer beeinflußt oder aufrechterhalten, sondern ebenso von subjektiven und intersubjektiven Ideen und Bedeutungsgebungen. Welche Wirkung die Verhaltensweisen anderer in einem System auf ein Individuum haben, hängt nicht nur von Merkmalen und Eigenschaften der äußeren Ereignisse ab, sondern ebenso grundlegend auch von den bereits vorhandenen inneren Strukturen des Individuums, seinen im Laufe seiner Entwicklung und Lebensgeschichte vorgenommenen Unterscheidungen, Interpunktionen und Bedeutungsgebungen.

Deshalb haben sich systemische Therapeuten in den letzten Jahren – angeregt durch die konstruktivistischen Ideen – zunehmend auf den *Bereich der Semantik*, auf Bedeutungsmuster konzentriert. Das heißt, Menschen werden als „bedeutungsverarbeitende Systeme" gesehen. Das Interesse ist mehr darauf gerichtet, wie Menschen sich gemäß innerer Modelle verhalten, die sie sich über die Welt gemacht haben, sogenannter „innerer Landkarten"; Orientierungsrahmen, welche bestimmen, was sie über die Welt denken, wie sie sie erleben und sich zu ihr in Beziehung setzen, welche Bedeutung sie Verhalten und Handlungen geben – und letztlich auch, ob und wie sie leiden oder nicht leiden, Schwierigkeiten und Symptome entwickeln.

Damit lassen sich gegenwärtig in der systemischen Therapie nach H. Stierlin vier Bereiche unterscheiden, auf die sich der Fokus therapeutischer Befragung richten kann und die sich als gleichwertige Interventionsebenen für therapeutische Veränderungen anbieten:

„1. Die Realitätskonstruktionen bzw. Landkarten der einzelnen Familienmitglieder. Sie begründen jeweils eine bestimmte individuelle Motivationsdynamik.

47

2. *Die Realitätskonstruktionen bzw. Landkarten, die von den Mitgliedern eines Systems geteilt werden. Wir sprechen auch von der Landkarte, Ideologie, dem Paradigma oder Codex einer Familie oder eines Paares.*

3. *Die Verhaltensmuster einzelner Mitglieder, die sich als Ausdruck und Folge ihrer individuellen Motivationsdynamik beschreiben lassen.*

4. *Die Muster der Interaktion innerhalb des Systems. Hier sprechen wir auch von der interpersonellen oder interaktionellen Dynamik.*"[46]

Letztlich lassen sich individuelle und kollektive Ideen und Verhaltensmuster nicht trennen; jedes ist immer Aspekt des jeweils anderen. Verhaltensmuster und „innere Landkarte" wirken aufeinander ein; das heißt sie bedingen sich gegenseitig und bestätigen und erhalten sich in einem rekursiven Prozeß. Wir nehmen die Welt entsprechend unserer Bedeutungsgebung wahr; wir denken dann in einer bestimmten Weise, fühlen in einer bestimmten Weise, verhalten uns entsprechend und laden dadurch wiederum ein zu bestimmten Beziehungsmustern, die dann bei uns selbst und in unserem Bezugssystem zu bestimmten Bildern der Welt führen.

Während man früher eher versuchte, die sich selbst verewigenden Verhaltenssequenzen, die um ein Symptom herum begründet sind, aufzuspüren und zu unterbrechen, betrachtet man heute den Bedeutungsrahmen als primär. Der Fokus therapeutischer Interventionen ist mehr auf die Änderung der „inneren Landkarte" gerichtet als auf die direkte Veränderung des (symptomatischen) Verhaltens, wie zum Beispiel einer direkten Änderung des Eßverhaltens. Das letztere, ein normales Eßverhalten, würde dann aus dem ersteren, einer veränderten Wirklichkeitskonstruktion, folgen.

Es geht also weniger um einen direkten Wandel von Verhaltensmustern, sondern vielmehr um einen Wandel in der Epistemologie; das bedeutet die Transformation der Art und Weise, wie jemand die Welt wahrnimmt, wie er erkennt, denkt, entscheidet, wie er seine Erkenntnisgewohnheiten konstruiert und aufrechterhält. Dabei geht es konkret um die Frage, welche charakteristischen Beziehungen es zwischen der Art und Weise, wie jemand seine Wirklichkeit konstruiert und psychischen Symptombildungen gibt.

2.1.7 Zusammenfassung: Aspekte und Implikationen eines systemisch konstruktivistischen Therapiemodells für die Beschreibung und Behandlung der Bulimie

„Heilung ist stets Selbstheilung, und Krankheit ist stets der Versuch der Selbstheilung."

Fritz. B. Simon

Therapiemodelle – so auch die systemische Therapie – sind entsprechend der konstruktivistischen Denkweise nichts anderes als Wege und Möglichkeiten, die (therapeutische) Wirklichkeit sinnvoll zu gestalten mit dem Ziel, daß subjektives Leiden reduziert, Symptombildungen überflüssig und statt dessen neue Entwicklungsschritte ermöglicht werden. Wege also, die danach beurteilt werden müssen, ob sie – in diesem Fall zur Behandlung der Bulimie – nützlich, gangbar und wirkungsvoll sind. Die Frage ist also nicht, ob eine systemische Beschreibung wahr oder falsch in bezug auf eine objektive Realität ist (wie ist die Frau, ihre Familie, ihre Vergangenheit „wirklich", was ist die wahre Ursache?), sondern lediglich, ob sie mehr oder weniger plausibel und erfolgreich für Problemlösungen ist, bzw. viabel in dem Sinne, daß bestimmte Therapieziele erreicht werden können, wie in diesem Fall Aufgabe der Bulimie und Entwicklung eines normalen Eßverhaltens.

Vor diesem Hintergrund sollen die grundlegenden Prämissen der systemischen Therapie sowie die sich daraus ergebenden Implikationen für die Behandlung bulimischer Eßstörungen noch einmal zusammengefaßt werden:

1. In der systemischen Therapie tritt an die Stelle einer individuumsbezogenen Diagnose eine *zirkuläre, beziehungsdynamische Hypothese.* Das bedeutet: „Bulimie" wird nicht als Eigenschaft, als etwas, was einer Person innewohnt, also nicht als isoliertes Phänomen betrachtet, sondern Bulimie ist zunächst ein Begriff für eine Verhaltensweise, ein bestimmtes Eßverhalten, bzw. eine Bezeichnung für eine ganze Sequenz von Verhaltensweisen oder Tatsachen (Einkaufen, Essen zubereiten, Unmengen essen, erbrechen, wieder essen, Schuldgefühle entwickeln ...).

Aus der Perspektive eines Therapeuten sind Verhaltensweisen und Tatsachen zunächst sinnlos. Sinn und Bedeutung werden Verhaltensweisen erst zugeschrieben oder gegeben. Folglich haben Symp-

49

tome, auffällige Verhaltensweisen, Eßstörungen keinen Sinn an sich. Sie werden als bedeutungslos solange angesehen, bis ihnen jemand eine bestimmte Bedeutung zuschreibt.

2. Die Zuschreibung von Sinn und Bedeutung geschieht immer in einem bestimmten *Kontext*, sie fällt je nach Kontext verschieden aus. Um also etwas über den Sinn und die Bedeutung der *Bulimie* einer Frau zu erfahren, muß man sie als *Beziehungsphänomen* sehen, als Verhaltensweise in einem bestimmten Beziehungsgeflecht. Der Rahmen der Beobachtung wird also erweitert und daraus folgt: Bulimie wird nicht als Defizit eines Individuums, einer Frau beziehungsweise ihres Körpers verstanden; statt dessen folgen systemische Therapeuten der Hypothese: „Die Tatsache, daß das Symptom – in diesem Fall die Eßstörung – existiert, beweist, daß sie für irgend etwas nützlich sein muß". Wie macht es Sinn, welche Bedeutung hat es, daß Frauen sich in einem bestimmten (familiären, historischen, soziokulturellen) Kontext bulimisch verhalten? Es stellt sich also immer die Frage nach dem Bezugsrahmen für bulimisches Verhalten.

3. Wenn aber das Symptomverhalten als Teil eines größeren zwischenmenschlichen Kontextes gesehen wird, dann ist es angemessener, statt von einer psychosomatischen von einer „soziosomatischen" Symptomatik zu sprechen[47]. Denn erst die Betrachtung der konkreten Lebenssituation, des Beziehungsgeflechtes der betroffenen Frauen läßt verständlich werden, wofür die Bulimie als Zeichen steht, d. h. was in dem Leben der Frauen „zum Kotzen" ist, was ihnen auf den Magen schlägt, welche innere Leere sie mit dem Essen auszufüllen versuchen, was sie mit Hilfe der Bulimie alles herunterschlucken. Damit[48] läßt sich die *Bulimie* als eine Art „körperliche Weisheit" verstehen, das heißt als ein Wegweiser für Konflikte, die anders nicht ausgedrückt werden können, als (Über-)Lebensstrategie bzw. als *Versuch einer Selbstheilung* und somit auch als eine Chance für Wandlungsprozesse und anstehende Entwicklungsschritte.

4. Gemäß dem systemischen Modell sind im Bereich lebender Systeme „Zustände" nicht etwas Statisches, sondern Prozesse, die lediglich in den Augen eines Beobachters über einen gewissen Zeitraum als unverändert erscheinen. Auch Symptome lassen sich nicht als

statische Eigenschaften eines Individuums beschreiben, auch wenn unsere Alltagssprache das suggeriert. Die *vermeintliche Eigenschaft* „*bulimisch*" ist das *Ergebnis eines beständigen dynamischen Transformationsprozesses.* Die Stabilität eines Symptoms ist das Erklärungsbedürftige, und damit stellt sich die Frage: Wie, warum und wodurch wird bulimisches Verhalten aufrechterhalten? Wie macht es Sinn, die Bulimie zur Zeit noch zu nutzen, obwohl es für die betroffenen Frauen ein schmerzlicher Umgang mit sich selbst ist? Was tun die betroffenen Frauen aktiv dazu, wie müssen sie über sich und ihre Umwelt denken, welchen Prämissen folgen und wie sich verhalten, damit die Bulimie bestehen bleibt?

5. Die Frage, *wie* und wodurch eine *Bulimie entstanden* ist, tritt damit in den Hintergrund. Sie gilt als letztlich *unentscheidbare Frage*, deren Beantwortung für eine Beeinflussung und Veränderung des Eßverhaltens nicht als notwendige Voraussetzung angesehen wird.

6. In der obigen Fragestellung ist impliziert, daß Menschen – in diesem Fall die Frauen mit ihrer bulimischen Eßstörung – nicht einseitig als „Opfer" einer Krankheit, innerer wie äußerer Umstände, ihrer Biographie oder ihres gegenwärtigen Lebenskontextes gesehen werden, vielmehr werden sie auch beschrieben als Individuen, denen es freisteht, sich anders als bisher zu entscheiden und zu verhalten. Die Vernetztheit und Kontextgebundenheit des bulimischen Verhaltens führt gerade nicht dazu, daß die individuelle Eigenverantwortlichkeit und Entscheidungsfreiheit der Frauen aufgehoben wird. Der systemischen Therapie liegt ein Konzept des „sowohl-als-auch" zugrunde. Individuen sind handelnde Persönlichkeiten, die sowohl Einfluß (auch auf Symptome) und Gestaltungsmöglichkeiten haben, als auch umgekehrt gestaltet und beeinflußt werden. Jede Art von *einseitiger Zuschreibung von Opfer- oder Täterrollen* *widerspricht* grundsätzlich der *Annahme einer zirkulären Kausalität.*

7. Die systemische Therapie geht davon aus, daß *Menschen grundsätzlich Fähigkeiten für eine positive Entwicklung und Lebensgestaltung in sich haben.* Frauen mit bulimischer Symptomatik verfügen im Prinzip über alle Ressourcen, sich gesund und normal zu ernähren. Sie müssen weder etwas dazulernen, noch Defizite ausgleichen, sondern sie wissen im Grunde genommen genau, was und wieviel ihnen/

ihrem Körper gut tut, was und wieviel für sie bekömmlich ist und was nicht. Sie haben diese Fähigkeiten über lange Zeit nutzen können (bevor sie die Bulimie entwickelten), und die Frage ist, weshalb sie ihnen momentan nicht bzw. nur sehr eingeschränkt zur Verfügung stehen.

8. Systemische Therapeuten folgen also der Annahme, daß alle notwendigen Fähigkeiten zwar vorhanden, zur Zeit aber blockiert sind, und zwar durch

- bestimmte individuelle oder interindividuelle sich wiederholende und selbst aufrechterhaltende Verhaltensmuster und Strategien;
- individuelle und kollektive Vorannahmen über die Welt, Konstruktionen von Wirklichkeit beziehungsweise Ideensysteme und Landkarten, die nicht zum Lebenskontext passen.

Die Hypothese ist, daß es konkrete individuelle und kollektive Interaktionsmuster und *Annahmen über die Wirklichkeit* gibt, *die die Wahrscheinlichkeit, eine Bulimie zu entwickeln und aufrechtzuerhalten, erhöhen.*

Die therapeutisch relevanten Fragen lauten entsprechend: Wie muß sich eine Frau verhalten und wie muß sie ihre Wirklichkeit konstruieren, welche Interaktionsmuster und Prämissen in ihrem Beziehungskontext wirken begünstigend, so daß die Wahrscheinlichkeit erhöht wird, daß sie bulimisches Verhalten entwickelt und über einen längeren Zeitraum beibehält?

9. Für den therapeutischen Prozeß ergeben sich daraus folgende Konsequenzen: Stets geht es darum, diejenigen Prozeßmuster zu erkennen, durch die sich die betroffenen Frauen immer wieder in Schwierigkeiten bringen. Es sind dies „versteinerte Ideen", „verdinglichte Prämissen" und Grundannahmen, die sich möglicherweise in einem anderen Kontext oder zu einer anderen Zeit als sinnvoll erwiesen haben, zum gegenwärtigen Lebenszyklus aber nicht „passen" und deshalb jede Weiterentwicklung blockieren.

Deshalb gilt es, diejenigen Rückkopplungsschleifen, die aus Prämissen und Annahmen über die Wirklichkeit selbsterfüllende Prophezeiungen machen, zu unterbrechen. Entsprechend ist es *Ziel der Therapie, alternative Wirklichkeiten und neue Bedeutungssysteme zu ent-*

wickeln, neue Sichtweisen und Verknüpfungen vorzunehmen, und damit die Entwicklung neuer Handlungsoptionen als Voraussetzung für neue Verhaltensmuster – statt des bulimischen Verhaltens – anzuregen.

10. Dabei gilt in der systemischen Therapie das *„Prinzip des Anstoßens statt des Durcharbeitens"*[49]. Durch Anstöße beziehungsweise „Verstörungen" während der Sitzungen soll bewirkt werden, daß neue Formen der Selbstorganisation und neue Möglichkeiten der Problemlösung entstehen, wodurch ein Veränderungsprozeß in Gang gesetzt wird, der sich selber weiter vorantreibt („Dominoeffekt"). Dazu wird „eine ‚horizontale' Betrachtungsweise gewählt – im Gegensatz zu einer ‚vertikalen' Ebene, bei der die Betrachtung der Geschichte der Beschwerden (individuelle Pathogenese) im Vordergrund steht"[50]. Die Bulimie wird in ihrer Verknüpfung mit den jetzt aktuellen Beziehungen gesehen, und man ist mehr am Effekt als an der Ursache der Bulimie interessiert.

11. Der systemischen Therapie liegt also *kein normatives Modell* zugrunde in dem Sinne, daß der Therapeut genaue Vorstellungen darüber hat, wie ein Leben ohne Bulimie konkret aussehen soll/kann. Es gibt immer viele Wege und Möglichkeiten, ein Leben „bekömmlich" zu gestalten, so daß es nicht mehr „zum Kotzen" ist. Therapeuten können nur feststellen, was offensichtlich nicht paßt, nicht bekömmlich ist. Umgekehrt aber gibt es viele Entwicklungsmöglichkeiten, Zielvorstellungen und Wege zu diesem Ziel.

12. Folgt man den Ideen des Konstruktivismus, dann ergeben sich darüber hinaus folgende Konsequenzen für die Rolle, Aufgabe und Grundhaltung des *Therapeuten*: Sie entschlüsseln weder „reale" Phänomene, noch „ewige Wahrheiten", sondern *entwickeln* lediglich *neue Erklärungen, Sichtweisen und Landkarten*, die für die Frauen praktikabler scheinen und eine Zeitlang das leisten, was sie von ihnen erwarten, nämlich eine Lebensgestaltung ohne Bulimie. Sie konstruieren dabei ihre Beschreibungen eher „innerhalb eines Rahmens von Neugier als innerhalb eines Rahmens von wahren oder falschen Erklärungen"[56] und definieren sich als Suchende und Fragende, die mit viel Interesse die Erfahrungswirklichkeiten der Frauen zu verstehen suchen, um anschließend alternative Landkarten und Verknüpfungen zu entwickeln.

Exkurs: Reflexionen über Sprache in der systemischen Therapie

> „Die Macht, die eingebürgerte Begriffe über unser Denken
> haben, läßt sich kaum überschätzen."
>
> Ernst von Glasersfeld

Mit der Übernahme von Verantwortung für ihre Beschreibungen und Modelle und deren Implikationen haben systemische Therapeuten auch mehr *Aufmerksamkeit für ihre Verwendung von Sprache* entwikkelt.[1] Sprache ist letztlich ihr „therapeutisches Werkzeug", mit dem sie in Konversation mit ihren Klienten Realitäten erschaffen. Unsere Bilder von Wirklichkeit fallen immer so aus, wie wir in Sprache und durch Sprache Wirklichkeit konstruieren. Sie werden mit sprachlichen Mitteln hergestellt und folgen unseren sprachlichen Strukturen. Damit ist Sprache unser Orientierungsrahmen; sie bestimmt, wie wir denken, fühlen und uns verhalten, wie wir unsere Wahrnehmungen organisieren, Unterscheidungen vornehmen und die Komplexität der Welt reduzieren und sie in eine Ordnung bringen. Im folgenden können einige Aspekte der wirklichkeitsschaffenden und pragmatischen Wirkung der Sprache nur angedeutet werden. Es sind Aspekte, die auf Möglichkeiten und Chancen, aber auch Begrenzungen und Gefahren unserer sprachlichen Formulierungen verweisen, insbesondere darauf, wie bestimmte Wesensmerkmale und Konstruktionsprinzipien der Sprache Handlungsoptionen sowie Wahl- und Entwicklungsmöglichkeiten eröffnen, aber auch verschließen können.

Folgen wir den Ideen des Konstruktivismus, dann informiert *Sprache* nicht, sondern sie *orientiert*[2]. Durch Worte, Sätze oder Fragen werden Gedanken und Informationen nicht direkt übertragen, sondern der Empfänger wird durch sie dazu veranlaßt, in seinem kognitiven Bereich, in seinem Bewußtsein Gedanken und Informationen herzustellen. Es bleibt der Autonomie des Empfängers überlassen, welchen Sinn und welche Bedeutung er aus sprachlichen Äußerungen konstruiert. Das bedeutet aber keineswegs Beliebigkeit. Der Konstruktivismus weist darauf hin, daß das, was wir als Familie oder als einzelne wahrnehmen, immer die Familie oder die einzelnen sind, so wie sie unserer Art der Fragestellung ausgesetzt sind. Systemische Therapeuten müssen also für ihre Art der Fragestellung eine Sensibilität entwickeln und Verantwortung dafür übernehmen, in welche

Richtung sie (sich selbst und ihre Klienten) durch die Formulierungen, Kommentare und Anregungen orientieren. Ein erstes therapeutisches Gespräch kann beispielsweise mit verschiedenen Eingangsfragen beginnen. Erste Möglichkeit:

*„Welche **Probleme** haben Sie? Seit wann haben Sie diese **Schwierigkeiten**? Worunter **leiden** Sie am meisten, was **fehlt** Ihnen? Mal sehen, **ob** ich Ihnen helfen kann."* Oder:
*„An welchen **Zielen** möchten Sie arbeiten, was möchten Sie für sich **entwickeln**? Was **hilft** Ihnen? Wie haben Sie bislang Schwierigkeiten **gelöst**? Mal sehen, **wie** ich Ihnen nützlich sein kann."*

Diese Sätze verdeutlichen: Sprachliche Formulierungen enthalten immer Implikationen und indirekte Ideenangebote, so wie jede Frage eine subtile Aufforderung zur Fokussierung der Aufmerksamkeit auf einen bestimmten Bereich ist. Man kann keinen Satz sagen, ohne etwas zu implizieren; eine „neutrale" Befragung im Sinne einer reinen Informationssammlung oder Anamneseerhebung ist nicht möglich. Therapeuten lösen durch ihre Nachfrage und Anmerkungen bei ihren Klienten jeweils ganz bestimmte mentale Prozesse aus und orientieren sie damit auf entsprechende Wahrnehmungsbereiche. Damit regen sie intensive Suchprozesse sowie entsprechende Assoziations- und Verhaltensmuster an. Und je nachdem, auf welche Bereiche Therapeuten und Klienten den Blick richten, konstruieren sie durch Sprache verschiedene Realitäten: Wie jemand erinnert, antizipiert, denkt, fühlt, sieht – es hängt davon ab, welche inneren Bilder und inneren Dialoge aktiviert werden.[3]

Sprache – so wird aus obigen Überlegungen deutlich – ist nicht nur Ausdruck von Erfahrungen, Sprache wirkt auch auf sie zurück, schafft sie auch. Wie immer wir mit uns selber oder mit anderen reden, es hat Rückwirkungen auf unser Erleben und Handeln.

Je mehr Menschen leiden und je mehr sie sich unter Druck fühlen, desto mehr sind sie auf ihre Probleme fokussiert und in ihrem „inneren Dialog" auf ihre Symptome hin orientiert. In solchen Situationen verwenden sie für ihre Selbstbeschreibung meist eine defizitorientierte Sprache und Negativ-Formulierungen. Das Dilemma in diesem Fall besteht nun darin, daß diese Sprache genau das aktiviert, was man vermeiden möchte.

„Wie schaffe ich es, nie wieder so einen Eßanfall zu haben wie gestern? Wie bringe ich es fertig, mir keine Schokolade mehr zu kaufen, besonders die leckere Sorte mit den Nüssen, die mich am meisten verführt? Kann ich mich kontrollieren bei dem Kuchen mit Sahne … und schaffe ich es hoffentlich, es zu regeln, daß ich keinen Heißhunger mehr bekomme wie jeden Abend, sobald ich nach Hause komme und mir vorstelle … Wieviel darf ich noch essen, damit ich die Diät einhalte …?"

Durch diese Form des inneren Dialogs fragen sich die Betreffenden selbst in genau den Problemzustand hinein, den sie vermeiden möchten. Indem sie so mit sich sprechen, orientieren sie sich schon wieder auf den Bereich Essen, Lebensmittel, Kontrolle, Versagen …; die entsprechenden Bilder und Gefühle werden aktiviert und damit die besten Voraussetzungen für den nächsten Eßanfall geschaffen.

In diesem Zusammenhang kann ein genaues Explorieren und Nachfragen des Therapeuten nach Problemen wie eine zusätzliche Einladung an die Klienten wirken, sich allein von ihrer Symptom- und Defizitseite zu zeigen, und alles andere auszublenden. Die so konstruierte konsensuelle Realität erscheint wenig hoffnungsvoll. Erlebniswirklichkeit und sprachliche Beschreibung stabilisieren sich gegenseitig in einem negativen Sinne. Versteht man Therapie als einen Prozeß, in dem Klienten gemeinsam mit einem Therapeuten durch Sprache eine neue Wirklichkeit konstruieren, die „bekömmlicher" ist, neue Verhaltensweisen und Interaktionsmuster ermöglicht, so blockiert eine defizitorientierte Beschreibung den Weg dorthin: Pathologieorientierte Sprache kann Welten verschließen und Probleme chronifizieren.

Ein völlig anderer Fokus entsteht durch *lösungsorientierte Sprache*, welche die Suchprozesse der Klienten/Familien in die konstruktive Richtung ihres Wissens, ihrer Stärken, Kompetenzen, Erfahrungen und Ressourcen lenkt. G. Schmidt sieht in diesem Zusammenhang den Therapeuten als eine Art „Reisebegleiter für Menschen, die durch unsere Fragen wieder an ihre eigene Kompetenz erinnert werden." Und daraus folgt sein Grundsatz:

„Je weniger über die Probleme geredet wird, desto besser für die Lösung."[4]

Sprache als ein nützliches „therapeutisches Werkzeug" zu verwenden, bedeutet entsprechend: Sprachmuster zu nutzen, die Entwicklungs- und Veränderungschancen implizieren und Klienten auf ihre Ziele hin orientieren, sprachliche Angebote zu entwickeln, die zukunftsorientiert sind und zu mehr Aktivität und Selbstverantwortlichkeit führen, und eine Beschreibung der Vergangenheit zu finden, die die Aufmerksamkeit auf Ausnahmen richtet, das heißt auf symptomfreie Zeiten sowie auf in der Vergangenheit entwickelte Fähigkeiten.

Wenn Therapeuten in diesem Sinne Differenzierungsprozesse und neue Wirklichkeitskonstruktionen anzuregen versuchen und dazu Sprache benutzen, dann müssen sie sich den „Spielregeln" der Sprache unterwerfen. Durch die Struktur unserer Sprache geraten sie dabei auf einige Hindernisse:

Unsere Sprache ist linear; all das, was gleichzeitig passiert, kann nur nacheinander ausgedrückt werden. Wir können unsere Wahrnehmungen nur in Abfolgen und Sequenzen (erst dies, dann jenes) ordnen. Das aber erschwert ein Denken in Regelzusammenhängen und führt dazu, daß wir Wechselbeziehungen, Abhängigkeiten und Gleichzeitigkeiten aus dem Auge verlieren. Unsere Sprache erfordert ein Subjekt und ein Objekt, jemanden, der handelt, und jemanden, der durch dieses Handeln beeinflußt wird, und daraus schließen wir nur allzu leicht, dies sei die Struktur der Welt. Doch die Sprache ist nicht die Realität. Lebende Prozesse sind zirkulär, während unsere lineare Sprache ein Weltbild impliziert, welches ein Ursache-Wirkungs-Prinzip postuliert, in dessen Folge es zu moralisierenden Definitionen sowie abwertenden und einseitigen Schuldzuschreibungen kommen kann.[5]

Darüber hinaus ist unsere Sprache monadisch orientiert, d. h. individuumszentriert aufgebaut. Das erschwert es uns, angemessene Beziehungsbeschreibungen zu konstruieren, und verführt dazu, Beziehungsphänomene statt dessen einzelnen Menschen zuzuordnen. Sobald aber Beziehungsphänomene als etwas Isoliertes beschrieben werden, was innerhalb einer Person angesiedelt ist, entsteht eine sprachliche Konstruktion, die G. Bateson als *„dormitives Prinzip"* bezeichnet hat.

Wenn man beispielsweise „Bulimie" als etwas ansieht, was einer Person „innewohnt", dann erzeugt man ein dormitives, das heißt einschläferndes Prinzip: Dormitive Prinzipien entstehen, wenn von der Ursache einer einfachen Handlung behauptet wird, sie läge in einem abstrakten Wort, das sich aus dem Namen für diese Handlung ableitet: Bulimie als Ursache für gestörtes Eßverhalten. Sie sind also „eine abstrakte Neuverpackung der Beschreibung eines Phänomens, das man zu erklären vorgibt."[6] Konstruktionen dieser Art verleiten zu scheinbaren Erklärungen, wie zum Beispiel: „Sie ißt Unmengen und erbricht, weil sie eine Bulimie hat." Oder: „Weil sie bulimisch ist, kann sie ihr Eßverhalten nicht kontrollieren."

Solche sprachlichen Konstruktionen sind *Pseudoerklärungen*: Sie erklären nichts und enthalten auch keinerlei Informationen, geschweige denn Ideen für Klienten und Therapeuten, was nützlich und folglich zu tun wäre.

Es handelt sich lediglich um die Benennung eines symptomatischen Verhaltens beziehungsweise einer komplexen Verhaltenssequenz mit einem abstrakten Begriff.

In unserer Alltagssprache und auch in der wissenschaftlichen Terminologie beinhaltet die Verwendung von abstrakten Begriffen, Etiketten und Diagnosen die Gefahr, daß die Beschreibung von Phänomenen mit ihrer Erklärung gleichgesetzt und verwechselt werden. Die sprachlichen Formulierungen „Sie hat eine Bulimie" oder „Sie ist bulimisch" lassen uns leicht vergessen, daß bulimisches Verhalten – ebenso wie andere sogenannte Charakter- oder Persönlichkeitseigenschaften – nur die herausgesonderten Hälften von rekursiven Beziehungsmustern, das heißt Interaktionskreisen in einem bestimmten Kontext sind.

Es führt zwangsläufig zu Trugschlüssen und Fehleinschätzungen, wenn man Individuen losgelöst von ihrem Kontext beschreibt: Niemand ist überall und ständig aggressiv, nett, zurückgezogen, hilfsbereit, kontrollierend, bulimisch etc. All diese sogenannten Persönlichkeitseigenschaften erweisen sich bei genauer Betrachtung als *Verhaltensweisen*, die in bestimmten Kontexten, zu bestimmten Zeiten, bestimmten Menschen gegenüber mehr oder weniger oder gar nicht gezeigt werden. Es ergeben sich Probleme, wenn wir vergessen, daß *Nomen – wie der Begriff „Bulimie" – Bezeichnungen für Beziehungen, rekursive Prozesse und Muster* sind, nicht jedoch für Dinge. „Bulimie" ist zunächst nur eine abstrakte sprachliche Benennung für charakteristische Denk-, Fühl- und Verhaltensmuster. Und diese Muster sind nicht etwas Statisches, Unveränderliches, wie es die Verwendung des

Nomens suggeriert, sondern zeit- und kontextabhängige Beziehungsphänomene.

Es wird deutlich, daß unsere Modelle und Beschreibungen, die wir nur mit sprachlichen Mitteln – dem „Werkzeug Sprache" – herstellen können, durch bestimmte Wesensmerkmale und Strukturprinzipien unserer Sprache ganz spezifische Mängel und Nachteile haben:

Keine Patientin **hat** immer eine Bulimie (so wie sie eine Nase und zwei Ohren hat); sie **ist** auch nicht immer bulimisch (so wie sie beispielsweise groß und grünäugig ist)[9].

Die Formulierung „Sie hat eine Bulimie" erweckt darüber hinaus den Eindruck, als seien die Patientin und ihre Bulimie zwei getrennte Dinge, was eine ebenso unzulässige wie unsinnige Grenzziehung ist wie die Aussage „Ich und mein rechtes Ohr". Aber auch die Formulierung „Sie ist bulimisch" ist nicht unproblematisch. Mit dieser sprachlichen Beschreibung sind Vorannahmen und indirekte Suggestionen verbunden, die zu einer dauerhaften Identifizierung der Frauen mit ihrer nur zeitweiligen Art zu denken, zu fühlen und sich zu verhalten, führen können. Dadurch besteht die **Gefahr, daß zeitweilige Verhaltensweisen** und Phänomene zum **identitätsstiftenden Merkmal**, zum unveränderlichen Kennzeichen der betreffenden Frauen **werden**.

Um diesem Dilemma zu entgehen, haben systemische Therapeuten entschieden, die Verben „sein" und „haben" möglichst zu vermeiden und andere sprachliche Formulierungen zu konstruieren. Statt zu sagen, die Tochter *ist* bulimisch, sagen sie: „Die Tochter *zeigt* bulimische Verhaltensweisen, sie *nutzt* bulimisches Verhalten". Diese Art der Formulierung vermeidet die Gefahr, der Tochter bestimmte „Charaktereigenschaften" zuzuschreiben und damit die Handlungsebene mit der Erklärungsebene zu verwechseln. Zusätzlich lenkt sie die Aufmerksamkeit auf zeitliche und kontextuelle Aspekte und Eingebundenheit des bulimischen Verhaltens:

Frauen zeigen sich bulimisch, sie nutzen ihre Bulimie: Manche nur abends im Elternhaus, aber nicht tagsüber in der Schule; andere nur am Wochenende und dann besonders, wenn sie allein sind; dritte nur am Arbeitsplatz, aber nicht im Urlaub; wieder andere nur beim Freund in der Wohnung, aber weniger oder gar nicht bei der Freundin.

Im therapeutischen Prozeß geht es nun darum, diese Differenzierungen aufzugreifen: Zuschreibungen und individuelle „Eigenschaften'" werden wieder rückübersetzt in Verhaltensdimensionen. Dadurch werden sie zu dynamischen Vorgängen in Raum und Zeit, was sie auch erst verstehbar macht und veränderbar erscheinen läßt[8]. „Versteinerte Grundannahmen", verdinglichte Beschreibungen und starre Eigenschaftsbegriffe werden wieder „verflüssigt", indem sie mittels sprachlicher Formulierungen in ihren zeitlichen und interaktionellen Beziehungskontext gestellt werden.

Eigenschaften haben die Eigenschaft, lange an einer Person „kleben zu bleiben". Und wenn man dieser Sicht folgt, dann hätte auch ein Individuum wenig Chancen, etwas zu tun, um diese Eigenschaften zu verlieren. Durch andere sprachliche Formulierungen ergibt sich eine andere Sichtweise: „Was tut Ihre Tochter, wenn sie sich bulimisch zeigt? Nutzt sie sie eher, wenn Vater oder wenn Mutter kocht?"
Die Formulierung „Sie *zeigt* sich bulimisch" ist deutlicher verbunden mit bestimmten Verhaltensweisen. Und wenn die Tochter nicht bulimisch ist, sondern bulimische Verhaltensweisen *zeigt*, dann impliziert dies, daß sie sie in bestimmten Situationen auch nicht zeigen kann.
Verhaltensweisen sind leichter veränderbar als Eigenschaften. Jemand muß sich nur anders verhalten. Und das ist auch das Ziel therapeutischer Gespräche: daß Menschen sich anders verhalten.

Der „therapeutische Imperativ", der sich aus dem Konstruktivismus ableitet „Handle als Therapeut stets so, daß die Wahlmöglichkeiten deiner Klienten vergrößert werden", läßt sich also folgendermaßen ergänzen: „Nutze als Therapeut Sprache stets so, daß die Welt deinen Klienten wieder als ein veränderbares, dynamisches Gebilde erscheint". Therapeutisch nützliche Sprache ist, wenn verfestigte Wirklichkeitsmodelle und gewohnte Denkschemata durch alternative sprachliche Konstruktionen, Implikationen, Verknüpfungen und

Unterscheidungen gleichsam „gelockert" werden, so daß sich die Art und Weise verändern kann, in der sich jemand bisher seine Welt erklärt hat. *Lösungsorientierte* und *verflüssigende* Sprache gibt Anstöße zu Differenzierungsprozessen und neuen Verhaltensweisen und aktiviert Problemlösungsfähigkeiten.

Sprache kann also sowohl auf Probleme und Defizite als auch auf Ressourcen und Fähigkeiten orientieren und dadurch unterschiedliche (therapeutische) Erfahrungswirklichkeiten erschaffen. Sprache kann sowohl zur Verhärtung von Weltbildern und der Chronifizierung von Problemen beitragen als auch Chancen für neue Erklärungsmöglichkeiten eröffnen, Entwicklungen anregen und Wandel ermöglichen. Aus der Verwendung bestimmter Worte und Satzkonstruktionen ergeben sich Konsequenzen für das Aufzeigen oder Verschließen von Handlungsoptionen, das Erleben oder Abgeben von Kompetenz, das Geben oder Nehmen von Hoffnung, die Belastung oder Entlastung von Schuld sowie die Übernahme oder Abschiebung von Eigenverantwortlichkeit.

2.2 Gesellschaftliche und soziokulturelle Aspekte der Bulimie

2.2.1 Bulimie, weibliche Sozialisation und soziokultureller Kontext

Wie im vorangegangenen Kapitel beschrieben, wird in der systemischen Therapie die Entwicklung bulimischer Symptomatik vor dem Hintergrund bestimmter Wirklichkeitskonstruktionen erklärt. Scheinbar sinnloses Eßverhalten wird sinnvoll und plausibel, wenn man die „innere Landkarte" der betroffenen Frauen kennt, d. h. ihr Modell der Welt, welches bestimmte Erwartungen setzt und Verhalten steuert. Diese „Landkarten" sind immer ein Resultat von Interaktionen und Konsensbildungen mit anderen Menschen. Sie werden in einem sozialen Kontext konstruiert und bedürfen der ständigen interpersonellen Bestätigung. Losgelöst von diesem Kontext sind sie nicht versteh- und erklärbar: Das individuelle Verhalten der Frauen, ihre Persönlichkeiten, ihre Familienerfahrungen müssen im Kontext sozialer Rahmenbedingungen gesehen werden. Dazu gehören sowohl soziokulturelle Einflüsse und gesellschaftliche Veränderungsprozesse als auch geschlechtsspezifische Sozialisationsnormen, für deren Relevanz folgende Befunde sprechen:

1. Von bulimischer Symptomatik sind ganz überwiegend, d. h. zu ungefähr 95 Prozent Frauen betroffen. Diese Zahl läßt vermuten, daß die Bulimie eng mit der weiblichen Geschlechts- bzw. Geschlechterrollenidentität verknüpft ist.[1]

2. Auffällig ist weiterhin, daß Eßstörungen fast ausschließlich in hoch entwickelten Industrienationen verbreitet sind; d. h. die von Bulimie betroffenen Frauen stammen aus den USA, Westeuropa und teilweise Japan.[2]

3. Das durchschnittliche Alter, in dem die bulimische Symptomatik beginnt, wird übereinstimmend in vielen Untersuchungen mit ca. 18 Jahren angegeben; d. h., sie betrifft vor allem junge Frauen.[3]

4. Wenn sie auch an verschiedene historische Vorläufer anknüpfen kann, so handelt es sich doch bei der Bulimie um eine weitgehend neue Symptomatik, deren fast epidemieartiger Anstieg seit circa 10–15 Jahren besonders ins Auge fällt.[4]

Die Geschlechtsspezifität der Bulimie, ihre demographische Verteilung und epidemieartige Verbreitung während der letzten Jahre legen nahe, daß ein Verständnis bulimischer Eßstörungen nur möglich ist, wenn man soziokulturelle Rahmenbedingungen und gesellschaftliche Entwicklungsprozesse mit einbezieht. Dazu gehören insbesondere die Reflexion und Betrachtung weiblicher Sozialisations- und Lebensbedingungen sowie die Veränderungen in der gesellschaftlichen Konstruktion der weiblichen Rolle. Unter Berücksichtigung der oben genannten Befunde konkretisiert sich also die Fragestellung folgendermaßen:

Wie konstruieren Frauen in einem bestimmten Alter, in einem spezifischen sozialen Kontext seit circa 10–15 Jahren ihre Wirklichkeit, so daß sie mit größerer Wahrscheinlichkeit auf bulimisches Verhalten zurückgreifen? Inwieweit läßt sich Bulimie im Zusammenhang mit der individuellen Auseinandersetzung mit der im Laufe der letzten Jahrzehnte veränderten sozialen Konstruktion von Weiblichkeit erklären?

Eßprobleme werden in der Literatur häufig als „typische Frauenkrankheiten" beschrieben. Diese Formulierung verführt dazu, unzählige Frauen als „neurotisch", „krank", „unkontrolliert" etc. zu bezeichnen, ihre Familien zu pathologisieren und mit der „Ursache" alle Verantwortung in ihnen selbst zu lokalisieren. Dies ist eine

Sichtweise, die individuelle Verantwortung maximiert und gesellschaftlich-kulturelle Beiträge minimiert. Wenn im Folgenden über Frauen mit bulimischer Symptomatik gesprochen wird, dann darf nicht vergessen werden, daß 20 Prozent aller „normalen" Frauen sich im Durchschnitt einmal monatlich überessen, 90 Prozent Schlankheitsdiäten durchführen bzw. durchgeführt haben und 10 Prozent aller Frauen Abführmittel und Erbrechen schon einmal als Methoden der Gewichtsabnahme genutzt haben.[5] Circa 70 Prozent aller Frauen sind unzufrieden mit ihrem Körper und wollen abnehmen. Eine andere Studie berichtet, daß „auf die Frage nach potentiellen Glücksquellen ... die Befragten Gewichtsverlust vor Arbeitserfolgen oder zwischenmenschlichen Beziehungen (präferierten)."[6]

Diese Zahlen machen deutlich, daß Eßprobleme heute so weit verbreitet sind, daß Diätverhalten bei Frauen nicht nur als normal gilt, sondern schon fast erwartet wird, oder umgekehrt, daß es für eine Frau schon fast unnormal erscheint, wenn sie sich keine Sorgen um ihr Gewicht macht und weder Kalorien zählt noch Diätplänen folgt.

Eine Dichotomisierung in „gesunde" und „kranke" Frauen scheint – wie die obigen Daten verdeutlichen – wenig sinnvoll. Einerseits verweisen viele Untersuchungen darauf, daß das, was heute als „normales" Eßverhalten bezeichnet wird, unter Berücksichtigung physiologischer Bedürfnisse nicht ganz angemessen ist.[7] Umgekehrt sind viele der von bulimischen Frauen angegebenen Symptome auch allgemein, vor allem in der weiblichen Bevölkerung verbreitet, so daß es nicht verwundert, wenn empirische Untersuchungen zu dem Ergebnis kommen, daß es „eine beträchtliche Überlappung zwischen „normalen" Frauen und klinischen Gruppen von eßgestörten Frauen gibt."[8]

Diese Befunde sprechen eher für ein „Kontinuumsmodell"[9] und lassen den Schluß zu, daß

– bulimisches Eßverhalten „nur insofern ungewöhnlich ist, als sich dort ein extremes Ausmaß von ansonsten weitverbreiteten Verhaltensmustern zeigt"[10] und daß

– Frauen mit bulimischer Symptomatik möglicherweise nur sensibler und heftiger auf Fragen, Entwicklungsanforderungen und -überforderungen reagieren, mit denen letztlich zum gegenwärtigen Zeitpunkt alle jungen Frauen in unserem soziokulturellen Kontext konfrontiert sind.

Eßstörungen sind damit „Metaphern unserer Zeit"[11], also weder ein psychiatrisches noch ein psychosomatisches, sondern bestenfalls soziosomatisches Problem, welches als Ergebnis der Sozialisationsbedingungen junger Frauen gesehen werden muß. Weibliche Sozialisation ist traditionell verknüpft mit Ehe, Haushaltsführung, Mutterschaft und Kindererziehung. Der Lebenskontext von Frauen war vorwiegend der Binnenraum von Ehe und (Klein-) Familie. Entsprechend beinhaltet die traditionelle Frauenrolle vorwiegend interpersonelle, expressive Eigenschaften: Die Empfänglichkeit für die Bedürfnisse anderer, selbstlose Fürsorglichkeit, Nachgiebigkeit und Rücksichtnahme, die Zurückstellung eigener Bedürfnisse und vorrangige Beschäftigung mit den Bedürfnissen anderer. Frauen definieren sich entsprechend mehr über Beziehungen zu anderen Menschen, was eine größere Abhängigkeit von der Bestätigung und Anerkennung anderer bedeutet.

M. P. P. Root et al. haben die Erwartungen, die innerhalb unseres soziokulturellen Kontextes an Frauen gestellt werden, folgendermaßen zusammengefaßt:

„Traditionellerweise wurden Frauen dahingehend sozialisiert, sich eher hilfloser zu verhalten, weniger kompetent, weniger intelligent und weniger bestimmend, sich durchsetzen. Frauen wurden dazu ermutigt, gute Zuhörerinnen zu sein, freundlich, pflegend, rücksichtsvoll und verstehend. Der familiäre Sozialisationsprozeß ... wie auch die umgebende Kultur ermutigen die Frauen, eher passiv-abwartend, hilflos und auf andere hin orientiert (selbstaufopfernd) zu sein."[12]

Es wird deutlich: Die „innere Landkarte", welche bestimmt, wie sich ein Mensch verhält, welchen Prämissen er folgt, wie er Wesentliches von Unwesentlichem trennt und Erwartungen setzt, ist immer auch eine *geschlechtsspezifische „Landkarte".* In ihr spiegelt sich wieder, welche gesellschaftlichen, kulturellen Anforderungen speziell an Männer oder Frauen gestellt werden. Der innere Orientierungsrahmen für das eigene Verhalten, Wahrnehmen, Denken, Fühlen und Entscheiden ist nie geschlechtsneutral. Wirklichkeitsmodelle werden immer in einem bestimmten soziokulturellen Kontext entwickelt; sie bedürfen nicht nur der interpersonellen Bestätigung, sondern auch gesellschaftlicher Anerkennung und Akzeptanz.

Weltbilder, Landkarten und innerer Orientierungsrahmen sind einerseits nützlich und notwendig, um die Komplexität unseres Alltagslebens zu strukturieren; doch umgekehrt können sie uns in Sackgassen bringen, zu Schwierigkeiten und letztlich auch Symptombildungen führen, wenn sie zu „geronnenen Grundannahmen"[13] werden, d. h. wenn sie sich nicht in Abhängigkeit von einer sich verändernden Umwelt bzw. unterschiedlichen räumlichen und zeitlichen Kontextbedingungen mit verändern.

Die Hypothese ist nun, daß sich – vor allem in den letzten zwei Dekaden – die Lebensbedingungen, die Anforderungen, die Rechte und Pflichten von jungen Frauen dergestalt verändert haben, daß ihr bisheriger weiblicher, an traditionellen Normen ausgerichteter Orientierungsrahmen nicht mehr stimmig ist, daß sie also – metaphorisch gesprochen – mit alter (weiblicher) Landkarte versuchen, durch eine (besonders für Frauen) veränderte, neu gestaltete oder teilweise fremde Landschaft zu fahren, und dadurch in Schwierigkeiten geraten, die sie mit Hilfe von bulimischem Verhalten zu lösen versuchen.

2.2.2 Der Wandel weiblicher Lebensräume und Lebensperspektiven

Historische Gründe für diese Schwierigkeiten und damit die weite Verbreitung der Bulimie seit Ende der siebziger Jahre lassen sich vor allem am Prozeß der Emanzipation der Frau im westlichen Kulturkreis festmachen. T. Habermas sieht diesen Prozeß mit den damit einhergehenden radikalen Veränderungen der Lebensbedingungen und -anforderungen an junge Frauen

„als eine der grundlegendsten Entwicklungen des 20. Jahrhunderts, der in seiner Bedeutung gar nicht zu überschätzen ist."[14]

Anhand einiger Stichworte kann er an dieser Stelle nur kurz angedeutet werden.

Für die Lebensperspektive weiblicher Jugendlicher und junger Frauen ist die vorrangige Ausrichtung auf Heirat und Familie fragwürdiger geworden; im Vergleich dazu haben Ausbildung und Beruf an Wichtigkeit gewonnen. Sie bedeuten für Frauen nicht mehr bloß Vorbereitung oder Überbrückung auf das „eigentliche Ziel" der

Eheschließung und Familiengründung. Vielmehr haben sie heute einen eigenen zentralen Stellenwert bezüglich des Selbstwertes, Identitätsgefühls und der Selbstdefinition junger Frauen. Entsprechend haben sich die Lebensperspektive und -orientierung für Frauen in der Adoleszenz zunehmend von der Herkunftsfamilie auf andere öffentliche Bereiche, vor allem Schule, Gleichaltrigengruppe und Arbeit, verlagert.

„Weibliche Jugendliche leben heute sehr viel mehr außerhalb ihrer Herkunftsfamilie, in der Gleichaltrigengruppe, und bereiten sich auf eine Erwachsenenrolle auch außerhalb ihrer zukünftigen Familie vor, während sie sich früher primär in der Familie auf ein Leben in der Familie vorbereitet hatten."[15]

Dieser Schritt junger Frauen in außerfamiliäre Beziehungs- und Arbeitssysteme konfrontiert sie mit einer anderen „Logik", d. h. mit anderen Bewertungsmaßstäben, Anforderungen und Handlungsorientierungen als im familiären Beziehungskontext. Es sind Bereiche, die mehr durch Wettbewerb, Konkurrenz und Leistung gekennzeichnet sind und die entsprechend aufgabenbezogenes Denken, Durchsetzungsvermögen und instrumentelles Handeln verlangen. Das heißt, daß heute

„von jungen Frauen weniger eine auf persönliche Beziehungen abgestimmte affektiv-*interpersonelle* Orientierung und mehr eine auf anonyme ‚Markt'-Beziehungen abgestimmte *instrumentelle* Orientierung erwartet wird. Jene wird durch Begriffe wie Fürsorglichkeit, Emotionalität und Einfühlungsvermögen, diese durch Begriffe wie Unabhängigkeit, Durchsetzungsfähigkeit und Aktivität gekennzeichnet."[16]

Entsprechend hat Susie Orbach die Frauen, die Lebenskontexte jenseits des traditionellen familiären, häuslichen Bezugsrahmens betreten, beschrieben als „Gäste, ... die sich an vorherrschende maskuline Werte anpassen und akzeptieren müssen, daß ihr Eintritt auf dieser Grundlage geschieht."[17]

Deshalb ist plausibel, warum die Annahme der Erwachsenenrolle und die damit einhergehenden alterstypischen Autonomiekonflikte bei der Ablösung von der Herkunftsfamilie gegenwärtig für junge Frauen größere Anpassungsanforderungen und Verunsicherungen als für Männer bedeuten, weil für sie der Konflikt zwischen traditioneller Geschlechtsrollenorientierung und neuen, teilweise dem herkömmlichen weiblichen Orientierungsrahmen diametral entgegengesetzten Erwartungen hinzukommt. Beispielsweise die Prämisse, „als Frau hast du dich zunächst um das Wohlergehen der anderen zu kümmern und eigene Interessen hinten anzustellen", mag für den Kontext einer Ehefrau und Mutter mit kleinen Kindern stimmig sein, sie paßt jedoch nicht konfliktfrei in einen Kontext, in dem eigene Leistung und Selbstbehauptung, also gerade die Durchsetzung eigener Interessen und Konkurrenzorientierung für Anerkennung, Fortkommen (und damit verbunden der Entwicklung eines positiven Selbstwert- und Identitätsgefühls) unerläßlich sind.

Diese „Neuorientierung" junger Frauen in der Adoleszenz wird dadurch erschwert, daß es sich um einen Sozialisationsprozeß handelt, der in diesem Ausmaß erstmalig von der betroffenen Frauengeneration zu bewältigen ist. Eine Identifikation der Töchter mit ihren Müttern als Vorbild oder zumindest als Orientierungspunkt ist nicht gegeben, da diese sich bei der Wahl zwischen Beruf und Familie noch eindeutiger für die Familie entschieden haben (ohne sich allerdings häufig mit den damit verbundenen Verzichten und Einschränkungen ganz ausgesöhnt zu haben).

Einige Autoren sehen die gegenwärtige Situation junger Frauen durch ein typisches „double-bind" gekennzeichnet. Die gängigen Erwartungen an Frauen beinhalten weiterhin die traditionellen Charakteristika, wie oben aufgeführt (Selbstlosigkeit, Rücksichtnahme etc.), hinzugekommen sind gleichzeitig neue, oft diametral entgegengesetzte Erwartungen an „die erfolgreiche Frau" bezüglich Intelligenz, Unabhängigkeit, Durchsetzungsfähigkeit und Leistung.[18]

Dieses „double-bind" macht deutlich: Keine Veränderung ist ohne die ihr eigene Dialektik. Der Wandel weiblicher Lebensräume und -perspektiven bedeutet nicht nur mehr Chancen, Möglichkeiten und Freiräume, sondern gleichzeitig höhere Erwartungen, Zwänge und Ansprüche. Die Einschätzung mehrerer Autoren geht dahin:

„Nicht Wahlmöglichkeiten, sondern Anforderungen haben zugenommen. Die moderne Frau ist, will sie diesen gesellschaftlichen Ansprüchen genügen, zwangsläufig überfordert: Sie hat schlank zu sein, eine modisch-gepflegte äußere

67

Erscheinung vorzuweisen, beweist sich als perfekte Hausfrau, aufopfernde Mutter und verwirklicht sich selbst in einer beruflichen Karriere, mit amerikanischen Worten eine „superwoman".[19]

Gerade dieser Versuch, eine „Superfrau" zu sein, wird von vielen Forschern und Klinikern als ein typisches Merkmal bulimischer Frauen herausgestellt.[20] Sie versuchen, allem und allen gerecht zu werden und die unterschiedlichen Erwartungssets möglichst perfekt zu erfüllen, was an sich schon ein fast uneinlösbarer Anspruch ist:

„Stelle deine eigenen Bedürfnisse hinten an – setze sie durch";
„Gebrauche deine Ellbogen – halte dich bescheiden zurück";
„Leiste was und verfolge dein Ziel – bevor du an dich denkst, sorge dafür, daß es erst allen anderen gut geht";
„Sei erfolgreich – bleibe unauffällig im Hintergrund".

Hinzu kommt, daß bulimische Frauen einen Lösungsversuch verwenden, der sie in ihren Bemühungen zusätzlich scheitern läßt: Es ist der Versuch, sich mit einer weiblichen Landkarte erfolgreich in traditionell männlichem Terrain zu bewegen und zu orientieren. Die „Irrfahrten", die dabei entstehen, führen zu Selbstzweifeln und Selbstabwertung der betroffenen Frauen, die vergeblich versuchen, eine Lösung durch ein Mehr an weiblichen Lösungsmustern wie Einfühlsamkeit, Rücksichtnahme und Bedürfnislosigkeit zu finden. Anstatt ihre Prämissen in Frage zu stellen und ihre innere Landkarte flexibel zu handhaben, stellen sie sich selbst in Frage. Je präziser sie sich an die gewohnte Landkarte, den bislang erfolgreichen und anerkannten (weiblichen) Orientierungsrahmen halten und je mehr sie versuchen, „alles richtig zu machen", desto verfahrener wird ihre Situation. Sinnbildlich gesprochen sagen sie mit der Bulimie: Es ist zum Kotzen!

2.2.3 Bulimie und Geschlechtsrollenentwicklung
In diesem Zusammenhang sind die Untersuchungsergebnisse von Barbara Klingenspor interessant, die herausstellt, daß eher „geschlechtstypisierte Frauen"[21] bulimisches Eßverhalten entwickeln, während gesundes Eßverhalten eher mit einer androgynen, d. h.

männliche und weibliche Verhaltensmerkmale vereinigenden Orientierung einhergeht. Ihre Ergebnisse widersprechen sowohl der traditionellen psychoanalytischen Hypothese, welche in der Bulimie wie der Anorexie eine Ablehnung der weiblichen Geschlechterrolle sieht, als auch der Alternativhypothese aus feministischer Perspektive, die bulimische Eßstörungen eher als Resultat einer Überidentifikation mit der weiblichen Geschlechterrolle sieht. Hinsichtlich der Orientierung an weiblichen Werten und Normen fand Klingenspor keine Unterschiede zwischen eßgestörten und nicht eßgestörten Frauen. Ihre Ergebnisse weisen vielmehr darauf hin, daß bulimische Frauen sich „gegenüber nicht-eßgestörten mit Komponenten des maskulinen Rollenstereotyps unteridentifizieren". Diese Unteridentifikation bedeutet ihrer Meinung nach, daß die betroffenen Frauen

„mögliche Defizite im Hinblick auf die Entwicklung ‚maskuliner'
Verhaltensoptionen aufweisen, daß sie männliche Verhaltensoptionen
ablehnen oder sich diese nicht erlauben."[22]

Die Wahrscheinlichkeit von *normalem Eßverhalten* ist umso größer – so das zentrale Ergebnis ihrer Untersuchung – je mehr eine ausgewogene und zunehmende *Identifikation mit beiden Geschlechterrollen*, der maskulinen und der femininen, gelingt. Gesundes Eßverhalten ist eng verknüpft mit einer androgynen Orientierung. Androgyne Frauen zeigen

„eine größere Flexibilität in ihrem Verhaltensrepertoire, da sie sich
sowohl mit maskulinen wie femininen Attributen identifizieren und
potentielle Verhaltensweisen eher auf der Basis der Situationsange-
messenheit als aufgrund rollenspezifischer Limitationen auswählen
können. Es wird argumentiert, daß die zunehmende Auflösung der
traditionellen Rollenverteilung ein flexibles Geschlechtsrollenkonzept
erfordert. Die gelungene, gesundeste Geschlechtsrollenentwicklung ist
daher … eine androgyne." [23]

Diese Ergebnisse stehen im Einklang mit klinischen Erfahrungen und Beobachtungen der Verfasserin. Besonders anschaulich lassen sie sich anhand folgender Frage verdeutlichen, welche während der therapeutischen Gespräche regelhaft an alle Frauen gestellt wurde:

„Angenommen, Sie wären als Sohn geboren worden, hätten Sie dann auch – bei sonst gleicher Vergangenheit und Familiengeschichte – eine Bulimie entwickelt?"

Fast ausnahmslos kam von den betroffenen Frauen eine spontane Verneinung. Auf die Frage nach Erklärungsmodellen für diesen Unterschied waren typische Antworten:

„Als Sohn hätte ich mir mehr erlaubt, meine Interessen zu entwickeln und zu verfolgen."
„Ich hätte nicht so sehr die Familie im Blick gehabt und gedacht, daß ich für meine Eltern da sein muß ..."
„Es wäre mir leichter gefallen, meine Bedürfnisse durchzusetzen und mich abzugrenzen."
„Ich hätte meine Wünsche eher angesprochen und dazu gestanden, statt sie runterzuschlucken."
„Ich wäre davon ausgegangen, daß ich auch einen Anspruch auf eigene Wünsche und Entscheidungen habe ... und ich hätte mehr Mut gehabt, meine Meinung zu vertreten, ohne die Angst, daß dann Beziehungen abbrechen oder sich andere von mir abwenden ..."

Diese Äußerungen verweisen deutlich darauf, daß eine Lösung der bulimischen Problematik darin liegen könnte, daß sich die betroffenen Frauen eine stärkere instrumentelle Orientierung, die mit Kompetenz und Selbstbewußtsein verknüpft ist, erlauben, die sie sich momentan nicht zugestehen; oder mit anderen Worten, daß sie eine Veränderung ihrer inneren Landkarte vornehmen, die dem historischen Wandel der Lebensbedingungen für junge Frauen entspricht, welche E. Beck-Gernsheim als einen Wandel vom „Dasein für andere" zum Anspruch auf ein Stück „eigenes Leben" bezeichnet hat.[24]

Der Wunsch und gleichzeitig die Angst davor, sich durchsetzungsfähig zu zeigen, abzugrenzen, Forderungen zu stellen – kurz: eine Landkarte mit instrumenteller Orientierung zu entwickeln – wird verständlich, wenn man die bekannten Untersuchungen von I. Brovermann[25] berücksichtigt, welche auf den doppelten Standard von psychischer Gesundheit für Männer und Frauen hinweisen: Diese Untersuchungen zeigen, daß in unserer Kultur die Beschreibungen und Charakteristika eines seelisch gesunden Menschen sich weitgehend mit der Definition eines seelisch gesunden Mannes dek-

ken. Verhaltensattribute, die einem gesunden Erwachsenen zugeschrieben werden, entsprechen Verhaltensmerkmalen, die den gesunden Mann auszeichnen. Die Beschreibung einer psychisch normalen Frau weicht demgegenüber signifikant von dem Bild eines
seelisch gesunden Erwachsenen ab. Durch unsere traditionellen kulturellen Geschlechtsrollenstereotypen werden Frauen aufgefordert,
Orientierungen und Handlungsweisen zu folgen, welche der gesellschaftlichen Definition psychischer Gesundheit entgegengesetzt sind.
Das heißt, folgt eine Frau den Kriterien des herkömmlichen weiblichen Rollenstereotyps und den Charakteristika, die mit einem in dem
Sinne wünschenswerten weiblichen Verhalten verbunden werden,
dann kann sie noch so gesund sein, sie wird sich immer als defizitär,
irgendwie nicht genügend, erleben.

Frauen haben dementsprechend die Wahl, sich entweder gesund
und männlich oder aber ungesund und weiblich zu verhalten. Bislang gibt es keine positive Definition dahingehend, wie eine Frau
gleichzeitig weiblich und gesund sein kann. I. Brovermann bezeichnet diese Situation als einen typischen „double-bind", da einerseits
die kulturellen Geschlechtsrollenstereotypen von Frauen erwarten,
daß sie Verhaltensweisen zeigen, die der gesellschaftlichen Konzeption psychischer Gesundheit entgegengesetzt sind, andererseits Auf-
lehnung und Rebellion gegen diese weiblichen Charakteristika und
statt dessen traditionell maskuline Verhaltensweisen zu zeigen als
abweichend definiert werden können, was den Zweifel an der „Weiblichkeit" der betreffenden Frauen impliziert.

2.2.4 Der perfekte Körper als ambivalenzfreier Bezugspunkt

In dieser Situation, die von widersprüchlichen Rollenanforderungen
und -überforderungen, einem doppelten Standard psychischer Gesundheit zum Nachteil für Frauen, und einer fehlenden Orientierungs-
möglichkeit an weiblichen Vorbildern gekennzeichnet ist, scheint es
mehr als plausibel, wenn junge Frauen in ihrem Körper, ihrer äußeren
Erscheinung, einen ambivalenzfreien Bezugspunkt suchen, um den
Verunsicherungen in bezug auf Selbstwert, Anerkennung und Akzeptanz entgegenzutreten. Ihr Motto könnte so zusammengefaßt
werden:

*„Wenn ich es schon nicht schaffe, als Frau ,in Ordnung zu sein', mich
mit meiner weiblichen Identität stimmig und akzeptiert zu fühlen - dann*

muß doch wenigstens nach außen alles stimmig und normal scheinen, dann soll zumindest mein Äußeres perfekt sein, damit ich vielleicht darüber Anerkennung bekommen kann ..."

Weiblichkeit wird mehr als Männlichkeit durch das Aussehen definiert, der Körper ist einer der zentralen Bezugspunkte für die Identität einer Frau.[26] Entsprechend gehören die Beschäftigung mit dem äußeren Erscheinungsbild und das Bemühen, die eigene körperliche Attraktivität zu erhalten und möglichst zu vergrößern, zu den wesentlichen Merkmalen der weiblichen Geschlechtsrolle. Frauen werden immer wieder dazu ermutigt, teilweise große Opfer zu erbringen und Anstrengungen zu unternehmen, um den jeweils gültigen kulturellen Schönheitsidealen zu entsprechen. Die Stahlrippenkorsetts zu Beginn dieses Jahrhunderts stehen als ein Beispiel, wieviel Frauen in Kauf zu nehmen bereit sind (bis hin zu Rippenbrüchen), um der Idealfigur – damals war es die „Wespentaille" – nahezukommen. Dabei leben sie oft in der trügerischen Hoffnung, daß Schönheit und Attraktivität gleichbedeutend sind mit Macht, Erfolg, Glück und Anerkennung.[27]

Seit dem Ende der fünfziger Jahre wird das gesellschaftliche Schönheitsideal bestimmt von einer Schlankheitsnorm, welche ein immer dünneres Körperbild als Ideal vorgibt. Über zwanzig Jahre hinweg wurde eine deutliche Abnahme des Körpergewichts und der Körpermaße beobachtet. Ihren Höhepunkt erreichte diese Entwicklung mit dem Modell „Twiggy", als das Schönheitsideal zeitweise 20 Prozent unter dem Normalgewicht lag. Demgegenüber nahm das durchschnittliche Körpergewicht von Frauen in der entsprechenden Altersgruppe im gleichen Zeitraum zu. Damit stehen die Frauen vor einem Dilemma: Physiologisch sind sie zu höherem Gewicht prädisponiert; dies steht im Konflikt mit der idealisierten dünneren Idealfrau. Diese veränderten, sozial konstruierten Normen über die Attraktivität des weiblichen Körpers machen es Frauen heute schwer, sich – was die Form und Größe des Körpers betrifft – wohl und ungezwungen zu fühlen. Da sie ihren Selbstwert und ihre Selbstachtung zu einem großen Teil über ihr äußeres Erscheinungsbild definieren, versuchen sie oft, sich mit allen Mitteln und Anstrengungen dem Schlankheitsideal anzupassen. Die wachsende Aufmerksamkeit bezüglich Gewichtskontrolle und -regulierung spiegelt sich in der Anzahl von Diätbüchern und -artikeln wieder, die sich in den letzten

Jahrzehnten verdoppelt hat. Die Schlankheits- und Schönheitsindustrie ist zu einem beträchtlichen Wirtschaftsfaktor geworden.[28] Viele Autoren vermuten einen direkten Zusammenhang zwischen dem gegenwärtigen Schlankheitsideal und der zunehmenden Verbreitung von Eßstörungen.[29] Als Ausgangspunkt sehen sie die übermäßig kontrollierte und nicht angemessene Nahrungsaufnahme (Aufhören zu Essen, bevor Sättigung eintritt): Durch diesen Eingriff in den biologischen Mechanismus der Appetitregulierung wird das normale Sättigungsgefühl verlernt und greift nicht mehr. Es kommt zu Heißhungeranfällen, die mit vermehrter Kontrolle bekämpft werden, wodurch sich ein Teufelskreis etabliert.[30]

Eßprobleme – so ihr Fazit – „entstehen durch individuelle Versuche, sich an das derzeitige Frauenideal anzupassen".[31] Bulimische Frauen arbeiten beständig und heimlich daran, ihren Körper nach dem Vorbild des dünnen Schlankheitsideals zu modellieren. Ein äußerlich makelloser Körper ist nicht nur wichtig, weil die gegenwärtige Mode Schlankheit als Symbol von Schönheit und Attraktivität wertschätzt, sondern Gewichtskontrolle gleichgesetzt wird mit Selbstdisziplin, persönlicher Stärke, Willenskraft und Durchsetzungsvermögen, also in erster Linie instrumentelle Eigenschaften, die sich die Frauen in ihrer persönlichen Beziehungsgestaltung nicht erlauben.

Die unübersehbare Zunahme der Bulimie fast ausschließlich bei jungen Frauen in westlichen hochindustrialisierten Ländern machte es notwendig, über soziokulturelle Einflüsse, gesellschaftliche Veränderungsprozesse und geschlechtsspezifische Sozialisationsnormen zu reflektieren.

Da jedoch nicht alle hiervon betroffenen Frauen eine Bulimie entwickeln, müssen die beschriebenen Einflüsse und Faktoren zwar als wichtige sozialhistorische Hintergrundvariablen mitbedacht werden, gleichzeitig bleibt aber die Frage, welche Faktoren für die Entstehung und Aufrechterhaltung bulimischen Verhaltens zusätzlich berücksichtigt werden müssen.

Die systemische Therapie geht – wie beschrieben – davon aus, daß es bestimmte individuelle und kollektive Interaktionsmuster und Annahmen über die Wirklichkeit gibt (epistemische Irrtümer), die die Wahrscheinlichkeit, eine Bulimie zu entwickeln und aufrechtzuerhalten, erhöhen. Die folgenden Kapitel werden einige erkenntnistheoretische Irrtümer genauer beschreiben und die konkreten Konsequenzen für bulimische Frauen darstellen.

73

III. Wenn Logik und Leben nicht zusammenpassen

3.1 LOGISCHE IRRTÜMER IN DER HANDLUNGSORIENTIERUNG BULIMISCHER FRAUEN

„Ita vivam, ut scio!"
„Wenn doch Leben und Wissen übereinstimmten!"

Menschen gehen nie – wie in Kapitel II ausgeführt – mit Wirklichkeit an sich um, sondern stets nur mit ihrer Erfahrungswirklichkeit. Es sind Annahmen, Paradigmen und Deutungsschemata, welche dem Individuum in seinem Alltagsdenken und -handeln dazu dienen, die enorme Komplexität seiner Wahrnehmungen zu ordnen und sich zu orientieren. Dabei basieren menschliche Erkenntnisprozesse zu einem großen Teil auf Abstraktionsleistungen, welche einzelne Merkmale und Phänomene vernachlässigen und statt dessen auf Gemeinsamkeiten, Regelhaftigkeiten und Muster fokussieren. Erlebnisse und Erfahrungen von gestern werden mit denen von heute gleichgesetzt; einmal erfolgreich erprobte Annahmen, Verhaltensstrukturen und (Über-)Lebensstrategien werden erneut verwendet und auf verschiedene Kontexte übertragen.

In diesem Prozeß wird ein geistiges Modell der Welt konstruiert, eine „innere Landkarte", die bestimmte Erwartungen setzt und Verhalten steuert. Es entsteht ein Orientierungsrahmen für das eigene Verhalten, Wahrnehmen, Fühlen, Denken und Entscheiden. Die Struktur dieses Weltbildes bzw. Rahmens ist einerseits das Ergebnis von erlebten Interaktionen, umgekehrt realisiert sie sich aber auch wieder in der Interaktion und wird durch sie entweder bestätigt oder in Frage gestellt. Das heißt, es ist ein Prozeß der Selbstorganisation, in dem die Erfahrungen eines Individuums organisiert werden, so daß auf der individuellen Ebene jeweils ein „handlungsanleitendes Bild der Welt" entsteht.[1] Wenn sich jegliches Verhalten an „inneren Landkarten" orientiert, gilt dies auch für symptomatisches – hier konkret: bulimisches – Verhalten. Daraus ergibt sich die Relevanz epistemologischer Fragestellungen[2] für eine Therapie der Bulimie.

Bevor in diesem Kapitel einzelne „epistemologische Irrtümer" bulimischer Frauen ausführlicher und konkreter beschrieben werden, vorab noch einige grundlegende Anmerkungen:

– Die Strukturen unserer Weltbilder und inneren Landkarten können vielfältig sein, denn eine objektive Welt ist uns nicht zugänglich, und damit sind auch keine objektiven Maßstäbe für „richtig" und „falsch" erkennbar, so daß es zunächst *immer mehrere Möglichkeiten für Karten, brauchbare Prämissen und nützliche Beschreibungen von Wirklichkeit gibt,* die zunächst alle funktional sind, solange sie in irgendeiner Weise zur Umwelt passen. Vielfältigkeit bedeutet jedoch keineswegs Beliebigkeit: Es scheint kaum sinnvoll, die Existenz einer sozialen und materiellen Umwelt zu negieren, die eben auch nicht beliebig ist, sondern unseren Konstruktionen Grenzen setzt.

– *Welche Prämissen,* Annahmen und Handlungsstrategien eines Individuums angemessen und *passend sind, läßt sich immer erst im Rückblick beurteilen,* niemals deterministisch vorhersagen. Aber auch dann können wir letztlich nur feststellen, was zur Zeit, in einem bestimmten Kontext, offensichtlich „paßt" oder „nicht paßt", wann unsere Modelle scheitern. Daraus folgt, daß niemand die Erfahrung umgehen kann, etwas „falsch" zu machen und in Sackgassen zu geraten. Alle Individuen, alle Familien geraten in periodischen Abständen in Krisen und aus dem Gleichgewicht; „blinde Flecken", Sackgassen, Strategien und Modelle, die scheitern, gehören zum Leben und stellen Stadien einer notwendigen Entwicklung dar. Wodurch sich Individuen bzw. Familien unterscheiden, ist nicht das Vorhandensein oder Nichtvorhandensein von Lebensproblemen, sondern die Art und Weise, wie für manche Menschen Lebensprobleme zu chronischen Problemen werden.

– Probleme, Störungen oder dysfunktionale Verhaltensweisen lassen sich entsprechend verstehen als Störungen von Entwicklungsprozessen, als *Erstarrung der individuellen beziehungsweise familiären Glaubenssätze*. Das handlungsanleitende Modell der Welt führt dann zu Handlungsweisen, die für das Individuum organisch oder sozial nicht mehr verträglich sind. Entscheidend ist deshalb, daß unsere Modellbildungen und Abstraktionsprozesse jeweils differenziert und flexibel zur Wirkung kommen. Neben der Funktion, Komplexität zu reduzieren und zu strukturieren und damit das Überleben in einer komplexen Umwelt zu ermöglichen, muß umgekehrt auch der Zugang zur Komplexität stets offengehalten werden.

– Innere *Modelle der Welt*, Landkarten und Paradigmen müssen sich also stets *in Abhängigkeit von einer sich verändernden Umwelt* (vertikale Ebene) bzw. unterschiedlichen zeitlichen und räumlichen Kontextbedingungen (horizontale Ebene) *mit verändern*.[3] Wir können in Sackgassen geraten, wenn wir mit Karten durch unser Leben zu gehen versuchen, die entweder veraltet sind oder aber nicht passend für das entsprechende „Gelände", den gegenwärtigen Lebenskontext. Es kann zu Schwierigkeiten und Leiden führen, wenn Menschen an ihren Modellen festhalten nach dem Motto: „Marmor, Stein und Eisen bricht, aber meine Überzeugung nicht ..." und mehr oder weniger verzweifelt versuchen, ihre Erfahrungswirklichkeit ihrem inneren Modell anzupassen, statt umgekehrt eine andere Karte zu entwickeln.

Zum einen ist es die Zeitlichkeit eines jeden Lebenszyklus und all die damit verbundenen Veränderungen, die individuelle Strukturveränderungen erfordern. Nur in einer statischen Umwelt könnte ein Individuum überleben, wenn es seine bis dahin ,angepaßten' und erfolgreichen Strukturen bewahrt. Ändert sich die Umwelt, dann erfordert dies vom Individuum auch gewisse Strukturänderungen bzw. eine flexible Handhabung seiner Prämissen und Grundannahmen. Zum anderen kann gerade unsere Fähigkeit, einmal erprobte und bewährte Prämissen, Verhaltensweisen und Lösungsstrategien auf verschiedene Kontexte zu übertragen, zu Konflikten führen, wenn nämlich Identifizierungen von Kontexten vorgenommen werden, wo dies nicht ,passend' ist, wenn also keine Unterschiede gemacht werden, wo es nützlicher wäre, welche vorzunehmen.[4]

76

– Individuen müssen also *immer eine dynamische Form des Gleichgewichts* finden zwischen erfolgreicher Übernahme von Handlungsregeln und Prämissen einerseits und der Fähigkeit, alternative Konstruktionen, Handlungsstrategien und -optionen flexibel zur Verfügung zu haben andererseits. Ihr Gleichgewicht erreichen Individuen daher nur im Rahmen ständiger Ungleichgewichts- und Ausbalancierungsprozesse.

– Doch wenn Menschen sich einmal bestimmten Paradigmen verschrieben und eine bestimmte Wirklichkeitskonstruktion vorgenommen haben, dann ist das Verlassen dieser bislang bewährten und überzeugenden Annahmen und das Heraussteigen aus dem gewohnten Rahmen nicht leicht. Ein Grund mag darin liegen, daß gerade, je *grundlegender eine Prämisse* ist, *sie umso weniger unserem Bewußtsein zugänglich* ist (wie beispielsweise die grammatikalischen Regeln unserer Muttersprache). Einmal bewährte Glaubenssysteme werden deshalb selten in Frage gestellt; wenn wir annehmen, wir hätten eine Erklärung, eine Beschreibung oder Lösung gefunden, die „paßt", geben wir häufig ihre Überprüfung und gegebenenfalls die Suche nach alternativen Beschreibungs- und Handlungsmöglichkeiten auf.[5]

– Dabei vergessen wir leicht, daß wir das, was unsere Landkarte abbildet, zu einem großen Teil selbst konstellieren. Annahmen und Ideen bestätigen, erhalten oder verändern sich durch rekursive Prozesse, und damit erfolgt *die Bestätigung unserer subjektiven Theorien* und Weltbilder häufig *nach dem Prinzip der sich selbsterfüllenden Prophezeiung*. Eine Hinterfragung oder Falsifikation unserer impliziten Hypothesen wird dadurch erschwert und führt oft zu (vergeblichen) Lösungs- und Änderungsversuchen erster Ordnung, wo eine Lösung bzw. ein Wandel zweiter Ordnung (Prämissenänderung) notwendig wäre.[6]

Die zugrundeliegende These für die nächsten Kapitel ist, daß es eine charakteristische Beziehung gibt zwischen der Art und Weise, nach welchen Prämissen, Glaubenssätzen und Modellen bulimische Frauen ihre Wirklichkeit konstruieren und ihrer bulimischen Symptomatik. Damit ist gemeint, daß die *Bulimie* als *Ausdruck und Folge einer bestimmten Wirklichkeitskonstruktion* verstanden werden kann. Als

Frage formuliert: Wie muß eine Frau sich und ihre Umwelt sehen, welchen Erkenntnismustern muß sie folgen, wie ihre Beziehungen beschreiben, um die Wahrscheinlichkeit zu erhöhen, eine Bulimie zu entwickeln und aufrechtzuerhalten? In der gemeinten Bedeutung umschließt der Begriff „Beziehung" folgendes:

1. Die Beziehung der Frauen zu sich selbst, zu ihrem Selbstwert, ihrem Selbstideal, zu ihrem Innenleben und ihren Bedürfnissen;
2. die Beziehung der Frauen zu ihrem Körper, zu ihrem Körper bild, ihren körperlichen Bedürfnissen;
3. die Beziehung der Frauen zu anderen Menschen, zu deren Erwartungen, deren Innenleben etc.

Wenn im folgenden einige Aspekte dieser Modelle der Welt näher beschrieben werden, dann wird deutlich, daß die Erlebnis- und Verhaltensweisen der Frauen, auch solche, die – wie die Bulimie – zunächst als unverständlich, uneinfühlbar und pathologisch erscheinen, innerhalb der Logik ihres Weltbildes als angemessene und sinnvolle Handlungen, (Über-)Lebensstrategien und Problemlösungsversuche verstanden werden können, immer bezogen auf den Kontext, der den Betroffenen relevant erscheint. Scheinbar sinnloses Eßverhalten – verbunden mit für einen außenstehenden Beobachter zunächst wenig einfühlbaren Denkmustern – wird zur verständlichen und sinnvollen Reaktion, wenn man eben die Prämissen und Glaubenssysteme kennt, die diesem Verhalten zugrunde liegen.

Es wird deutlich werden, daß diese Prämissen bzw. handlungsbestimmenden Modelle nicht per se dysfunktional oder pathologisch sind; sie sind stets auch Anpassungsmechanismen und Überlebensstrategien. Die Tatsache, daß die Frauen bislang in vielen Bereichen ihr Leben weitgehend erfolgreich gestaltet haben, beweist zunächst, daß ihre Modelle und Strukturen „paßten". Die Bulimie allerdings signalisiert, daß diese Anpassung gefährdet ist. Sie setzt ein Zeichen, daß einstmals funktionelle Prämissen zu dysfunktionellen geworden sind. Was für die Frauen, ihre Lebens- und Beziehungsgestaltung, zu einem Zeitpunkt sinnvoll ist oder sinnvoll gewesen sein mag, kann im nächsten Moment oder in einem anderen Kontext unsinnig sein; ob Annahmen passend und viabel sind, hängt vom konkreten Einzelfall ab und kann nicht losgelöst vom Kontext oder Zeitpunkt allgemeingültig beurteilt werden. Würden wir dies durch pauschale Bewertungen oder Beurteilungen tun, dann kämen wir letztlich in die gleiche Bedrängnis wie die Klientinnen.

Bei der folgenden Analyse einiger typischer Aspekte der interaktionellen und epistemischen Strukturen der betroffenen Frauen liegt die Betonung auf Gemeinsamkeiten ihrer Weltbilder und -konstruktionen. Damit ist die Darstellung eine Auswahl, ein Ergebnis von Abstraktionsprozessen und Komplexitätsreduktion, durch die versucht wird, Spezifisches von Unspezifischem zu trennen. Ein solches Vorgehen bedeutet immer eine Verkürzung, Verdichtung und Idealisierung. Es ergibt nie das genaue Abbild dessen, was beobachtet worden ist. In der Realität dürfte es kaum eine Frau geben, deren bulimisches Verhalten ausschließlich nach den im folgenden beschriebenen epistemischen Irrtümern gestaltet ist. Jegliche Art der Beschreibung und Typisierung beinhaltet darüber hinaus die Gefahr, Verdinglichungen vorzunehmen. Es sei hier noch einmal darauf hingewiesen, daß es nicht um individuelle Merkmale, Eigenschaften oder Persönlichkeitsstrukturen bulimischer Frauen geht, sondern um Organisationsprozesse, Beziehungsmuster und Verhaltensvorschriften. Die Aspekte und Besonderheiten der individuellen epistemischen Strukturen und Muster (denen hier eine leidvolle Wirkung im Zusammenhang mit bulimischem Verhalten zugesprochen wird), sind interdependent und in ihrer inneren Logik miteinander verknüpft. Der Übersicht halber werden sie aber getrennt und in jeweils eigenen Kapiteln dargestellt.[7] Dabei gliedert sich jedes Kapitel in folgende Abschnitte:

– Zunächst geht es um die Darstellung der einzelnen epistemischen Irrtümer.
– Im Anschluß wird beschrieben, wie sich diese Annahmen bzw. Prämissen zum einen auf den Umgang der Frauen mit ihrem eigenen Körper und zum anderen auf ihre Art der Beziehungsgestaltung mit anderen Menschen auswirken.
– Um die entsprechenden Gefühle, Denk- und Verhaltensmuster der betroffenen Frauen verstehen und erklären zu können, ist es wichtig, den Kontext familiärer Erfahrungen und Bewertungen (familiendynamische Aspekte) mit zu berücksichtigen. Denn die Familie ist – in welcher Form und kulturellen, gesellschaftlichen Abhängigkeit auch immer – der Rahmen, in dem

Menschen erste kognitive Muster konstruieren, (Über-)Lebens-
strategien und Wirklichkeitskonstruktionen entwickeln und
festschreiben.

– In einem Fazit werden die wichtigsten Folgen und Konsequenzen der beschriebenen epistemischen Irrtümer für die Frauen
bzw. ihre Familien/Partner noch einmal zusammengefaßt.

3.2 DIE IDEE, DASS VERNUNFT IMMER VERNÜNFTIG SEI – ODER: DIE GESCHICHTE VON DER UNVERNUNFT DER VERNUNFT

„Das Paradox und die Tragik psychischer Erkrankungen ist, daß
gerade die Mechanismen des menschlichen Denkens und der menschlichen Kommunikation, die sich für das (Über-)Leben des Menschen
als Individuum wie als Spezies als so nützlich erwiesen haben und
die Einzigartigkeit des Menschen ausmachen, die Voraussetzung
für psychische Störungen sind: ‚Vernünftiges‘, den Regeln der Logik
folgendes Denken und ein geordnetes, den Regeln der Sprache
folgendes Sprechen."

Fritz B. Simon

„Vernunft" wird häufig gleichgesetzt mit logischem Denken im
Sinne der zweiwertigen Logik und ihrem Entweder-oder-Muster. Es
ist unsere Sprache, die durch ihre Struktur implizit eine solche Logik
voraussetzt, so daß wir – meist ohne es zu merken – ihren Vorannahmen und Regeln folgen. Das bedeutet, daß unserem Alltagsdenken und -handeln ein binäres Weltbild zugrunde liegt, ein Modell
der Welt, demzufolge man Dinge oder Verhaltensweisen entweder
als gut oder schlecht, vernünftig oder unvernünftig, wahr oder falsch
etc. bewerten kann. Es ist genau dieser Dualismus, dieses Denken in
Gegensatzpaaren, welches dem ersten epistemologischen Irrtum, der
hier beschrieben werden soll, beziehungsweise der ersten „Patentlösung" (zusammengesetzt aus „Patentlösung" und „Endlösung") wie
P. Watzlawick sie nennt[8], zugrunde liegt.

Dieses Lösungsmuster, welches bei Frauen mit bulimischer Symptomatik zu finden ist, bedeutet konkret, daß sie der Idee folgen:
Wenn etwas als schlecht und unvernünftig erscheint oder erlebt wird,
dann muß logischerweise das Gegenteil gut und vernünftig sein!
Im folgenden soll ausgeführt werden, wie gerade durch dieses Ent-
weder-oder-Denken der Frauen sich Vernunft in Unvernunft verkehren kann. Das betrifft

- sowohl die intrapersonelle Ebene (einschließlich des Umgangs der Frauen mit ihrem eigenen Körper),
- als auch die interpersonelle Ebene (die Art der Beziehungsgestaltung zu anderen Menschen).

Der Umgang mit dem eigenen Körper

Ausgangspunkt vieler Frauen mit bulimischer Symptomatik ist der Wunsch abzunehmen. Sie haben die Idee, sie seien zu dick. Diese Idee wird entweder damit begründet, daß es Bemerkungen in der Familie oder im Freundeskreis darüber gab, was wohl passieren würde, wenn sie weiter so unkontrolliert essen würden, oder aber es war ihre eigene „innere Stimme der Vernunft", die den Frauen nahelegte, doch anders mit dem Essen umzugehen. „Wenn du deinen Traum vom Ballett weiter verwirklichen willst ..., wenn du einen netten Mann kennenlernen und gefallen willst ..., dann kannst du dich nicht weiter so gehenlassen!" Sich gehenlassen, den Dingen ihren Lauf lassen, unkontrolliert essen ..., scheint schlecht und gefährlich, ja unvernünftig. Was liegt näher als die Annahme, daß es dann gut ist, das Gegenteil zu praktizieren: „Kontrolliere dein Eßverhalten, beherrsche dich! Essen und Nahrungsaufnahme sollten nicht mehr dem Zufall überlassen werden!" Nichts scheint plausibler, logischer, vernünftiger, zumal dies auch von Diätplänen, entsprechenden Artikeln etc. propagiert wird:

Das Frühstück fällt am besten – bis auf etwa Tee – ganz aus. Denn wenn viel zu essen, schlecht ist, dann ist es doch gut, mit dem Gegenteil, den Kürzungen bereits morgens zu beginnen. Zumindest wird das Frühstück stark kontrolliert. Es gibt strenge Zuteilungen nach eher knapp bemessenen Plänen. Das gilt auch für die Tagesrationen: wenig, wenn überhaupt etwas, dafür möglichst gesund – am besten scheint es, gar nichts zu essen. Diese zunächst so vernünftig scheinende Idee entwickelt sich aber zu einer typischen „Patentlösung", zu einer Lösung, die nur kurzfristig zu dem Ergebnis führt, welches die Frauen sich wünschen und sich von ihrem Lösungsversuch versprechen. Das Schlechte des Guten, die Dynamik, durch die sich die Vernunft in Unvernunft verkehrt, illustriert der folgende Abschnitt aus einem therapeutischen Gespräch:

Therapeutin: Wann ist die Chance größer, daß Sie abends noch auf die Bulimie zurückgreifen, eher, wenn Sie den ganzen Tag auf etwas zu essen verzichtet haben und den Körper haben hungern lassen oder wenn der Körper tagsüber zu seinem Recht gekommen ist?

Anna: Eher, wenn ich vor mich hingehungert habe.

Therapeutin: Dann ist die Chance größer, daß Sie abends die Bulimie nutzen?

Anna: Ja.

Therapeutin: Wie erklären Sie sich das?

Anna: Wenn ich den ganzen Tag gehungert habe, dann denke ich, jetzt habe ich Lust, etwas zu essen. Und dann sage ich mir, gönn' dir mal was, bevor du wieder alles in dich reinstopfst. Und wenn es dann zum Beispiel Kuchen gibt, dann denke ich, ach, kein Problem, weil es ja auch ganz normal ist, was zu essen ... und dann esse ich ein Stück Kuchen, oder auch zwei. Aber irgendwann ist die Grenze überschritten, und dann kann ich ja auch noch mehr essen. Und dann muß ich mich anschließend wieder übergeben.

Therapeutin: So, wie Sie mit sich umgehen, da kommt mir ein Bild in den Sinn: Da ist auf der einen Seite eine sehr vernünftige, verantwortungsbewußte Frau, auf der anderen Seite – mal sinnbildlich, als Metapher – ist Ihr Körper. Nun scheint es so, als ob die vernünftige Seite in Ihnen jeden Morgen immer wieder zum Körper sagt: Wir müssen vernünftig sein, sonst gehen wir auseinander wie ein Hefekloß! Das Essen wird rationiert, am besten fällt es teilweise ganz aus!

Anna: Ja, das ist ein Bild, was es gut ausdrückt, das kann man so sagen.

Therapeutin: Nun geht es aber weiter: Die Vernunft sagt, von 7–17 Uhr bestimme ich, lieber Körper, keine Widerworte ... Dann meldet sich abends der Körper und sagt: Nun hast du mich den Tag über halb verhungern lassen. Wenn das so weitergeht, dann kostet es uns beide das Leben; dann ist es nicht mehr vernünftig, sondern verkehrt sich in Unvernunft!

Anna: Ja, irgendwo kann ich keine Grenze ziehen, wo ich aufhören soll ...

Therapeutin: Wo, denken Sie, ist Ihre Fähigkeit geblieben, daß der Körper sich selbst reguliert? Denn diese Fähigkeit haben Sie, mit der sind Sie auf die Welt gekommen; kleine Kinder wissen sehr genau, was sie brauchen, was das richtige Maß ist.

Anna: Die habe ich verloren. Mein Bewußtsein ist jetzt so verschroben, daß ich alles esse! Süßigkeiten, Kuchen ..., daß ich es jetzt nicht mehr in Maßen essen kann. Es ist so verschwommen, das Maß ..., weil ich es halt entbehren mußte, so daß ich immer, wenn es dann da ist, ich dann ganz viel essen möchte ...

Therapeutin: Nun ist es doch so, daß der Körper im Prinzip seine Bedürfnisse gut allein regeln kann. Da gibt es so etwas wie körperliche Weisheit. Er weiß, was er braucht und meldet seine Bedürfnisse ziemlich zuverlässig an. Bedürfnisse nach Schlaf, Wärme, Nahrung ... jahrelang haben Sie nicht darüber nachgedacht und es hat funktioniert.

Anna: Ja, aber inzwischen scheint mir die Idee, nicht mehr bewußt ans Essen zu denken und nicht mehr kontrolliert, also ganz automatisch und unbedarft zu essen ..., das scheint mir absurd!

Therapeutin: Absurd scheint aber doch vielmehr, daß Sie das jahrelang erfolgreich gemacht haben und nun meinen, es sei nicht mehr erfolgreich, sondern im Gegenteil unvernünftig oder gefährlich?

Anna: Ich bin ja auch schon ganz kribbelig, ohne innere Ruhe. Es ist ein ständiges Kreisen ums Essen. Mit all den Schranken, die ich mir selbst auferlege. Ich finde sie selber blöd, aber sie müssen sein. Ich stecke meine ganze Energie da hinein, schaffe nichts mehr ...

Therapeutin: Und genau da sehe ich das Problem: All die Schranken tagsüber, die Sie sich selber bzw. Ihrem Körper auferlegen. Dann ist es doch nicht verwunderlich, wenn der Körper sich abends meldet und sagt: Also, den ganzen Tag über habe ich nichts bekommen und irgendwie muß ich ja existieren und brauche Nahrung ..., und wer weiß, wann es mal wieder etwas gibt ..., und dann beschließt er: Wenn es jetzt schon mal was zu Essen gibt, dann ist es doch gut, „zuzuschlagen" und zu hamstern. Wie in Notzeiten. Was würde denn Ihr Körper sagen, wenn Sie entscheiden würden, schon mittags mal etwas zu essen? Würde er das gut finden?

Anna: Ich glaube, er würde sich wohler fühlen, weil er dann nicht so schlapp ist.

Therapeutin: Warum entscheiden Sie sich dann jeden Tag, ihn halb verhungern zu lassen?

Anna: Ich denke, wenn ich mittags schon esse, dann wird es erst recht zu viel ...

Therapeutin: Aber dann wird es auch Ihrem Körper zu viel; er schaltet um auf „Notzeiten" bzw. Krisenzeiten. So wie Sie es vielleicht von Berichten von den Eltern aus der Kriegszeit kennen; wenn nicht klar ist, wann es wieder mal etwas zu essen gibt, dann wird, sobald etwas in Reichweite ist, gegessen und gegessen. Egal, ob der Körper

Hunger verspürt oder nicht. Und so gehen Sie halt mit sich selber um; es ist wie ein permanenter Notstand. Der Körper weiß nie, ob die starke, vernünftige Seite am nächsten Tag nicht vielleicht die Oberhand behält und noch mehr „Notstand" verhängt. Deshalb hamstert er so viel es eben geht. Was natürlich auch nicht besonders bekömmlich ist. Es ist zum Kotzen, wie er Ihnen jeden Tag aufs Neue beweist. Aber ist es aus seiner Sicht nicht auch ein ganz schlüssiges, stimmiges und vernünftiges Verhalten?

Anna: Kann sein, ja …

Therapeutin: Nun ist aber das Dilemma, daß die Vernunft in Ihnen das nicht so sieht; aus Ihrer Perspektive ist das maßlose Essen wieder ein Beweis dafür, daß man dem Körper wirklich nicht trauen kann …, und deshalb nimmt sie sich vor, gleich am nächsten Tag zu versuchen, noch „vernünftiger" zu sein … Was Sie also tun, ist letztlich, zu versuchen, Feuer mit Ölschläuchen zu bekämpfen. Je perfekter und vernünftiger, desto unvernünftiger wird das Ganze!

Anna: Ja, es ist wie ein Knoten im Kopf …

Dieses Beispiel macht deutlich, wie zunächst vernünftig scheinende Überlegungen zu Körperreaktionen führen können, die von den betroffenen Frauen als „Freßanfall" abgewertet und nicht als logische und vernünftige (Über-)Lebensstrategie des Körpers erkannt und akzeptiert werden. Solange sie diesen Aspekt nicht berücksichtigen, sondern statt dessen am nächsten Morgen wieder mit den gleichen Einschränkungen, Kontrollen etc. bezüglich Essen und Nahrung beginnen, verkehrt sich die ursprüngliche Vernunft in Unvernunft, zu einem Lösungsversuch, der Probleme erst schafft und aktiv aufrechterhält, anstatt sie zu beseitigen.

Interpersonelle Beziehungsebene
Ebenso wie es den Frauen schlecht und unvernünftig erscheint, die körperlichen Hungerbedürfnisse sich selbst regulieren zu lassen, so scheint es ihnen auch unvernünftig, eigenen emotionalen Bedürfnissen in Beziehungen Raum zu geben, sie wahrzunehmen, anderen gegenüber zu zeigen und zuzulassen. Der Skepsis und Angst, „wenn ich nicht aufpasse und kontrolliere, dann gehe ich auseinander wie ein Hefekloß …", entspricht auf der zwischenmenschlichen Beziehungsebene die Angst, „wenn ich meine emotionalen Bedürfnisse zeige, mich fallenlasse, wo falle ich dann hin …?" Vernünftig ist es –

so auch hier die Prämisse – Gefühlen und Wünschen nicht einfach freien Lauf zu lassen, sondern sie im Gegenteil zu kontrollieren, am besten nicht auszudrücken oder in Handlung umzusetzen, denn sie könnten negative Reaktionen und Konsequenzen zur Folge haben:

„Ich stehe nicht zu mir und meinen Wünschen und mir ist klar geworden, daß ich immer erst eine Sicherheit brauche, um etwas anzufangen …, auch, um meine Meinung zu sagen. Lieber tue ich dann gar nichts und sage nichts, als dann etwas Falsches. Ich wünsche mir eine Garantie, nicht verlassen zu werden."

„Wenn ich meine Bedürfnisse lebe und genieße, ich glaube, dann bin ich für andere nicht genießbar. Dann werde ich vielleicht als rücksichtslos und egoistisch angesehen und andere bleiben auf der Strecke …"

„Wenn ich meine Gefühle zeige, dann wissen die anderen auch meine Schwachpunkte. Und das macht mich klein und verletzlich. Oder abhängig. Und das ist mir zu gefährlich. Ich bin eigentlich immer auf der Flucht, zeige ungern irgendwo mein ganzes Bild, meine ganze Persönlichkeit, sondern bleibe im Verschwommenen … Am besten gebe ich wenig von mir preis und lasse auch wenig an mich rankommen."

Gefühle, Wünsche, Bedürfnisse wahrzunehmen und zu äußern, wird als ein zu großes Risiko eingeschätzt: Egoismus, Verletzlichkeit, Enttäuschung werden damit in Verbindung gebracht. Um die vermeintlich negativen Folgen möglichst gering zu halten, scheint es den Frauen aus diesem Blickwinkel vernünftig, sich nach außen hin in Beziehungen stark, autonom, bedürfnislos zu zeigen. Es entsteht für andere das Bild einer perfekten, selbstbewußten Frau. Das bedeutet aber nicht, daß die Frauen tatsächlich so bedürfnislos, perfekt oder stark und autonom wären beziehungsweise sich so fühlen; hinter dem Bild der „äußeren Strahlefrau", wie sich eine Klientin selbst bezeichnete, steht häufig ein tiefes Bedürfnis nach Liebe und Anerkennung, Geborgenheit und Sicherheit in Beziehungen. Es ist die Sehnsucht nach Bestätigung, Selbstsicherheit und die gleichzeitige Angst davor, daß Beziehungen abbrechen könnten, wenn sie zu ihren Forderungen und eigenen Wünschen stehen.

Letztlich ist es die ständige Unsicherheit darüber, was passieren könnte, wenn sich die Frauen so zeigen würden, wie ihnen tatsächlich ums Herz ist, wenn sie ihrem „emotionalen Hunger" nachgeben würden. „Vernünftig" ist es, auch diesen Hunger lieber nicht zuzulassen und nach außen möglichst bedürfnislos zu scheinen.

Wenn auch die Beweggründe der Frauen für diese Art des Umgangs mit sich selbst und ihrer daraus resultierenden Beziehungsgestaltung im einzelnen unterschiedlich sein mögen, so ist die daraus folgende Konsequenz immer die gleiche:

> „Ich gucke nicht auf meine Bedürfnisse und Wünsche. Das könnte dazu führen, daß ich sie leben möchte. Und das könnte mir oder anderen weh tun. Dann nutze ich lieber die Bulimie. Das ist sicherer. Die Bulimie ist für mich dann auch wie Beruhigungstabletten ..., ich kann auch aufgestauten Druck damit loswerden."

> „Ich habe Angst, verlassen zu werden. Dann grenze ich mich lieber vorher ab und lasse mich wieder auf die Bulimie ein, statt auf Beziehungen."

> „Wenn ich mir den Finger in den Hals stecke, ist für mich eine Erleichterung da. Die Bulimie ist auch wie ein Betäubungsmittel, das mich unangreifbar macht. Ich bin dann im Kopf abgeschaltet und entspannt. Die Bulimie ist wie ein Dämpfungsmittel. Und mit ihr kann man runterschlucken. Sonst wären viel zu viele Hochs und Tiefs da ... Wenn ich nicht weiß, wohin mit meinen Gefühlen, dann hau' ich mir lieber den Bauch voll!"

Damit scheint die Bulimie zunächst als idealer Problemlöser; unerwünschte Gefühle werden „einfach runtergeschluckt", mit Essen zugedeckt und ins Klo gespült. „Unerwünscht" kann sich sowohl auf negative wie auf positive Gefühle beziehen: Wut, Ärger, Trauer und Enttäuschung lassen sich mit Hilfe der Bulimie dämpfen oder betäuben. Positive Gefühle anderen Menschen gegenüber, die deshalb als gefährlich erlebt werden, weil diese Menschen dann sehr wichtig werden könnten – was ihnen die Möglichkeit gibt, den Frauen nahezukommen, sie zu verletzen – können ebenfalls gedämpft und abgemildert werden. „Lieber füttere ich mich selber mit Hilfe der Bulimie, stille so meinen emotionalen Hunger, als daß ich mich auf unsichere Beziehungen zu sehr einlasse." „Lieber breche ich, als daß andere zusammenbrechen oder Beziehungen zerbrechen könnten!" „Lieber eß-süchtig, als sehn-süchtig oder selbst-süchtig!" Dies scheint die logische, vernünftige Konsequenz, die zwar einen leidvollen Umgang mit sich selbst bedeutet, aber im Vergleich zu den befürchteten Folgen und Konsequenzen das kleinere Übel darstellt. Die Bulimie bietet die Möglichkeit, kompromißhaft sowohl dem Wunsch, als auch gleichzeitig der Angst davor, Bedürfnisse und Wünsche zu leben, gerecht zu werden. So wie sie es erlaubt, sich nach außen hin genußvoll dem Essen hinzugeben und gleichzeitig schlank zu bleiben, so schafft sie einen Rahmen, einen kontrollierbaren Raum, um die Bedürfnisse sich fallenzulassen, hinzugeben, sich klein und bedürftig zu zeigen etc., leben zu können, ohne die unkontrollierbaren Folgen in Beziehungen, die möglicherweise negativen Konsequenzen wie Ablehnung, Beziehungsabbrüche, Bedrohung der eigenen Autonomie, befürchten zu müssen.

Doch auch hier erweist sich die Bulimie nur als „kurzfristiger Helfer"; langfristig verstärkt sie genau die Probleme, hält sie aufrecht oder schafft sie sogar erst, die sie zu lösen verspricht. Was zunächst Entspannung ermöglicht und dabei hilft, Schuldgefühle zu vermeiden, sich weniger verletzlich zu zeigen, führt nur zu neuen Anspannungen, Abwertungen und Gefühlen von Schuld und Scham.

„Ich bin nach außen cool und irgendwie bekomme ich ja auch viel Anerkennung. Aber ich spiele den anderen was vor. Ich bin nicht ehrlich. Und das macht mir ein schlechtes Gewissen ... Im Moment lebe ich ja mein Leben wie unter einem Pseudonym. Wie früher die Frauen, die ihre Bücher unter einem falschen Männernamen veröffentlicht haben, aus Angst vor negativen Konsequenzen."

„Letztlich bestrafe ich mich dann auch immer wieder mit der Bulimie und putz' mir ordentlich einen runter ... Es ist wie eine Selbstzüchtigung."

„Es ist so, wenn ich Probleme habe, dann nehme ich das Essen, um sie zu lösen. Es ist Zeit nur für mich. Aber anschließend bin ich kaputt und merke, daß es mir seelisch und körperlich nicht gut geht. Es macht alles nur noch schwieriger. Es löst nichts, alles wird nur noch schlimmer. Ich schlucke meine Meinung runter, um nett zu sein. Aber das kotzt mich an. Und dann gehe ich zum Klo ... danach geht es mir noch schlechter, weil ich mich dafür hasse. Und dann bin ich genauso verzweifelt oder sogar noch mehr."

„Reden ist Silber, Schweigen ist Gold" Diesem Sprichwort scheint die „innere Stimme der Vernunft" zu folgen, wenn sie den Frauen nahelegt, eigene Bedürfnisse, Wünsche, Gefühle lieber runterzuschlucken, sich in diesem Bereich in Schweigen zu hüllen, um Anerkennung, Sicherheit und Bestätigung zu bekommen. Aber – um in dem Bild des Sprichwortes zu bleiben – Gold hat seinen Preis: Schweigen kostet doppelt!

Zum einen läßt sich auch emotionaler Hunger auf Dauer nicht unterdrücken; der Lösungsversuch „Bulimie" ist eine „Patentlösung", ein kurzfristiges Bilanzieren. Für den Moment scheint sie hilfreich. Doch wenn auf Dauer Betroffenheit, Wut, Freude, Ängste, Berührtheit und andere eigene Bedürfnisse mit Essen betäubt und runtergeschluckt werden, dann ist das auf lange Sicht wenig bekömmlich.

Das auf den ersten Blick vernünftig erscheinende Verhalten, sich in Beziehungen gefühlsmäßig zurückzunehmen, nach außen hin bedürfnislos zu scheinen und es damit vor allem anderen Menschen, aber nicht sich selbst recht machen zu wollen, hat auch seinen Preis, ja verkehrt sich auch hier wieder ins Gegenteil, in Unvernunft: Je mehr die Frauen ihre Gefühle, Bedürfnisse und Wünsche runterschlucken, sie betäuben und wegzumachen versuchen, indem sie sie im wahrsten Sinne des Wortes „ins Klo spülen", desto mehr äußert sich der emotionale Hunger auf einer anderen Ebene: als Heißhunger!

Erneut wird immer wieder aufs Essen zurückgegriffen, um diese innere Leere, den emotionalen Hunger auf einer anderen Ebene zu stillen. Hinter einer undurchdringlichen, schützenden (Bulimie) Hecke füttern sich die Frauen weiterhin heimlich; nach außen hin erscheinen sie strahlend und stark, so daß niemand auf die Idee käme, sich um sie zu sorgen oder sie zu versorgen.

Familiendynamische Aspekte

Die beschriebenen Prämissen und damit verbundenen Verhaltensmuster bulimischer Frauen werden verständlich, wenn man sie vor dem Hintergrund ihrer familiären Erfahrungen sieht. Die Herkunftsfamilien der Frauen werden als wenig Halt gebend und durch eine Vielzahl heftiger, teilweise lang andauernder Konflikte gekennzeichnet beschrieben.[9] Vertrauensvolle und verläßliche Beziehungen fehlen häufig. Der offene und direkte Austausch von Gefühlen wird eher vermieden; es werden nur Affekte geduldet, welche „Aktivität", „Stärke", „Autonomie" und „Macht" anzeigen[10].

Auf jeweils unterschiedliche Art und Weise haben die Frauen Erfahrungen gemacht, aufgrund derer sie darauf verzichten, andere Gefühle und emotionale Bedürfnisse zu äußern und eigene Interessen, Wünsche und Ideen zu entwickeln und durchzusetzen. Es sind vor allem Erfahrungen mit schmerzlichen Trennungen, Scheidungen und Kontaktabbrüchen, massiven Begrenzungen der Autonomie, Gefühlen von Ohnmacht und Schuld.

Im folgenden dazu exemplarisch Ausschnitte aus Therapiegesprächen:

„Entweder du paßt dich an, dann hast du dafür Sicherheit und Geborgenheit, oder du stehst allein in der Welt ...!"

Frau K. war 16 Jahre alt, als sie schwanger wurde. Ihr Vater verlangte damals von ihr, daß sie das Kind nach der Geburt zur Adoption freigibt und stellte sie damit vor die Wahl: „Entweder das Kind oder wir; mit Kind hast du keine Eltern mehr ..."

„Mit 16 Jahren, da habe ich keine Wahl gehabt. Ich habe mich nicht getraut, allein zu leben und es drauf ankommen zu lassen. Ich wollte das Kind, aber ich hatte damals keine Chance. Meine Mutter hat mich auch nicht unterstützt. Da habe ich meine Wünsche, meine Wut und den Ärger runtergeschluckt. Seitdem habe ich die Bulimie ..."

„Meine Eltern haben sich scheiden lassen. Dann kam der Stiefvater. Der hat uns geschlagen, meine Mutter hat ihn auch nicht geliebt. Aber sie sagte immer, daß wir froh sein müssen, daß er uns drei Kinder mit versorgt. Mir ging es schlecht, weil ich immer dachte, wir sind der Grund, warum meine Mutter bei dem Mann bleiben muß. Und deshalb haben wir geschwiegen und versucht, immer nett zu sein. Und ganz hohe Ansprüche an uns gestellt ..., damit er zu unserer Mutter nett ist. Wir haben immer nur geschluckt, damit nichts Schlimmes passiert, und konnten uns auch nicht bei Bekannten mal ausheulen. Es war schlimm, aber meine Mutter dachte, allein kommen wir nicht klar, und da war eben das Wichtigste, ruhig und brav zu sein.

Und heute mache ich es irgendwie immer noch so, obwohl ich es nicht will und es nichts genützt hat, weil meine Mutter dann gestorben ist (weint). Oft denke ich, vielleicht waren wir Kinder nicht gut genug ..."

„Meine eigenen Gefühle und Wahrnehmungen, meine Wut und meinen Ärger herunterzuschlucken, das ist auf Dauer zum Kotzen; aber wenn ich es nicht tue, passiert was Schlimmes!"

Anna: Ich denke schon, daß die ganze Geschichte mit meinem Vater mit der Bulimie zu tun hat ... (Schweigen) ... Ja, der Inzest damals ... ich will nicht schweigen, aber ich kann es auch nicht sagen. Weil meine Mutter, die würde mir unheimliche Vorwürfe machen. Mehr mir als dem Vater. Sie würde mir eher die Schuld geben.

Therapeut: Sie würde denken, daß Sie den Vater verführt haben?

Anna: Ja.

Therapeut: Dann würde sie ja ein 12-jähriges Mädchen mit ungeheuerer Macht ausstatten?

Anna: Ja, sie würde so denken ...

Therapeut: Um die eigene Ehe zu retten?

Anna: Ja.

Therapeut: Die Eltern würden sich dann retten in die Idee, daß die Tochter den Vater verführt hat oder daß es nur alles Ihre Phantasie ist ...?

Anna: ... Ich glaube schon ... Und ich habe Angst. Es könnte zu Hause was kaputtgehen und dann werde ich dafür verantwortlich gemacht. Und ich will nicht verantwortlich für die Ehe meiner Eltern sein ..., ich will es nicht!

Therapeut: Wieso würden Sie dafür verantwortlich gemacht?

Anna: Ich kenne meine Mutter. Sie schiebt mir alles in die Schuhe. Sie würde sagen, wenn Du doch bloß den Mund gehalten hättest, dann wäre jetzt alles in Ordnung. Ich habe nicht nur Angst davor, daß die Ehe kaputtgeht, sondern daß sie mir Vorhaltungen macht. Beides wäre schlimm. Wenn die Ehe kaputtgeht und wenn sie sagen würde: Du hast den Vater verführt! ... Im Moment, da kann ich es ja noch kontrollieren. Aber wenn ich es mal offen sage, dann weiß ich nicht mehr, was passiert, dann kann ich es nicht mehr kontrollieren. Ich habe Angst, daß dann die Tür zu meinen Eltern ganz zu ist. Daß sie mich nicht mehr reinlassen. Dann sage ich lieber nichts. Dann schlukke ich lieber meine Wut runter ..."

„Ich denke immer noch an die Situation mit meinem Stiefvater ..., als er mir mal zu nahe kam. Und es sind Dinge passiert, die nicht passieren durften ... Aber für meine Mutter, da ist ihr jetziger Mann der ‚Traummann'. Und obwohl es mir so nicht gut geht ..., ich will nicht dafür verantwortlich sein,

daß ihre zweite Ehe auch noch kaputtgeht ... Aber das hat auch mit der Bulimie zu tun ..."

„Entweder man ist eng miteinander verbunden oder für immer getrennt – wenn man sich ablöst und abgrenzt, ist man für immer verloren ...!"

„... Ich habe immer Angst, mich abzunabeln. Meine Tante ist nie aus dem Elternhaus ausgezogen. Mein Onkel, als der sich abnabeln wollte mit Mitte 30 und dabei war auszuziehen, der hat sich vorher umgebracht. Mein Cousin, als er gerade 18 war und ausziehen wollte, da ist er tödlich verunglückt ... Und mein Freund, der ist ausgezogen von den Eltern und hat gar keinen Kontakt mehr ... Ich denke immer, es kann nicht gutgehen, wenn ich mich ablöse und meinen Weg gehe ..., obwohl ich weiß, daß ich es sollte ..."

„Mein Vater, der ist von einer Geschäftsreise nicht zurückgekommen. Er ist verschollen. Ich denke, wenn ich jetzt ausziehen würde und woanders studiere und das tue, was ich möchte und mich ablöse ..., das überlebt meine Mutter nicht ..."

Anhand der exemplarischen Darstellung einiger Ausschnitte aus therapeutischen Gesprächen wird deutlich, daß es unterschiedliche Situationen und Erfahrungen der betroffenen Frauen in ihren Herkunftsfamilien sein können, die aber eine Gemeinsamkeit aufweisen: Eine innere Haltung und Beziehungsgestaltung, die auf Eigenständigkeit, Selbstbehauptung, Entwicklung und Durchsetzung individueller Wünsche, Ideen, Ziele und Meinungen ausgerichtet ist, erscheint durchgehend eher als etwas Negatives oder Bedrohliches, weshalb eine gelungene und altersgemäße Individuation[11] erschwert wird. In ihren Familien haben die Frauen gelernt, daß Sicherheit vor Lebendigkeit geht, daß der sicherste Weg der der Selbstbeherrschung und Selbstkontrolle ist, daß Leidenschaft nur Leiden schafft. Erlebt haben sie die Nutzlosigkeit oder Gefahr, die es bedeutet, über die eigenen Gefühle zu sprechen. Sie folgern daraus, daß es besser ist, Wünsche oder Probleme zu schlucken, statt sie zu zeigen oder zu äußern und daß die Idee und der Wunsch, sich auf das Leben einzulassen, zu gefährlich sind.

Wenn Frauen traditionellerweise schon gelernt haben, eigene Bedürfnisse als zweitrangig zu behandeln, dann haben bulimische Frauen gelernt, daß sie diese nicht nur hintanstellen, sondern am besten ganz schlucken müssen. Wenn weibliche Sozialisation Frauen nicht zu instrumentellem Handeln, Expressivität und nach außen gerichteten Konfliktbewältigungsstrategien ermutigt, dann fühlen sich bulimische Frauen zusätzlich entmutigt:

– entweder verknüpfen sie diese Verhaltensweisen direkt mit negativen Konsequenzen für sich selber (Beziehungsabbrüche etc.), so daß sie metaphorisch zu sagen scheinen: „Lieber breche ich, als daß mir (existentiell) wichtige Beziehungen zusammen- oder abbrechen";
– oder sie befürchten negative Konsequenzen für andere (z. B. bei der Ablösung von den Eltern) und damit indirekt auch wieder für sich selbst: „Lieber breche ich, als daß andere zusammenbrechen."

Die Ambivalenz bulimischer Frauen besteht in dem gleichzeitigen Wunsch und der Angst davor, die eigene Lebendigkeit und Individualität zu entwickeln und mehr auf sich selbst, auf eigene Wünsche und die eigene Entwicklung zu schauen. Mehr als andere Frauen erleben sie aufgrund der oben beschriebenen spezifischen Erfahrungen im familiären Kontext die beiden Bedürfnisse nach Sicherheit, Geborgenheit und Verläßlichkeit einerseits und Recht auf Abgrenzung und eigenes Leben andererseits als konflikthafte und unvereinbare Gegensätze: „Entweder bedürfnislos und verbunden oder ich stehe zu mir, aber dann stehe ich auch verlassen und allein auf der Welt."

Es sind Erfahrungen, die ein Weltbild fördern, in dem es entweder nur Autonomie oder Verbundenheit, Sicherheit oder Lebendigkeit zu geben scheint. Ein „Sowohl-als-auch-Denkmuster" bzw. dritte Wege und Möglichkeiten scheinen ausgeschlossen.

Wenn man den familiären Kontext, das dort entwickelte Glaubenssystem und „Entweder-oder-Muster" mitberücksichtigt, dann wird die Bulimie zu einer sehr plausiblen, einfühlbaren Sicherheitshandlung. Sie ist eine Bewältigungsstrategie, die Anpassung und Protest zugleich bedeutet: Anpassung, weil die Frauen durch ihr äußeres Verhalten und Erscheinen der Forderung nach Bedürfnislosigkeit, Zurückhaltung, Selbstaufopferung, Rücksichtnahme nachkommen; Protest, weil die Bulimie selbst darauf hindeutet, daß der Preis, den sie dafür zahlen, zu hoch ist: „Ich schlucke zwar und füge mich – um der Sicherheit und Geborgenheit willen – demonstriere aber deutlich, daß ich das zum Kotzen finde. Mein Heißhunger ist Hunger nach eigenem Leben und Lebendigkeit."

Fazit

Die heimliche Bulimie, zunächst als Hilfe genutzt, um Energie und Wünsche zu binden, führt statt zur Lösung nur zu noch mehr Selbstabwertung, Selbstzweifel und Unsicherheit. Wenn die Frauen schon früher wenig Vertrauen in sich selbst und ihre Fähigkeit, Beziehungen zu gestalten hatten, so wird dieses Selbstvertrauen durch die Bulimie zusätzlich in Frage gestellt. Die ursprüngliche Intention, sich dadurch sicher, autonom, perfekt, weniger angreifbar und verwundbar zu fühlen – eine im Kontext ihrer bisherigen Lebenserfahrungen sehr verstehbare, nachvollziehbare Sicherheitshandlung – verkehrt sich langfristig in das genaue Gegenteil. Je mehr die Frauen die Bulimie nutzen, desto mehr fühlen sie sich verunsichert, mit einem Makel behaftet, schuldig und extrem abhängig. Was das Beziehungsrisiko verringern sollte, läßt es nun größer erscheinen: Es ist die ständige Angst der Frauen davor, bei ihrem bulimischen „Ritual" entdeckt zu werden und die Furcht, daß andere Menschen sie ablehnen könnten, wenn sie ihr „wahres Gesicht" zeigen.

„Wann kann ich bloß essen, ohne daß es jemand merkt ..., hoffentlich kommt jetzt kein Besuch!"
„Ich schäme mich so, wenn ich öffentlich beim Einkaufen so viel in meinen Wagen packe ..."

Heimlich praktizierte Bulimie (von der oft jahrelang niemand ahnt, selbst Eltern und Ehepartner nicht wissen), zeigt sich also langfristig als eine Sicherheitshandlung, die nur zu mehr Unsicherheit führt. Sie ist eine aktive Art der offenen Konfliktvermeidung, die aber die inneren Konflikte der Frauen verstärkt und aus lauter Angst, entdeckt zu werden, zu immer mehr Heimlichkeiten führt.

Schließlich wird die Bulimie zu einem Anlaß für permanente Selbstabwertung:

„Ich nutze die Bulimie, weil ich innerlich so häßlich bin", sagt eine Frau, *„und gleichzeitig bin ich ja deshalb so häßlich, weil ich die Bulimie habe."*

„Ich will als perfekte Frau gelten, deshalb nutze ich die Bulimie – aber solange ich sie nutze, bin ich es ja nicht und fühle mich schlecht."

Es entsteht ein sich selbst aufrechterhaltender und verstärkender Zirkel von Selbstabwertung, Zweifel und Unsicherheit, aus dem auch die positive Rückmeldung und Anerkennung anderer Menschen nicht mehr heraushelfen. Solange die Frauen sich selbst jeden Wert absprechen, sich nicht selbst anerkennen und schätzen, solange bedeuten auch Wertschätzung und Anerkennung anderer Menschen nichts.

„Eigentlich vermitteln mir die anderen, daß sie mich mögen, mich attraktiv finden. Aber ich denke, ich präsentiere ihnen nur ein Bild, zeige mich nicht, stehe nicht zu mir und wie mir zumute ist. Dazu fehlt mir der Mut."

Zuwendung und Anerkennung werden gleich wieder abgewertet nach dem Motto: „Sie kennen mich ja nicht, wie ich wirklich bin; wüßten sie es, dann würden sie anders über mich denken, vor mir weglaufen."

Deutlich wird die Paradoxie, die Tragik des bulimischen Lösungsversuches: Das Symptom wird genutzt, gerade wegen der Sehnsucht danach, Anerkennung, Sicherheit und Geborgenheit in Beziehungen zu bekommen; bekommen sie diese jetzt, dann zählt sie nicht mehr. Damit ist es genau diese „Patentlösung", die enorm viel Kraft und Zeit kostet, aber das Gewünschte verhindert. Es bleibt als „schaler Nachgeschmack" der Bulimie nur das Gefühl: „Was immer ich tue, ich bin nicht in Ordnung." Jede anerkennenswerte Haltung und Vertrauen der Frauen sich selbst gegenüber ist damit unmöglich geworden.

3.3 „Genug ist nie genug …": Maximierung statt Optimierung

„Das Zusammenwirken des Nassen und Trockenen, des Kalten und des Warmen, des Bitteren und des Süßen hält die Gesundheit zusammen. Aber die Alleinherrschaft einer von ihnen bewirkt Krankheit. Denn die Alleinherrschaft je eines der Gegensätze ist schädlich. … Die Gesundheit dagegen besteht in der gleichmäßigen Mischung der Qualitäten."

Alkmäon, Zeitgenosse Pythagoras'

Wenn Menschen annehmen, sie hätten einmal eine angemessene Verhaltensweise für bestimmte Situationen gefunden, dann geben sie häufig die Suche nach anderen Verhaltensweisen beziehungsweise die Überprüfung ihrer Prämissen und Lösungsmuster auf. Sie glauben, sie hätten ein Verhalten gefunden, welches „paßt". Das ist zunächst funktional, da es in komplexen Lebenszusammenhängen schnelles Handeln und Entscheiden ermöglicht. Es kann zu Problemen führen, wenn Aussagen über die Welt gemacht werden, denen unabhängig von Zeit, Kontext und dem richtigen Maß, Allgemeingültigkeit zugesprochen werden, wenn Handlungsmuster unter sich wandelnden Lebensbedingungen nicht mehr überprüft, sondern soziale Prämissen und Regeln wie „Naturgesetze" behandelt werden.[12]

Bulimische Frauen geraten in Schwierigkeiten, weil sie bestimmte Prämissen, Verhaltens- und Lösungsmuster zeit- und kontextunabhängig aufrechterhalten und sie im Zweifelsfall nicht in Frage stellen, sondern sie eher noch verstärken. Ein weiterer epistemologischer Irrtum dieser Frauen besteht entsprechend in dem ebenfalls von Paul Watzlawick beschriebenen Prinzip, ihre Verhaltensweisen nach einem „Mehr-desselben-Muster"[13] zu gestalten: Sie gehen dabei von der Vermutung aus, daß wenn etwas gut ist bzw. gut war, zweimal soviel doppelt so gut sein müßte – was zutreffen kann, aber nicht muß – oder, noch weitergeführt, daß grundsätzlich eine Vervielfachung ihrer als gut empfundenen Handlungen auch zu vielfachem Erfolg führen. Annahmen und Verhaltensweisen, die sich zu einer anderen Zeit oder in einer anderen Situation als funktional erwiesen haben, werden also nicht nur in einem anderen Kontext wiederholt, sondern zusätzlich verstärkt.

Die Idee der Maximierung oder Minimalisierung (statt Optimierung) ist jedoch eine Annahme, die nicht zu der auf Gleichgewichtsprozessen basierenden Struktur lebender Systeme paßt, so daß man – wie auch zahlreiche ökologische Katastrophen zeigen – mit Entsetzen feststellen muß, daß genau das Gegenteil des Beabsichtigten eintritt. Verhaltensweisen, die einmal nützlich waren und sich bewährt haben, verkehren sich durch Maximierungs- oder Minimisierungsversuche ins Gegenteil, werden unnütz, führen zu unlösbaren Aufgaben, uneinlösbaren Ansprüchen und letztendlich zu Symptomen:

„Symptome sind Anzeichen für die Bemühungen eines Systems, eine bestimmte Verhaltensweise oder Erfahrung zu maximieren oder zu minimalisieren. Das Ergebnis dieses Vorgangs erscheint zunächst wie eine außer Kontrolle geratene Eskalierung ...

In menschlichen Ökosystemen bezieht sich Gesundheit auf ein ‚vitales Gleichgewicht' von verschiedenartigen Formen der Erfahrung und des Verhaltens. Wenn man Anstrengungen zur Maximierung oder Minimalisierung, statt zur Erhaltung der Vielfalt unternimmt, führt dies zu der eskalierenden Gleichheit, die wir als Pathologie definiert haben. Maslows Studien (1970) sind ein Hinweis dafür, daß sich gesunde Individuen vereinfachten Schwarz-Weiß-Formen der Beschreibung entziehen. Diese Menschen können nicht durch die Maximierung bzw. Minimalisierung irgendeiner bestimmten Eigenschaft beschrieben werden. Sie verkörpern vielmehr beide Seiten einer Vielzahl von Gegensatzpaaren."[14]

Die ebenso tragische wie paradoxe Folge von Versuchen der Maximierung/Minimalisierung ist, daß gerade der Versuch von Menschen, alles richtig, gut, besser, ja möglichst perfekt machen zu wollen, die Bedingung für ihr Scheitern sein kann. Das betrifft sowohl den Umgang der Frauen mit ihrem Körper als auch ihre Art der Beziehungsgestaltung.

Der Umgang mit dem eigenen Körper
Viel und unkontrolliert zu essen, ist in den Augen bulimischer Frauen schlecht. Deshalb versuchen sie – wie im vorangegangenen Kapitel beschrieben – ihre Nahrungsaufnahme zu kontrollieren und durch verschiedene Formen von Diäten, Nahrungsbeschränkungen und durch teilweises Hungern zu reduzieren. Wenn sie damit nicht den gewünschten Erfolg erzielen (weil lange Hungerphasen Heißhunger-

attacken eher begünstigen), beginnen sie mit weiteren, angeblich „wirksameren" Diäten oder versuchen, ihre Hungerphasen möglichst auszudehnen, womit sie – aus den oben genannten Gründen – aber letztlich auch wieder scheitern. Wenn sie weiterhin an ihrem Lösungsmodell „je weniger, desto besser" festhalten, bedeutet es in der Konsequenz, am besten gar nicht mehr zu essen und sich ganz verhungern zu lassen. Damit haben zwar die Frauen über die Bulimie „gesiegt", aber um den Preis ihres eigenen Lebens:

Anna: Ich merke, wie die Bulimie mich einschränkt. Wie ich keine Lust mehr habe, durch Supermärkte zu rennen und immer ans Essen zu denken. Und all die Sachen, die auch Zeit kosten ... Schlimm ist, daß ich mich danach körperlich so schlapp fühle – wie ausgekotzt eben. Und wenn ich einmal die Bulimie nutze, dann ist der Weg kürzer, es öfter zu machen. Also versuche ich, sie ganz zu unterdrücken. Ich verachte mich so wegen der Bulimie. Deswegen bin ich bereit, alles zu tun, damit sie weniger wird. In der letzten Zeit ging das auch ganz gut.

Therapeutin: Wie haben Sie das geschafft?

Anna: Es ging nur, weil ich weniger gegessen habe. Ich versuche, so über den Tag zu kommen. Ich kann das auch gut durchhalten. Acht Stunden oder länger. Kein Problem. Darum geht es mir letztlich, daß ich möglichst lange hungern kann. Das ging ganz gut.

Therapeutin: Ist das für Sie ein Fortschritt oder eher, daß Sie ein Problem gegen ein anderes austauschen?

Anna: Ich bin froh, wenn ich nicht kotze. Aber ein Fortschritt ist es nicht. Wenn ich zwei Tage nichts gegessen habe, dann kann ich mal wieder wunderbar essen gehen, weil dann ist da ein Loch entstanden. Ich habe auch schon mal vier Tage nichts gegessen. Aber das ist schwer. Und irgendwie eine Lösung ist es auch nicht. Aber im Moment ist für mich nur ein Erfolg, wenn ich nicht kotze. Und wie ich das anstelle, ist mir fast egal.

Therapeutin: Angenommen, die Bulimie wäre weg, es würde Ihnen gelingen, nicht mehr zu erbrechen ..., hieße das, wenn die Bulimie geht, dann geht auch das Essen?

Anna: Ja ..., ich glaube, ja. Wenn ich das nicht mehr machen würde, dann würde ich überhaupt nichts mehr essen.

Therapeutin: Das heißt, wenn Sie die Bulimie lassen würden, dann essen Sie nicht mehr. Das wird ja dann zu einer existentiellen Frage –

ist es dann nicht bedrohlich, die Bulimie zu lassen, weil Sie sich sonst verhungern lassen würden?

Anna: Ja, letztlich lebe ich nur von dem, was während der Eßanfälle drinbleibt. Deshalb esse ich zu Beginn auch wenigstens immer etwas Gesundes.

Therapeutin: Dann ist es ja ganz wichtig, daß die Bulimie bleibt, weil Sie sich sonst gar kein Essen mehr gönnen und folglich verhungern würden?

Anna: Ja, wenn ich ehrlich bin, dann ist mein Ziel, irgendwie gar nichts mehr zu essen. Ich will nicht mehr essen ..., und vor meinem Urlaub, da dachte ich schon, jetzt reicht es mir. Da hatte ich das Gefühl, keinen Einfluß mehr zu haben auf mein Leben. Da renne ich hinter etwas her und arbeite mich zu Tode und versuche alles perfekt zu machen. Manchmal denke ich, ich kann nicht mehr und mein Kopf fällt mir auseinander ...

Therapeutin: Wenn wir Ihrer Logik folgen, dann kommen wir aber auch in ein Dilemma als Therapeuten: Wenn wir mit den Gesprächen in dem Sinne erfolgreich wären, daß die Bulimie dann weg ist – und das war ja Ihr Auftrag an uns – dann würden Sie möglicherweise gar nicht mehr leben? Das wäre dann eine Behandlung nach dem Motto: „Operation gelungen, Patient tot!"

Anna: Ja, das ist eine Zwickmühle ...

Therapeutin: Wenn Sie tatsächlich perfekt und erfolgreich wären mit Ihrer „Lösungsidee", dann wären Sie möglicherweise irgendwann gar nicht mehr da ...

Anna: Aber ich will die Bulimie um jeden Preis weghaben!

Therapeutin: Um jeden?

Interindividuelle Beziehungsebene

Auf der Beziehungsebene liegt das Dilemma der Frauen mit bulimischer Symptomatik darin, daß sie bestimmte Lebensprämissen („Wenn Du viel leistest, bekommst Du viel Anerkennung und Liebe"; „Als gute Frau stellst Du eigene Bedürfnisse immer hintenan"; „Du bist immer erst für das Wohlergehen aller anderen verantwortlich ...") nicht in Frage stellen, sondern ihnen statt dessen ihr Selbstwert, ihre Fähigkeiten, ihre Anstrengungen fraglich scheinen, wenn ihr Bemühen, den Prämissen gerecht zu werden, nicht zum gewünschten Erfolg (Selbstwertgefühl, Anerkennung, Geborgenheit) führt.

Das Muster „Mehr desselben" kann auch hier zu einer „Patent-lösung" werden, die zu der Paradoxie führt: „Je mehr die Dinge sich verändern, desto mehr bleiben sie dieselben", konkret: Je mehr die Frauen sich nach dem „Mehr-desselben-Muster" zu ändern, zu perfektionieren versuchen, desto mehr bleiben ihre Probleme, ihre Selbst-zweifel und Selbstabwertungen die gleichen, wie folgender Abschnitt aus einem Therapiegespräch zeigt:

Anna: Ich finde immer einen Weg, mich schlecht zu machen. Zufrieden bin ich nie.

Therapeut: Was würde passieren, wenn Sie rundum „ja" zu sich sagen und sich so zeigen wie Ihnen zumute ist?

Anna: Ich kann mir nicht vorstellen, daß jemand mich mag, so als Mensch. Ich habe immer so den Eindruck, ich muß was machen, was bringen ..., auch bei den Eltern. Es hat mir in meinem Leben niemand das Gefühl gegeben, ich mag dich, nur weil du da bist. Doch, nur meine Oma, die ich unendlich geliebt habe. Vielleicht gerade deshalb, weil ich einfach nur dasein konnte. Sie hat mir gegeben, was ich wollte, nur weil ich eben da war. Bei allen anderen Menschen hatte ich immer das Gefühl, ich muß was tun. Auch in der Liebesbeziehung. Ich habe das Gefühl, auch da muß ich viel machen, damit es klappt. Da ist wirklich die Angst, wenn ich das mal lasse, dann kriege ich gar nichts mehr. Dann möchte ich auf die hundert Prozent lieber noch was draufpacken. Ich definiere mich nur darüber, was ich alles tue, und es ist mir dabei wichtig, immer super zu sein.

Therapeut: Seit wann haben Sie die Idee?

Anna: Ich denke, mein Vater hatte auch eine harte Kindheit, mußte sich alles selbst erarbeiten, hat es hart gehabt. Aus der Gosse hochziehen, nichts geschenkt kriegen. Das hat bei mir schon gesessen. Und meine Mutter mußte ihr Studium aufgeben, verzichten, um uns zu erziehen. Dann kam mein Bruder, der hat auch Schwierigkeiten gemacht ...

Therapeut: Dann war das bisher so in Ihrem Leben, jedenfalls wie Sie Ihre Familiensituation geschildert haben, daß Sie sich schon früh innerlich selbst aufgerufen haben – dabei möglicherweise auch Botschaften der Eltern aufgenommen haben, aber vielleicht war es auch Ihre ganz eigene Entscheidung –, daß Sie sich sagten: Wo schon genug Sorgen da sind, da will ich nicht auch noch Sorgen machen. Im

Gegenteil, daß Sie sich eher enorm gut zeigen wollten, um ja alle Sorgen zu vermeiden, um womöglich die Eltern zu entlasten und ihnen was zu schenken, zu geben. Das ist ja zunächst sehr loyal und anerkennenswert.

Anna: Ja, ich war immer fleißig und habe alles erreicht und war super. Und ich mußte auch ganz viel tun, denke ich, damit mir Liebe und Zuneigung gegeben wird und ich mich anerkannt fühlen kann. Ich bin eben unheimlich liebes- und anerkennungsbedürftig. Aber irgendwann waren meine Leistungen selbstverständlich, darüber gab es keine Anerkennung mehr. Im Gegensatz zum Bruder, wenn der mal gut in der Schule war, dann haben sich alle gefreut. Ich mußte dann immer noch einen draufsetzen. Und vielleicht bin ich da dem Irrtum erlegen, daß ich immer erst etwas machen muß, damit man nett zu mir ist.

Therapeut: Dann haben Sie die Meßlatte noch höher angelegt?

Anna: Ja …

Therapeut: Und scheinbar haben Sie noch immer den Glauben, der einzige Weg, etwas Anerkennung zu bekommen ist, noch mehr zu machen? Bei allem, was Sie tun, da bekommen Sie ja schon viel Bewunderung und Anerkennung, aber ist diese Form der Bewunderung die Liebe, die Sie sich wünschen?

Anna: Das ist das Dilemma. Ich glaube, das, was ich bekomme, ist nicht, was ich brauche. Ich gehe ja diesen Weg schon sehr lange und merke, das ist es nicht, was ich brauche. Ich mache immer weiter, ohne mein Ziel zu erreichen …, ich denke immer, ich muß noch besser schreiben, bin häßlich, nie zufrieden. Und ich merke, wie mir das auf die Nerven geht. Und oft denke ich, ich möchte wieder das kleine Baby werden, das noch mal von vorne anfangen kann und gar nichts macht. Oder ich wandere aus, mache nichts mehr. Nur noch liegen, nicht mehr bewegen. Aber das kann ich nicht machen, da habe ich den Mut nicht zu. Deshalb mache ich so weiter wie bisher.

Therapeut: Sie merken also, es bringt nichts, die Latte noch höher zu hängen …, das hat nicht den gewünschten Effekt. Aber es ist, als wären Sie auf einem Gleis eingefahren, von dem Sie nicht runter können.

Anna: Ja, ich glaube, es wird niemals aufhören. Ich muß immer rennen. Und das macht mich schon jetzt krank. Es verführt mich alles zu Handlungsweisen, die ich gar nicht will.

Therapeut: Auf eine bestimmte Art haben Sie die anderen Menschen sehr verwöhnt. Denn Sie können einfach viel. Diese Haltung hat ja

100

auch dazu geführt, daß Sie viele Fähigkeiten entwickelt haben. Die sogenannte „Antreiberin" in Ihnen, die ist ja nicht nur schlecht. Sie hat Ihnen geholfen, viel zu lernen, sehr neugierig zu sein, viel Stehvermögen zu haben – einfach viele Dinge zu entwickeln, die man im Leben gut gebrauchen kann. Das Problem ist eben die Balance: Entweder sie „peitschen" sich ganz an oder sind wieder ganz Baby, dazwischen gibt es nichts. Das war bisher so Ihr Glaube. Und da liegt das Problem, daß auch Ihre sogenannte „Babyseite", wo Sie einfach mal so sein wollen, wie Sie sind und das so in Ordnung ist, daß die sonst zu kurz kommt in Ihrem Leben. Was letztlich an Bedürfnissen bei Ihnen da ist, das durfte keinen Raum kriegen. Weil Sie bisher gedacht haben: Wenn ich meine Bedürfnisse anmelde, das macht Sorgen und das darf man ja nicht, weil Sie sich ja auch so verantwortlich fühlen …

Anna: Ja, es ist, als ob ich mir da ein Verbot auferlegt hätte oder auch eins gespürt habe in der Familie …

Therapeut: Dann aber ist ein immer größerer Hunger entstanden, eine große innere Sehnsucht. Denn irgendwie hungert der Organismus – das ist ja klar – nach Liebe und Anerkennung; das bezieht sich auch auf Liebe und Anerkennung von einem selbst. Und dann scheinen Sie diese Bedürfnisse bisher über Ihr Bulimie-Ritual gestillt zu haben. Die Bulimie, die verschlüsselt sagt: Da gibt es noch andere Bedürfnisse im Leben, die Sie aber nicht offen leben. Das ist das große Dilemma, daß Sie sich einerseits zu kurz gekommen fühlen, nicht richtig genährt, aber dann die Angst da ist: Wenn ich das mal sage, was passiert dann mit Beziehungen? Werde ich dann noch gemocht? Das haben Sie bislang noch nicht ausprobiert.

Anna: Ich hätte Angst, daß die Beziehung zu den Eltern oder zum Freund abbricht, wenn ich Forderungen stelle. Deshalb bin ich nach außen die Strahlefrau, meinen Kummer, den lasse ich im Klo.

Therapeut: Dann ist auch verständlich, warum Sie ein heimliches Symptom gewählt haben. So können Sie weiterhin nach außen Ihrem Ideal gerecht werden, und heimlich treffen Sie sich mit der Bulimie, um die kindlichen, bedürftigen Seiten zu „füttern". Angenommen, Sie würden Ihren Kummer nicht mehr im Klo lassen, sondern teilen?

Anna: Ich glaube, daß andere mich dann nicht mehr mögen würden.

Therapeut: Gibt es jemanden in der Familie, der einfach auch mal nehmen und genießen darf?

Anna: Ja, mein Bruder, der erlaubt sich zu genießen.

Therapeut: Und wird er gemocht?

Anna: Ja.

Therapeut: Wenn Sie das auch so machen, würden Sie dann nicht gemocht?

Anna: Ja, das meine ich ..., ich war doch bis jetzt immer fleißig und habe alles erreicht und alles war super ...

Therapeut: Und wenn Sie jetzt anfangen würden, das Leben zu genießen, dann könnten die Eltern denken: Jetzt, wo der Ernst des Lebens beginnt, da sollte sie ernsthafter werden? Könnten Sie auch mal gucken, was Sie erreicht haben und zufrieden sein und einfach mal ernten?

Anna: Das Beste ist, total unzufrieden zu sein, denke ich, dann kann ich auch nicht enttäuscht werden ...

Therapeut: ... so daß Sie immer mit erhobenem Zeigefinger neben sich herlaufen und sich kritisieren. Dann kommt – sinnbildlich gesprochen – eine innere Stimme, die Ihnen das Recht verbietet zu sagen: Es ist in Ordnung so, sondern statt dessen fordert: Könnte es nicht besser sein? Und der andere Teil in Ihnen, der hungert immer mehr ..., kein Wunder, wenn Sie da manchmal für zwei essen müssen!

Anna: Nach außen hin, da bin ich makellos. Aber ich wünsche mir Beziehungen, wo ich den Perfektionismus auch mal draußen lassen kann. Und eigentlich wünsche ich mir auch, daß andere Leute von der Bulimie wüßten. Aber andererseits fände ich das auch ganz schrecklich.

Therapeut: Das ist das Dilemma, der Kampf in Ihnen: Das Idealbild, die Antreiberin in Ihnen, die immer sagt: Strenge dich noch mehr an ... mehr desselben ..., sei noch perfekter, leiste noch mehr, dann fühlst du dich besser, und dann verspreche ich dir Anerkennung dafür ...

Anna: Ja, ich renne immer diesem Ideal hinterher ...

Therapeut: ... und das führt nur zu Verzweifelung, macht unendlichen Hunger ... Sie rennen und rennen, und was rauskommt, sind nur Selbstabwertung und Verzweifelung ...

Anna: Aber ich hatte immer große Ziele vor Augen, und ich habe nicht den Mut, was anders zu machen.

Therapeut: Ja, die Antreiberin in Ihnen hat Angst: Wenn sie nicht mehr antreibt, dann lassen Sie sich womöglich gehen, und Sie kommen nie an Ihr Ziel, Liebe und Anerkennung zu bekommen. Immer ist da der Kampf mit der Idealfrau, die die Meßlatte immer höher hängt, immer mehr verlangt … wenn gut sein nicht reicht, dann muß ich besser werden … immer mehr … Aber die andere Seite in Ihnen, die zweifelt daran; die Bulimie sagt sinnbildlich: Dieser Umgang mit dir selbst, das ist ja zum Kotzen! Von diesem Mythos der Perfektheit, da bekommt man ja nur Hunger vom ständigen Tun, Anstrengen, Leisten, Rumflitzen … Letztlich kann man Ihre Bulimie vielleicht auch sehen als Trotz, Trotz gegen sich selbst und die eigenen Ansprüche: Gib ihn auf, den Lösungsversuch, das Ziel, immer besser, immer weiter, immer mehr …"

Anna: Ja, ich glaube, die Anfänge der Bulimie …, das war schon die Idee, ich gehe jetzt mal einen anderen Weg. Ich kann nicht mehr so weitermachen, und dann war das auch so, daß ich immer dünner und klappriger wurde …, und dann kann ich einfach die Meßlatte nicht mehr höher legen …"

Wie das vorliegende Transkript verdeutlicht, sind die beschriebenen Verhaltensweisen und Prämissen nicht notwendigerweise problematisch, weder gut oder schlecht, richtig oder falsch. Die Orientierung an der Prämisse, „Anerkennung und Liebe bekommst du über Leistung" hat bei Frau S. dazu geführt, daß sie in vielen Lebensbereichen erfolgreich ist und viele nützliche Fähigkeiten entwickelt hat. Doch kann jede funktionale Annahme dysfunktional werden, jedes vernünftige Verhalten unvernünftig, wenn sie ein bestimmtes Maß, ein Optimum überschreitet.

Bulimische Frauen verwechseln Qualität mit Quantität und suchen nicht nach dem Optimum, sondern versuchen, dem Maximum an Verantwortungsbereitschaft, Altruismus, Perfektionismus gerecht zu werden. Sie stellen nicht den grundsätzlichen Wert ihrer Prämisse „mehr ist besser" in Frage, sondern statt dessen ihren eigenen Selbstwert: „Ich muß eine Versagerin sein. Ich bin nur nicht gut genug. Ich muß mich einfach mehr anstrengen …"

Das Verhaltenspostulat: „Stell deine eigenen Bedürfnisse zurück, du mußt erst auf die anderen schauen, erst sie versorgen …", ist für eine Mutter mit kleinen Kindern angemessen; das gleiche Postulat kann in einem anderen Lebenskontext – verbunden mit dem zusätzlichen Anspruch, es möglichst gut (perfekt) zu machen – zu einer massiven Überforderung und letztlich unlösbaren Aufgabe führen:

Anna: Ich habe Angst, andere zu enttäuschen. Irgendwie möchte ich, daß es allen gut geht; ich möchte es allen recht machen. Meinen Kindern, den Schwiegereltern, meinem Mann ...
Therapeut: Damit haben Sie sich eine unlösbare Aufgabe gestellt. Es allen recht zu machen, das würde voraussetzen, daß alle Ihnen wichtigen Menschen die gleichen Bedürfnisse haben. Um ein chinesisches Sprichwort zu gebrauchen: „Wenn ich mich vor einem Menschen verneige, dann kehre ich automatisch anderen den Rücken zu." Warum sollten Sie etwas können, was niemandem gelingt?
Anna: Ja ... aber ich versuche es doch immer wieder. Mir ist wichtig, daß die anderen mich akzeptieren.
Therapeut: Wenn Sie sagen, Sie wollen es allen recht machen, gilt das dann auch für Sie selber?
Anna: Nein, ich merke, meine eigenen Bedürfnisse, die kommen dann immer zu kurz. Und dann kommt die Bulimie. Aber irgendwie versuche ich es doch immer wieder ..., und ich habe es auch so gelernt, aber es gelingt mir nicht und dann fühle ich mich schlecht ...
Therapeut: Ja, Sie fühlen sich schlecht, das ist auch kein Wunder, wenn Sie so stiefmütterlich mit sich umgehen. Dabei heißt es doch: „Liebe Deinen Nächsten so wie Dich selbst!" Sich selbst vergessen Sie, lassen sich verhungern. Und was glauben Sie, wie es Ihrer Familie geht, wenn die erfahren, unsere Mutter, Frau oder Schwiegertochter, die läßt sich verhungern, nutzt lieber die Bulimie, statt ihre Bedürfnisse anzumelden? Glauben Sie, daß Sie es Ihrer Familie – und das wollen sie ja – auf diese Weise tatsächlich recht machen?"

Letztlich ist die Bulimie ein Zeichen dafür, daß extreme Maximierungs- oder Minimierungsversuche keine bekömmliche Lebensstrategie, sondern im Gegenteil Scheiterstrategien darstellen, daß etwas im Leben dieser Frauen nicht „maßvoll", nicht in einem guten Gleichgewicht ist.

Familiendynamische Aspekte
Wie bereits im vorherigen Kapitel beschrieben, erleben bulimische Frauen ihre Herkunftsfamilien häufig als instabil, chaotisch und wenig Halt gebend. Aufgrund von Trennungen, Scheidungen, schweren Krankheiten, Schicksalsschlägen oder anderen Problemen empfinden sie ihren Platz in der Familie nicht als sicher; für kindliche Bedürfnisse und Wünsche ist wenig Raum.

Die Reaktionen der später bulimischen Frauen auf diese inner-familialen Erfahrungen wurden im obigen Transkript deutlich: Sie passen sich an, zeigen sich vernünftig, versuchen, alles möglichst gut zu machen und keine zusätzlichen Sorgen und Probleme zu den vielen schon bestehenden zu bereiten. Im Gegenteil: Sie stellen eigene (kindliche) Bedürfnisse und Wünsche zurück und versuchen alles zu tun, damit es den Eltern und Geschwistern gut geht und die Fassade nach außen gewahrt bleibt. Von ihren Familien werden sie deshalb als „in der Kindheit pflegeleicht und unkompliziert", „sehr vernünftig und früh erwachsen" beschrieben:

Mutter: *„Alle waren immer sehr stolz auf sie. Sie war schon früh selbständig und so vernünftig! Bei der Trennung von meinem Mann, da konnte ich schon alle Probleme mit ihr besprechen ..."*

Tante: *„Sie war immer pflegeleicht und völlig unkompliziert als Mädchen. Alle sagten, daß sie gut im Leben zurechtkommt und sehr patent ist."*

Vater: *„Obwohl sie erst zwölf war, hat sie mich richtig versorgt. Nach der Trennung haben wir bis zu meiner zweiten Heirat eine Zeitlang alleine gewohnt ...; sie hat das sehr gut gemanaged ..."*

Mutter: *„Wir haben uns im Gegensatz zu den Geschwistern nie besonders um sie kümmern müssen. Sie machte es gut alleine ..."*

Vater: *„Meine Frau war oft krank. Da hat sie ihre fünf Geschwister versorgt und den Haushalt gemacht. Sie war erst dreizehn, aber hatte alles gut im Griff ..."*

Diese „äußere Stärke", das vernünftige und erwachsene Verhalten, führt dazu, daß langfristig die Frauen als Töchter in den Familien eher wenig Sorge und Aufmerksamkeit bekommen. Anfängliche Anerkennung und Lob für besondere Leistungen oder Verzicht sowie der Stolz der Eltern bleiben aus, wenn diese selbstverständlich werden. Statt dessen gilt die Sorge und Aufmerksamkeit eher anderen Personen, beispielsweise den neuen Partnern der Eltern (nach einer Scheidung) oder den Geschwistern, insbesondere den „Sorgenkindern" der Familie. Die daraus resultierende Enttäuschung wird deutlich in der – für bulimische Frauen typischen – Äußerung:

„Ich habe mich immer um alles und alle anderen gesorgt, aber mich selber nie richtig versorgt gefühlt! Ich fühle mich um etwas betrogen und mir fehlt was ..."

Da bulimische Frauen Zuwendung, Lob und Aufmerksamkeit, wenn überhaupt, dann für Stärke, Leistung und erwachsenes, verantwortungsvolles Verhalten bekommen haben, führt diese Enttäuschung dazu, daß sie daraufhin ihre gewohnten Verhaltensweisen nach dem Muster „Mehr desselben" verstärken, um die sehnsüchtig erwünschte Aufmerksamkeit doch noch zu bekommen. Diese Dynamik erklärt den oft in der Literatur beschriebenen Perfektionismus und extrem hohen Leistungsanspruch bulimischer Frauen sowie den großen Wert, den sie auf äußere Attraktivität und möglichst perfektes Erscheinen legen:

„Ich habe irgendwann angefangen, ganz viel von mir zu verlangen und die Meßlatte immer höher gelegt ..., perfekt sein wollte ich immer ..."

„Es ist verrückt ..., aber ich habe immer daran gearbeitet, noch besser oder noch dünner zu werden als meine Schwester ... und damit um die Liebe meines Vaters gekämpft ..."

„Es ist nie genug, was ich mache ..., ich denke, ich muß immer noch mehr leisten ..."

„... dann versuche ich wenigstens, perfekt auszusehen und einen makellosen Körper zu haben ..."

Hinter diesen Verhaltensweisen steht das Bedürfnis und die tiefe Sehnsucht danach, Anerkennung, Aufmerksamkeit und Zuwendung zu bekommen. Um ihrer selbst willen wahrgenommen, akzeptiert und geliebt zu werden, ohne etwas dafür zu tun, diese Erfahrung fehlt vielen bulimischen Frauen.

„Ich denke immer, daß ich noch mehr tun muß, damit andere mich mögen ..." „Verläßliche und vertrauensvolle Beziehungen ..., ohne daß ich dafür etwas leiste ..., daran glaube ich nicht."

Letztlich besteht gerade darin das Dilemma bulimischer Frauen: Gerade weil sie sich so perfekt, selbstständig, erwachsen und autonom in ihren Familien zeigen, kommen Eltern oder Geschwister nicht auf die Idee, daß sie sich mit diesem Verhalten letztlich Versorgung und die Erfüllung noch offener kindlicher Bedürfnisse und Wünsche erhoffen. Statt dessen fühlen sich viele bulimische Frauen oft doppelt betrogen: einerseits um die Anerkennung für ihre Leistungen, ihren Verzicht und ihre Rücksichtnahme, andererseits um Aspekte ihrer Kindheit, die sie jetzt meinen, nicht mehr nachholen zu können.

„Ich laufe immer noch der Anerkennung durch meinen Vater hinterher. Daß er etwas sagt ..., zum Beispiel, daß ich es gut gemacht habe, wie ich immer für ihn und die Familie letztlich gesorgt habe ... Dafür hatte ich früher wenig eigene Freunde als Kind ..., dafür blieb keine Zeit ..."

„Am liebsten möchte ich noch einmal Kind sein ..., einfach mal in den Arm genommen und versorgt werden. Aber das ist jetzt zu spät. Deshalb mache ich das lieber mit der Bulimie. Da versorge ich mich und lebe meine kindliche Seite ..."

„Die Zeit mit der Bulimie ..., das ist wie ein Nachholbedürfnis einer Zeit, die mir gefehlt hat. Im eigentlichen Sinne hatte ich keine Kindheit, ich war immer nur vernünftig, weil ich mir zu viele Sorgen um meine Eltern gemacht habe ..."

„Wenn ich ehrlich bin ..., am liebsten möchte ich als kleines Kind bei meinem Vater auf dem Schoß sitzen, oder mich anlehnen ..., aber das wäre jetzt komisch – jetzt muß ich erwachsen sein und weiß nicht, wohin mit meinen kindlichen Bedürfnissen. Die lebe ich mit der Bulimie ..."

Hinzu kommt in den Herkunftsfamilien bulimischer Frauen, daß der direkte Ausdruck und das Zeigen von Gefühlen der Schwäche, Verletzlichkeit und Bedürftigkeit eher entmutigt und abgewertet wird[15]. Wichtig ist es, nach außen eine intakte Fassade der Stärke, Kompetenz und Unabhängigkeit aufrechtzuerhalten. Es sind deshalb nicht nur die bulimischen Töchter, die heimlich essen, statt Wut, Ärger, Enttäuschungen oder Schwäche zu zeigen. Auch andere Familienmitglieder zeigen nicht, wie sehr ihnen „etwas unter die Haut geht" bzw. wie sehr sie sich „Dinge zu Herzen nehmen" oder ihnen „etwas auf den Magen schlägt". Deshalb verwundert es nicht, wenn in den betreffenden Familien häufiger auch andere Familienmitglieder unter Eßstörungen (meist Schwestern oder Mütter) oder anderen Süchten (Alkoholismus, Tablettenabhängigkeit) leiden, Herz- und Hauterkrankungen (Herzinfarkte, Neurodermitis u. a.) sowie chronische Magen- und Darmerkrankungen gehäuft zu finden sind.[16]

Fazit

Die Bulimie kann als ein Anzeichen dafür gesehen werden, daß etwas im Leben der betroffenen Frauen nicht „maßvoll", nicht in einem guten Gleichgewicht ist. Das „summum bonum" enthält das „summum malum": Ebenso wie unmäßiges Essen zum Erbrechen führt, so führt unmäßiger Perfektionismus, Leistungsanspruch, Altruismus etc. auf Dauer zu einer Art der Lebensgestaltung, die weder organisch noch sozial verträglich ist und weder den Frauen selbst noch ihrem sozialen Umfeld guttut, geschweige denn zu der gewünschten Lösung und Anerkennung führt. Unbefriedigte Sehnsüchte und Bedürfnisse mit dem Streben nach weiterer Bedürfnislosigkeit, das Leiden an den hohen eigenen Ansprüchen mit weiterem Perfektionismus bekämpfen zu wollen, das ist wie „Feuerwehr mit Öl-schläuchen" oder die Bekämpfung von Alkoholismus durch Schnaps. „Mehr desselben" bzw. „Weniger desselben" werden hier zu einer Lösung erster Ordnung, wo eine Lösung zweiter Ordnung angebracht wäre.

Die Tragik in dem Bemühen der Frauen mit bulimischem Verhalten liegt darin, daß sie ihre „innere Landkarte" nicht in dem Sinne flexibel handhaben, indem sie immer wieder neu überprüfen, ob sie noch viabel ist, ob die Annahme, „mehr ist besser" noch funktional ist und eine sinnvolle Handlungsanleitung zur Beziehungsgestaltung und Lösung von Problemen darstellt. Sie scheinen – im Unterschied zu anderen Frauen – eine Fähigkeit nicht bewußt verfügbar zu haben, nämlich die, aus sich selbst heraus Regeln für die Änderung ihrer eigenen Regeln und Prämissen zu schaffen und sich so veränderten Umweltbedingungen, Erwartungen des Lebenszyklus und unterschiedlichen Beziehungskontexten anzupassen. Statt dessen folgen sie weiter der Idee, daß es klare und eindeutige Regeln für richtige, vernünftige Verhaltensmuster und Entscheidungen in Lebensfragen und ebenso richtige und verläßliche Gesetze zur Voraussage zukünftiger Ereignisse gäbe.

Das führt dazu, daß die Frauen in einem endlosen Alptraum gefangen scheinen: „Entweder ich bin bedürfnislos und dann mit den anderen verbunden und geliebt oder ich stehe zu mir, meinen Bedürfnissen, Wahrnehmungen, Wünschen und Zielen, aber dann stehe ich womöglich allein auf der Welt"; „entweder ich schlucke meine Wünsche herunter, um es den anderen möglichst recht zu machen, oder ich äußere meinen eigenen Willen, aber dann gelte ich als eigenwillig und schlecht ...", und ähnliche Prämissen sind der Grund ihrer inneren Alpträume.

Aber anstatt „aufzuwachen", ihre Prämissen zu verändern (Lösung zweiter Ordnung), versuchen sie weiterhin, Lösungen nach dem „Mehr-desselben-Muster" zu finden, noch perfekter, einfühlsamer und bedürfnisloser zu werden (Lösungen erster Ordnung).

Aber die permanenten Anstrengungen und ergebnislosen Bemühungen führen nur zu einem Gefühl von „Feststecken im Treibsand" und lassen die Frauen mehr und mehr verzweifeln. Oft führen sie bis zu Suizidphantasien als letzter „Lösungsmöglichkeit", um endlich mal ausruhen zu dürfen:

„Manchmal denke ich, ich möchte einfach nicht mehr leben. Nur tot sein. Mal Ruhe und keine Ansprüche mehr ..."

„Nur noch schlafen ..., endlos ..."

Anna: Wenn ich mich ganz der Bulimie hingeben würde ..., mein erster Gedanke: Sie würde mich in den Tod bringen.
Therapeutin: Was wartet da auf Sie? Wie sieht der Tod für Sie aus?
Anna: Als erste Assoziation dachte ich: Gras und Ruhe ..., das ist mein Bild. In Ruhe gelassen zu werden und nichts mehr tun müssen ...
Therapeutin: Ruhe wovor ..., oder vor wem?
Anna: Eigentlich vor meinem Leben und dem Streß ..., und vor mir selbst ..., denn der Streß wird auch von mir gemacht ... Tod hat mit Ruhe zu tun ..., mit „etwas ablegen" ...
Therapeutin: Ruhe wovor?
Anna: Ich weiß nicht ..., ich fühle mich oft so verpflichtet und gehetzt ..., eigentlich nur Ruhe vor mir selber und meinen Gedanken und Ansprüchen im Kopf ..."

3.4 Die Gleichsetzung mechanischer und lebender Systeme: Der Versuch der Trivialisierung und einseitigen Kontrolle in Beziehungen

Zu den epistemologischen Irrtümern, die im Alltagsverständnis auf den ersten Blick als logisch erscheinen, gehört die Annahme, man könne Beziehungen, in die man selbst eingebunden ist, einseitig kontrollieren. Dieser Irrtum beruht auf der Verwechslung bzw. Gleichsetzung lebender und statischer Systeme. Die Idee, „Ich muß bzw. kann alles unter Kontrolle haben", erweist sich in vielen Bereichen des menschlichen Lebens als nützlich und funktional, und zwar genau dort, wo es um unbelebte, statische, sogenannte „triviale Maschinen"[17] geht.

Problematisch wird es, wenn der Gültigkeitsbereich der Aussage „Kontrolle ist möglich und wichtig", nicht begrenzt wird, sondern die Kontrollprämisse aus dem oben genannten Kontext auf den Bereich lebender Systeme, hier konkret zwischenmenschlicher Beziehungen, übertragen wird. Kontrolle aber – im Sinne der „instruktiven Interaktion" –, das heißt der Versuch, vorauszusagen und zu bestimmen, wie Beziehungen sich gestalten, Menschen sich verhalten und reagieren werden, ist in lebenden Systemen nicht möglich.[18] Für lebende Systeme lassen sich keine festen Eingabe-Ausgabe-Regeln errechnen. Jeder Versuch und alle Bemühungen, lebende Systeme voraussagbar zu kontrollieren, zu trivialisieren, kann nur in Sackgassen enden, da instruktive Interaktion nicht zu den Strukturen biologischer Systeme im allgemeinen und menschlichen Systemen im besonderen paßt.

Die Kontrollversuche der Frauen mit bulimischer Symptomatik betreffen zunächst die Beziehung zu sich selbst: Selbstkontrolle und Selbstbeherrschung. Sie versuchen – wie oben beschrieben – sowohl ihren körperlichen Hunger wie ebenso den Hunger nach Anerkennung, Befriedigung ihrer Bedürfnisse und eigenen Interessen zu kontrollieren und statt dessen nach außen die perfekte, selbstbeherrschte Frau darzustellen, um befürchtete negative Folgen wie Beziehungsabbrüche, Verlassenwerden, An-Gewicht-zunehmen, Kritik etc. zu vermeiden. Doch wie bereits die Transkripte der beiden vorangegangenen Kapitel zeigen: Was negative Konsequenzen vermeiden helfen soll, führt eher zu weiteren Enttäuschungen; die versuchte Lösung erweist sich auch hier wieder als Scheiterstrategie.

Der Umgang mit dem eigenen Körper

Die Idee der Selbstbeherrschung ist in unserem kulturellen Kontext eine weit verbreitete Annahme, die aber durch die Bulimie immer wieder ad absurdum geführt wird: Wenn der Kopf auch willig ist, der Körper bleibt eigenwillig – er läßt sich nicht einseitig kontrollieren.[19] Oft schafft gerade erst der Versuch der Kontrolle das Problem. Viele Körperfunktionen, beispielsweise Atmen, Verdauen, Blutzirkulation etc., funktionieren deshalb so gut, weil sie auf unbewußter Ebene, d. h. unkontrolliert ablaufen. Wie Kontrollversuche erst Probleme entstehen lassen, zeigt sich deutlich bei den bulimischen Frauen. Ihre Eßstörung „lernt sich" durch Diäten[20], das Zählen von Kalorien, das tägliche Wiegen, die genaue Kontrolle jeglicher Nahrungsaufnahme und damit verbunden die ständige implizite Aufforderung „beherrsche Dich", stehen häufig am Beginn der typischen „Bulimiekarriere". Es ist der Wunsch der Frauen, perfekt zu sein, perfekt durch Selbstkontrolle und Selbstbeherrschung. Doch ist es nicht die mangelnde Kontrolle, sondern die versuchte Lösung, die letztlich die Frauen in eine scheinbar ausweglose Situation bringt[21].

Die Prämisse der Selbstkontrolle und Selbstbeherrschung ist bei bulimischen Frauen mit einem weiteren epistemologischen Irrtum verbunden, der ihr Dilemma noch vergrößert: Dieser Irrtum besteht darin, daß die Frauen eine „Subjekt-Objekt"-Unterscheidung vornehmen, „Ich und mein Körper", die biologischen Prozessen und Strukturen nicht entspricht; das Unteilbare (Individuum) wird geteilt.[22] Diese Differenzierung ist eine der vielen Selbstverständlichkeiten unseres Sprachgebrauchs. Es wird zwischen Geist und Körper unterschieden, die wie zwei unabhängig voneinander existierende Dinge scheinen. Ihr Körper wird von den Frauen als etwas von ihnen Getrenntes wahrgenommen, zu einem außerhalb ihrer selbst liegenden Objekt; bestimmte Aspekte ihres organischen Funktionierens betrachten sie als nicht zu ihrem Selbst gehörig. Diese Trennung zwischen Leib und Seele, Körper und Geist, ist eine Spaltung, derzufolge es den Frauen sinnvoll erscheint, gegen die vom Körper ausgehenden Wünsche und Regungen zu kämpfen und Versuche zu unternehmen, ihn zu beherrschen und zu disziplinieren. Damit aber entsteht im Zusammenhang mit der Idee der einseitigen Kontrolle und der Möglichkeit instruktiver Interaktion in Beziehungen folgende Zwickmühle:

Die Frauen kommen mit dem Anliegen zu therapeutischen Gesprächen, daß sie mehr Selbstvertrauen entwickeln und sich selbst als Person „so wie ich bin", akzeptieren möchten. Gleichzeitig wollen sie – und darin suchen sie die Unterstützung des Therapeuten – als Voraussetzung zur Erreichung ihres Ziels die Bulimie bekämpfen. Solange sie aber die Bulimie bekämpfen, einen untrennbaren Teil ihres Selbst, indem sie diese zu kontrollieren versuchen, solange kämpfen sie gegen sich selbst und damit ist die Niederlage gewährleistet. Jede Diät, jede Abwertung der Bulimie und jeder Kampf gegen sie bedeuten Selbstabwertung und Kampf gegen sich selbst. Jeder Zweifel an den Selbstregulationsfähigkeiten des Körpers beinhaltet den Selbstzweifel; Mißtrauen gegenüber dem Körper führt zu Mißtrauen gegenüber sich selbst.

Wenn die Frauen als ihr Ziel definieren, „Ich möchte mich endlich so annehmen können, wie ich bin und alle Seiten in mir akzeptieren", dann ist dies nur möglich – so paradox dies zuerst scheinen mag – wenn sie ihre *Bulimie akzeptieren*. Nur auf diese Weise läßt sich die autodestruktive Schleife durchbrechen, denn die Bulimie ist ein Aspekt des Selbst, ein untrennbarer Bestandteil der Frauen. Die Unterscheidung „Ich und meine Bulimie" ist als Prämisse für das Selbstkonzept der Frauen ebenso unsinnig und unvereinbar mit biologischen Prozessen und Strukturen wie die Trennung „Ich und mein rechtes blaues Auge".

Um den Zirkel noch einmal zu verdeutlichen: Jeder Versuch der Frauen, durch Selbstkontrolle ihren Körper bzw. die Bulimie zu bekämpfen, mit dem Ziel, dadurch mehr Selbstbewußtsein und Selbstakzeptanz zu erreichen, führt nur zu einem endlosen Teufelskreis:

Erst wenn ich genügend Selbstwert habe und mich akzeptiere, kann ich die Bulimie lassen;

Erst wenn ich die Bulimie bekämpft habe, kann ich mich akzeptieren und wertschätzen, wie ich bin.

Es ist ein Spiel ohne Ende, die Verstrickung in einen symmetrischen Kampf (Geist gegen Körper, Körper gegen Geist). Jeder Lösungsversuch aber, der auf einer willkürlichen Aufspaltung des Individuums beruht, muß erfolglos bleiben. Je mehr die Frauen versuchen, ihre Eßstörung durch Hungern, Diäten etc. unter Kontrolle zu bekommen, desto mehr wird ihre fälschliche epistemologische Prämisse ihres „Willens" gegen „ihr Symptom" noch verstärkt. Das führt zu Lösungsmustern erster Ordnung (Veränderungen auf der quantitativen Ebene nach dem Muster „Mehr desselben"), statt einer notwendigen Veränderung zweiter Ordnung (Aufgabe der Kontrollprämisse).

Interindividuelle Beziehungsebene

Wenn die Frauen mit ihren versuchten Lösungen zwangsläufig scheitern, dann signalisieren sie damit nach außen, „Ich habe die Kontrolle über mich verloren" (was ein Irrtum ist, da sie nie über sie verfügt haben). Diese Äußerung wirkt häufig als Einladung an andere (Freunde, Ehepartner, Eltern), die „mangelnde innere Kontrollfähigkeit" durch äußere Kontrolle zu ersetzen. Damit beginnt ein neuer Zirkel, welcher das gleiche Muster nach dem Motto „Mehr desselben" auf der Beziehungsebene wiederholt. Es sind zunächst Gespräche und Ratschläge wie etwa „du mußt versuchen, dich zusammenzureißen, dann wirst du es schon schaffen!" Doch diese gutgemeinten, auch anscheinend vernünftigen, in Wirklichkeit aber ungeeigneten Bemühungen, eine Lösung herbeizuführen, bewirken letztendlich nur das Gegenteil. Jeder Versuch, die Frauen nach dem Motto zu unterstützen, „morgen wirst du es schon besser machen, wenn du dich nur anstrengst", basiert ebenfalls auf der Prämisse der Selbstbeherrschung und wird deshalb den symmetrischen Kampf zwischen Geist und Körper verstärken. Was die Frauen hören, ist, „das nächste Mal wirst du deinen Heißhunger schon besiegen!" Solche Äußerungen tragen nur dazu bei, das symmetrische Pendelmuster immer wieder neu auszulösen.

Auf ähnliche Weise kann gut gemeintes Zureden oder Loben zu einem Rückfall beitragen, wenn man einer Frau, die eine Zeitlang ohne bulimisches Verhalten war, zu ihrer „Willenskraft", „Selbstdisziplin" und „Selbstbeherrschung" gratuliert.

Gutes Zureden, Ratschläge und Gespräche bleiben in der Regel erfolglos, statt dessen verstärkt sich die Bulimie „unerklärlicherweise" für die Betroffenen, die nach wie vor voll des guten Willens sind, ihrer Tochter, Ehefrau oder Freundin zu helfen. Deshalb scheint es auch ihnen naheliegend und logisch, mehr desselben, in diesem Fall mehr der Kontrollbemühungen, anzuwenden.

„Zuerst haben meine Eltern versucht, auf mich einzureden. Und dann kamen die Ratschläge. Aber das hat eigentlich nichts gebracht … Inzwischen ist zu Hause die totale Kontrolle. Im Moment schmiert mir die Mutter Brote und schließt dann die Küche immer wieder ab. Wenn ich mal in der Küche sitzen will, werde ich rausgeschmissen. Aber ich lauere immer darauf, wann die Küche doch mal offen ist und hol' mir dann ganz viele Sachen aus dem Kühlschrank und versteckte sie dann. Sowie die Küche offen ist, muß ich die Gelegenheit total ausnutzen. Einmal habe ich auch das Schlüsselversteck gefunden; das hat anschließend einen furchtbaren Familienkrach gegeben, weil ich die Küche geplündert habe. Meine Mutter sagt schon, daß sie so nicht mehr leben kann … Inzwischen kontrolliert sie auch schon immer im Badezimmer, ob ich gekotzt habe, ob sie einen Fettfilm im Klobecken findet. Ich finde das fürchterlich.

Mit meinem Vater hatte ich Streit, weil er manchmal auch von außen durch die Fenster guckt, um zu wissen, was ich gerade mache."

„Seit meine Familie von der Bulimie weiß, fragen sie mich ständig, wie es mir geht mit dem Essen. Und die gemeinsamen Mahlzeiten sind schrecklich. Ich fühle mich dann immer so beobachtet und muß mich zurückhalten. Aber anschließend gehe ich in den Keller und da esse ich heimlich meine Negerküsse und schlinge alles in mich rein, bis ich wieder kotzen kann …"

Diese beiden Transkripte geben einen Einblick in den eskalierenden Teufelskreis, der in dieser Situation durch Lösungsversuche erster Ordnung entsteht. Eltern, Partner oder Freunde versuchen durch das Anbringen von Schlössern am Kühlschrank, Zimmerkontrollen, Zuteilung von Nahrungsmitteln, Lauschen an der Badezimmertür und anderen gut gemeinten Vorkehrungen, der Bulimie Einhalt zu gebieten. Ihre positive Intention ist, den betroffenen Frauen zu helfen, die fatale Wirkung ihrer Bemühungen ist aber, daß die Frauen umso unkontrollierter reagieren und sich ihr bulimisches Eßverhalten, ihre Heißhungeranfälle verstärken. Dies wiederum gibt denjenigen, die zu helfen versuchen, mehr Anlaß zur Sorge und führt zu neuen Ideen und drastischeren Versuchen, die Bulimie (und damit die Frauen!) unter Kontrolle, „in den Griff" zu bekommen. Es ist ein Zyklus von Verhaltenssequenzen, der immer wieder von vorn beginnt, sich selbst aufrechterhält und verstärkt, ohne einer Lösung im mindesten näherzukommen. So vergehen zwar die Jahre, nicht aber das Problem. Es entsteht eine paradoxe Situation: Gerade der Versuch, Ordnung herzustellen, führt zu Unordnung und Chaos. Die Hilfsbemühungen und -angebote sowie liebevoll gemeinte Ratschläge haben oft heftige Familienstreitigkeiten, Machtkämpfe zwischen Eltern und Töchtern, Krisen in Partnerschaften zur Folge.

Das Tragische ist, daß die Auseinandersetzungen und Machtkämpfe umso schwieriger und härter sind, je größer das Verantwortungsgefühl und die emotionale Bindung aneinander sind. Zu viel Hilfe in Form von sozialer Kontrolle wird von den Frauen als massive Grenzverletzung und Bedrohung der eigenen Autonomie erlebt. Fritz. B. Simon schreibt:

„Wer fürsorglich nur das Beste für einen geliebten Menschen will und all seine sensiblen Fähigkeiten zur Einfühlung nutzt, um den anderen zu verstehen, verletzt seine Grenzen. Vom anderen Partner wird dies häufig als Bemächtigung erlebt."[23]

In diesem Zusammenhang kann die Bulimie auch als „Abgrenzungsversuch" interpretiert werden, nach dem Motto: „Ich zeige euch hiermit, daß ich nicht vollständig kontrollierbar bin; auf die Bulimie habt ihr letztlich keinen Einfluß. Ich weiß, ihr wollt nur mein Bestes, aber gerade das gebe ich euch nicht."

Die epistemologischen Irrtümer der einseitigen Kontrolle in Beziehungen und der Spaltung zwischen Geist und Körper führen im zwischenmenschlichen Kontext zu den gleichen Dilemmata wie in der Beziehungsgestaltung der Frauen zu sich selbst. Der Appell der Frauen, „helft mir, die Bulimie in den Griff zu bekommen, denn ich bin mit meinen Kontrollversuchen am Ende", ist ein Hilferuf, dem letztlich niemand gerecht zu werden vermag. Es ist ein unerfüllbarer Auftrag, da instruktive Interaktion nicht möglich ist. Wie sollen andere schaffen, was den Frauen selbst nicht gelingt? Therapeuten, Eltern und Freunde mögen in dieser Situation noch so hilfswillig sein, aber die Bulimie bleibt weiterhin eigenwillig. Ebenso wie das bulimische Verhalten die Idee der Selbstbeherrschung und Selbstkontrolle ad absurdum führt, zeigt sie deutlich, daß einseitige Kontrolle in Beziehungen eine Illusion ist.

Die Tatsache, daß der „Hilferuf" der bulimischen Frauen nach Kontrolle mit dem Wunsch nach Wertschätzung und Akzeptanz ihrer Person verknüpft ist, verkompliziert die Lage zusätzlich.

„Ich wünsche mir nichts sehnlicher, als daß meine Eltern mich endlich mal so akzeptieren, wie ich bin."

„Ich möchte als ganze Person akzeptiert werden und die Sicherheit haben, daß die anderen mich mögen mit all meinen Schwächen, Chaos und Unsicherheiten."

Es ist unmöglich, den Frauen dabei zu helfen, die Bulimie zu „bekämpfen", ohne daß dies gleichzeitig einen Kampf gegen die Frauen bedeutet, da die Bulimie ein untrennbarer Teil ihrer Person ist. Solange Eltern, Therapeuten und Freunde sich auf diesen Kampf einlassen, bleibt die Sehnsucht der Frauen nach Wertschätzung, Anerkennung und Akzeptanz ihrer Persönlichkeit unerfüllt. Wenn diese aber statt dessen die Frauen akzeptieren, wie sie sind, indem sie das bulimische Verhalten respektieren und jede Form von Kontrolle unterlassen, werden sie der anderen Seite der Frauen nicht gerecht, die Hilfe dabei sucht, die Bulimie in den Griff zu bekommen.

Es entsteht eine unlösbare Situation, weil die Frauen gleichzeitig zu sagen scheinen:

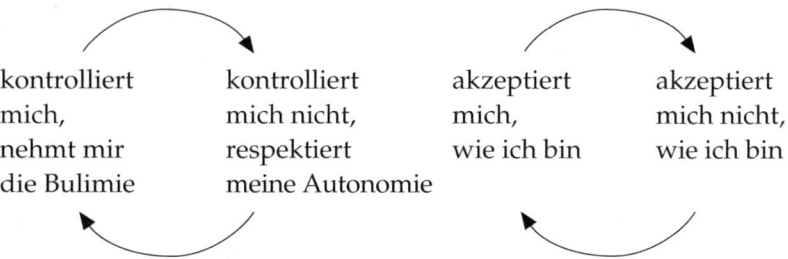

kontrolliert mich, nehmt mir die Bulimie	kontrolliert mich nicht, respektiert meine Autonomie	akzeptiert mich, wie ich bin	akzeptiert mich nicht, wie ich bin

Diese Doppelbotschaften führen zu einem Hin- und Herpendeln zwischen zwei Lösungsversuchen, die alle Beteiligten verzweifeln lassen, weil das Gefühl entsteht, „was immer ich tue ist falsch!" Dazu der Freund einer bulimischen Frau:

„Zuerst habe ich versucht, meiner Freundin gut zuzureden. Das hat nicht geholfen. Dann habe ich die Küche abgeschlossen und alles mögliche versucht. Es bringt nichts. Ich weiß nicht, was ich sonst noch versuchen soll. Manchmal denke ich, am besten tue ich gar nichts und mische mich nicht mehr ein ..., aber das halte ich auch nicht lange durch, weil meine Freundin mir nicht egal ist. Irgendwie bin ich aber am Ende

mit meinen Ideen; es ist ja doch nie richtig, wie ich mich auch immer verhalte."

Was die Eltern, Freunde, Partner und Therapeuten von den Frauen hören ist einerseits: „Solange ich nicht sicher bin, daß ihr mich so nehmt, wie ich bin, werde ich weiterhin fressen und kotzen ...", andererseits: „Solange ich fresse und kotze und mein Eßverhalten nicht sicher im Griff habe, solange brauche ich eure Hilfe, gegen die Bulimie zu kämpfen."

Familiendynamische Aspekte
Die Idee der Kontrolle, verbunden mit dem Kampf gegen sich selbst, betrifft nicht nur die bulimischen Frauen, sondern kennzeichnet häufig auch den Umgang der anderen Familienmitglieder mit sich selbst und untereinander. Sich (nicht nur beim Essen) zu kontrollieren und zu beherrschen, ist eine in den Familien generell erwartete Haltung. Zumindest nach außen müssen Konflikte, Schwächen oder Unzufriedenheit verborgen und hinter einer Fassade der Harmonie, Stärke oder Unnahbarkeit versteckt werden. Lediglich Gefühle der „Stärke" werden akzeptiert; Gefühlsäußerungen, die auf „Schwäche" hinweisen, abgewertet.

„Anlehnungsbedürftigkeit, Traurigkeit, Verzweifelung und Angst z. B. werden in den Familien abgelehnt, bleiben unbeachtet oder sind sogar der Lächerlichkeit preisgegeben. Sie müssen verborgen werden, denn man ist nicht liebens- und achtenswert, es sei denn, man ist stark und unverwundbar."[24]

Doch sind es gerade die Ansprüche nach Selbstdisziplin und perfekter Fassade, die hohen Gewissens- und Idealanforderungen, welche die in der Literatur häufig beschriebene „unübersehbare Neigung zu Impulshandlungen"[25] wesentlich mitbedingen. Damit gemeint sind Durchbrüche von Wut und Jähzorn, teilweise bis zu körperlicher Gewalt, sowie verschiedene Formen von Sucht.

Es besteht ein großer Kontrast zwischen Erwartungshaltung sowie Verhalten und Erleben: Einerseits zeichnen sich die Familien durch ein vergleichsweise hohes Maß an Konflikthaftigkeit, wenig Verläßlichkeit und Sicherheit und einen impulsiven Umgangsstil aus – gleichzeitig gelten eine Ideologie der Stärke, welche unnach-

117

sichtige Selbstkontrolle verlangt sowie ein hohes Erwartungsniveau und eine rigide Moralität. Den Idealanforderungen steht oft das alltägliche Erleben latent vorhandener massiver Konflikte gegenüber; Anspruch und Realität sind weit voneinander entfernt. Dazu stammt die Forderung nach Selbstkontrolle, Disziplin und äußerlich perfektem Verhalten von Eltern, die selbst häufig als unkontrolliert und impulsiv und mit vielen eigenen Problemen „kämpfend" erlebt werden:

„Seit meine Mutter mit dem Stiefvater verheiratet ist, trinkt sie heimlich. Statt ihre Meinung zu sagen oder sich zu trennen, versucht sie immer, selbstbeherrscht zu sein und allen Ärger zu vermeiden. Und das verlangt sie auch von uns Kindern … Mit dem Alkohol schluckt sie allen Kummer runter …, wie ich mit dem Essen. Ich kann es kaum mit ansehen, wie sie sich abkämpft. Wahrscheinlich will sie es um jeden Preis besser machen, als mit meinem Vater, da gab es viel Streit …, aber so ist es noch schlimmer …"

„Nach außen ist mein Vater immer ruhig und durch nichts aus der Fassung zu bringen. Aber er frißt, wenn er Kummer hat. Dann ist wieder eine Grenze erreicht und das macht ihm noch mehr Kummer …, und er macht dann unerbittliche Hungerkuren … Dann geht der Teufelskreis von vorne los. Wir sind uns da sehr ähnlich in vielen Punkten. Sicherlich wäre es besser, wenn er seinen Ärger mehr rauslassen würde … Aber ich glaube, es liegt daran, daß seine erste Frau ihn verlassen hat, und meine Mutter ihm auch weggelaufen ist …, und mit seiner jetzigen Frau möchte er das einfach nicht noch einmal erleben.

„Ich dachte immer, meine Mutter sei perfekt, wie sie das alles gemanaged hat mit Beruf und Kindern und meinem Vater … Aber jetzt weiß ich, daß sie immer irgendwelche Tabletten geschluckt hat gegen alles mögliche und sich nie Ruhe gegönnt hat … Letztlich hat sie immer gegen sich selbst und ihren Körper gekämpft …, um anderen zu gefallen und gerecht zu werden. Sie war nie krank und hat sich keine Schwäche erlaubt – bis sie Krebs bekam und dann vor drei Jahren gestorben ist …"

Anstatt die teilweise massiven Konflikte konstruktiv zu lösen, Bedürfnisse zu äußern oder Schwäche zu zeigen, wird oft „aus Wut gegessen", der Blick lieber „mit Alkohol vernebel", der Kummer

„heruntergeschluckt", Gefühle von Bedürftigkeit oder Depressionen mit Hilfe von Tabletten „wegmacht" oder hinter einer unerbittlichen Forderung nach Selbstdisziplin versteckt. Damit folgen Mutter, Vater oder Geschwister in ähnlicher Weise den Ideen der Selbst-Kontrolle oder Selbst-Beherrschung wie die bulimischen Töchter/Schwestern (sowohl hinsichtlich ihres eigenen Körpers als auch in Beziehungen), und sie erleben sich häufig in ebenso aussichtslose Kreisläufe und Selbstabwertungsprozesse verstrickt.

Und ebenso, wie sich der Kampf der Eltern bzw. Partner gegen die Bulimie als erfolglos erweist, erfahren die Frauen keinen Erfolg in ihrem Bemühen gegenüber den Eltern oder Geschwistern.

„Letztlich sind wir uns sehr ähnlich. Mein Vater hat den Alkohol und ich meine Eßstörung. Ich versuche immer, ihn davon abzubringen und ihm zu helfen. Aber es gelingt mir nicht!"

„So lange ich denken kann, trinkt meine Mutter und nimmt Tabletten. Ich habe alles versucht, dagegen anzukämpfen und mit ihr zu reden … aber es hat nie was gebracht …"
„Meine Schwester hat auch eine Bulimie und nimmt manchmal Drogen. Ich kann es kaum ansehen, wie sie sich zerstört. Aber ich kann ihr auch nicht helfen. Ich habe es jahrelang vergeblich versucht …"

Die Idee, Selbstdisziplin und eine nach außen „perfekte Fassade" zu zeigen, sowie in Beziehungen beherrscht zu sein und die Kontrolle nicht zu verlieren, läßt sich häufig auf konkrete, teilweise über Generationen hinweg zu beobachtende schmerzliche Erfahrungen mit plötzlichen Verlusten, unkontrollierbaren Schicksalsschlägen und abrupten Trennungen zurückführen.[26]

„Zwei Geschwister meines Vaters haben sich umgebracht. Eine Cousine von mir ist ganz plötzlich nach ihrem Auszug tödlich verunglückt. Der Großvater ist verrückt geworden und lebt in der Psychiatrie. So habe ich gelernt, daß ich immer aufpassen muß. Es gibt in unserer Familie immer noch das schlechte Gewissen, daß wir mit mehr Kontrolle oder Einfühlung die Selbstmorde oder den Unfall vielleicht hätten verhindern können … Und deshalb passe ich jetzt immer genau auf meine Eltern auf und umgekehrt …, obwohl ich weiß, daß das verrückt ist."

„Meine Mutter war, als ich fünf war, plötzlich weg. Angeblich kam sie in eine Klinik. Und dann kam immer die Drohung des Vaters: ‚Beherrscht euch, sonst kommt das Jugendamt, und ihr müßt ins Heim!' Davor hatten wir am meisten Angst, daß wir den Vater auch noch verlieren ... Deshalb ging es immer darum, daß wir uns beherrschen ... Gefühle gab es nicht ..., sich fallenlassen oder sich die Dinge einfach mal entwickeln lassen ..., das können wir alle nicht."

„Mein Onkel ist ertrunken, als er ein Kind war, und meine Mutter auf ihn aufpassen sollte. Mein Vater hat meine Mutter noch vor meiner Geburt verlassen. Vielleicht hat meine Mutter mich deshalb ständig immer kontrolliert, weil sie Angst hatte, daß mir auch etwas Schreckliches passiert ..., und diese Angst habe ich auch in Beziehungen. Ich passe immer auf ... Die Sorge und Kontrolle waren immer da, aber dafür wenig Nähe und Herzlichkeit ..."

Nicht nur den bulimischen Frauen, sondern auch den anderen Familienmitgliedern fehlt häufig das Vertrauen in verläßliche, kontinuierliche Beziehungen. Die Grundprämisse ist: „Vertrauen ist gut, Kontrolle ist besser!" Und die daraus abgeleitete Grundhaltung der Familienmitglieder lautet: „Wenn ich (mich) nicht kontrolliere, dann passiert etwas Schlimmes!", oder: „Jederzeit kann etwas Schmerzliches, Unkontrollierbares, Schlimmes geschehen. Besser, ich halte mich gefühlsmäßig zurück, dann kann ich nicht so getroffen werden und zeige mich weniger verletzlich." Diese Grundhaltungen führen zu einem Familienklima, in welchem auf die Entwicklung von Verläßlichkeit, Disziplin, Kontrolle und Selbstbeherrschung mehr Wert gelegt wird als auf Selbstvertrauen, Wertschätzung der eigenen Person und Herzlichkeit. Sicherheit geht vor Lebendigkeit!

Fazit
Bulimische Frauen zeigen meist nach außen eine fassadenhafte Stärke, Überkontrolliertheit und präsentieren sich als unabhängig, zielstrebig, beherrscht und attraktiv. In ihrem inneren Empfinden erleben sie sich jedoch als schwach, verabscheuenswert, bedürftig und unkontrolliert. Dieser Zwiespalt, der das gesamte Leben bulimischer Frauen durchzieht, spiegelt letztlich die in den Familien erlebten widersprüchlichen Transaktionen wieder: Den teilweise unerbittlichen Anforderungen nach Stärke und Disziplin stehen oft familiäre

Erfahrungen gegenüber, die diesem Anspruch entgegengesetzt sind, z. B. von Haltlosigkeit, Kontrollverlusten, Schwäche, Hilflosigkeit und Suchtverhalten.

Die Erfahrung, daß Kontrolle wichtig ist und Leidenschaft (im Sinne von sich hingeben, fallenlassen, Entwicklungen zulassen, vertrauensvolle Beziehungen eingehen etc.) nur Leiden schafft, charakterisiert auch die Beziehungen der Frauen außerhalb ihrer Herkunftsfamilie. Einerseits wünschen sich bulimische Frauen oft sehnlichst eine Partnerschaft, die mehr Beständigkeit und Halt verspricht, als sie in ihren Familien erfahren haben. Diese Bindungswünsche können jedoch gleichzeitig heftige Befürchtungen vor zu viel Nähe und Intimität (und damit Ängste, verletzlich zu werden und sich ausgeliefert zu fühlen) aktivieren. Der Wunsch und gleichzeitig die Angst davor, Nähe und Intimität zuzulassen, endet deshalb meist in dem Bemühen, die eigenen Gefühle zu kontrollieren. Dieser „Schutz" kann unterschiedlich aussehen:

– Die Bulimie wird verstärkt, sobald ein Partner wichtig wird (Gefühle werden „weggefressen").
– Die Wünsche nach Nähe und Intimität werden auf mehrere Partner verteilt.
– Die Partner werden abgewertet.
– Die Frauen gehen eher oberflächliche und häufig wechselnde Beziehungen ein.

All diese Verhaltensmuster dienen letztlich dazu, die „Fäden in der Hand zu behalten". Die Bulimie ist kontrollierbar (bei Bedarf verfügbar) und deshalb im Zweifelsfall der verläßlichere „Beziehungspartner". „Unkontrolliertes" Erleben von Begeisterung und Freude, aber auch Traurigkeit und Angst, scheinen zu gefährlich. Das Sich-Einlassen auf Emotionen ist immer mit Gefühlen des Ausgeliefertseins und der Schwäche verknüpft.

Bulimische Frauen haben sich als Kinder häufig hilflos ausgeliefert gefühlt. Wenn sie sich deshalb heute entscheiden, sich lieber nicht ganz auf Beziehungen einzulassen, sondern versuchen, die Kontrolle zu behalten, dann geht es ihnen nicht darum, andere Menschen zu kontrollieren, sondern vielmehr das eigene Gefühl des Ausgeliefertseins zu verhindern und nicht noch einmal erleben zu müssen.

3.5 Zwischen Allmacht und Ohnmacht: Die Interpunktion zirkulärer Prozesse in Ursache-Wirkungs-Sequenzen

Unser Denken formt sich durch Sprache, und wir erleben und ordnen unsere Wahrnehmungen entsprechend unserem sprachlichen Modell. Unsere Sprache erfordert Subjekt und Objekt; einen Handelnden und jemanden, der durch dieses Handeln beeinflußt wird. Damit impliziert sie bestimmte Kausalitätsvorstellungen und Ursache-Wirkungs-Prinzipien. Im alltäglichen Leben betrachten wir die Welt so, daß wir zu linearen Beschreibungen kommen. Dies ist nicht notwendigerweise problematisch; das lineare Denkmodell ist in vielen Situationen und Kontexten funktional. Die Idee aber, man könne mit diesem Modell zwischenmenschliche Interaktionen hinreichend erfassen und beschreiben, führt zu unpassenden Schlußfolgerungen, weil es der wechselseitigen Bedingtheit zirkulärer Lebensprozesse nicht gerecht wird. Wenn zwischenmenschliche Beziehungen und Interaktionsprozesse im Sinne von Ursache-Wirkungs-Sequenzen interpunktiert werden, dann kann das fatale Folgen haben:

„Wer sich selbst als Ursache für das beschreibt (erlebt), was mit dem anderen geschieht, definiert sich damit implizit auch als ,mächtig'. Er trägt dann die alleinige Verantwortung, er ist Täter, er hat die Kontrolle, ihn trifft die Schuld, und er erwirbt sich eventuell ein Verdienst. Der andere ist Opfer oder Nutznießer, auf jeden Fall aber ohne Möglichkeit der Kontrolle, ohne Verantwortung und ohne Schuld – aber auch ohne Verdienst. Wer immer Interaktion nach einem solchen Ursache-Wirkungs-Schema beschreibt, konstelliert damit die Grundlagen für einen Allmachts- oder Ohnmachtswahn."[27]

Bulimische Frauen verstricken sich leicht in derartige Allmachts-Ohnmachts-Phantasien, indem sie sich zunächst selbst als „Ursache" für das Wohlergehen oder Leiden anderer Menschen, das Scheitern oder Gelingen von Beziehungen (eingeschlossen die Beziehung zu ihrem Körper) definieren. Die Idee der Allmacht bedeutet hier: Sie gehen stillschweigend davon aus, daß sie Kontrolle und Macht über Abläufe haben, die außerhalb ihrer Kontrollmöglichkeiten liegen; sie machen sich für Dinge verantwortlich, auf die sie viel weniger Einfluß haben, als sie meinen. Das Dilemma ist, daß sie ein enormes

Maß an Verantwortung für Beziehungen, für andere Menschen zu übernehmen versuchen, dem sie aufgrund der Unmöglichkeit instruktiver Interaktion nie gerecht werden können. Denn Verantwortung kann man – darin besteht das Problem – nur für Dinge übernehmen, die man steuern und kontrollieren kann. Beziehungen jedoch lassen sich nie einseitig bestimmen und kontrollieren.

Selbstbeschreibungen der Frauen auf der Grundlage des linearen Ursache-Wirkungs-Postulats führen letztlich dazu, daß sie ihre Möglichkeiten der Einflußnahme auf andere Menschen, Beziehungen und ihren Körper zunächst weit überschätzen, daran scheitern und früher oder später unter der Last ihrer vermeintlichen Verantwortung zusammenbrechen. Damit wird ihr Allmachts- zum Ohnmachtswahn: Gefühle der Schuld und Resignation, Erschöpfung, Selbstzweifel und Abwertung sowie die subjektive Erfahrung, anderen Menschen, Situationen oder dem eigenen Körper völlig ausgeliefert zu sein, sind die Folge. Sie neigen nun im anderen Extrem dazu, ihre Handlungsoptionen, ihre Möglichkeiten der Veränderung und Einflußnahme in Beziehungen gar nicht mehr wahrzunehmen.

Der Umgang mit dem eigenen Körper
Wie in den vorangegangenen Kapiteln beschrieben, versuchen bulimische Frauen, ihre Nahrungsaufnahme zu kontrollieren und durch verschiedene Formen von Diäten, Nahrungsbeschränkungen oder teilweises Hungern zu reduzieren. Wenn sie damit nicht den gewünschten Erfolg erzielen, weil lange Hungerphasen die Heißhungerattacken eher begünstigen, beginnen sie mit weiteren „wirksameren" Diäten und Kontrollbemühungen, welche letztlich aber auch wiederum – aus den oben beschriebenen Gründen – scheitern müssen.

Ein Grund, weshalb Frauen (bzw. ihre Partner/Familien) über Jahre hinweg diese offensichtlich vergeblichen Lösungsversuche beibehalten, mag in dem

„von den Massenmedien propagierten Mythos ... (liegen), daß das gängige Schönheitsideal von jeder Frau, und nicht nur von einer kleinen Elite, erreicht werden kann."[28]

„Mach dir den Körper untertan ...", „Wenn du nur wirklich willst ...", oder: „Du allein bist verantwortlich, wenn dein Körper den gegenwärtigen Schönheitsnormen und Schlankheitsanforderungen nicht entspricht ..." – Medien, Werbung und Diätvorschläge suggerieren die prinzipielle Möglichkeit für jede Frau, ihren Körper so unter Kontrolle zu bekommen, daß er den gängigen Idealen entspricht. Damit legen sie mit die Grundlage für einen Allmachtswahn.

Die Idee der Allmacht über den Körper impliziert die Allverantwortlichkeit: Es wird zur Schuld der Frau und zum Beweis ihres mangelnden Willens, ihrer fehlenden Anstrengungen oder unzulänglichen Bemühungen, wenn ihr Körper ihrem bzw. dem gängigen Ideal nicht entspricht. Das Scheitern der Frauen wird als persönliches Defizit und Versagen wahrgenommen. Indem nicht die „Wirklichkeitskonstruktion der Medien", die sie sich zu eigen gemacht haben, in Frage gestellt wird, sondern die Frauen an sich selbst beginnen zu (ver-)zweifeln, verwandeln sich Allmachtsphantasien in Ohnmacht.

In dieser Situation scheint die Bulimie ein Ausweg, um ein äußerlich perfektes Bild herzustellen und aufrechtzuerhalten. Sie kann damit als

„geniale, wenn auch letztlich destruktive Lösung eines sozialen Doublebind verstanden werden: Eine Möglichkeit, im Rahmen konsumorientierter Gesellschaftssysteme unbegrenzte Nahrungsmengen ‚zu genießen' und dennoch weiblichen Idealfigurnormen zu entsprechen."[29]

Mit Hilfe der Bulimie scheinen die Frauen weiterhin allmächtig; nach außen hin haben sie „ihren Körper im Griff". Doch die „Lösung" hat ihren Preis: Heimlichkeit, Scham, Ohnmacht und in der Folge Rückzug aus Beziehungen, Isolation und Einsamkeit. Statt zu mehr Selbstvertrauen und Selbstwert zu verhelfen, ist der äußerlich perfekte Körper nur um den Preis permanenter Selbstentwertung zu haben.

Interindividuelle Beziehungsebene
Selbstbeschreibungen auf der Grundlage des linearen Ursache-Wirkungs-Prinzips prägen auch die Beziehungen bulimischer Frauen zu anderen Menschen und führen zu einem Pendeln zwischen einer Position der Allmacht und Allverantwortlichkeit, in der die Frauen ihre Einflußmöglichkeiten weit überschätzen, und der anschließenden Erfahrung der Ohnmacht, welche dazu führt, daß sie ihre Hand-

lungsoptionen und Veränderungsmöglichkeiten gar nicht mehr wahrnehmen. Wie weit Allmachtsphantasien bulimischer Frauen gehen – und damit verknüpft die Gefühle „unendlicher" Verantwortung und Schuld – zeigen die folgenden Transkripte:

Anna ist Mitte zwanzig; sie lebt in dem Haus ihrer Mutter in einer abgeschlossenen Dachwohnung. Der Vater gilt als verschollen. Er kam von einer Geschäftsreise ins Ausland nicht zurück. Die Bulimie von Anna begann kurz vor dem Abitur.

Anna: Ich möchte gerne ausziehen und meinen Weg gehen. Aber ich habe die Idee, meine Mutter zerbricht, wenn ich gehe.

Therapeut: Ist das Ihre Idee: Meine Freiheit würde damit erkauft, daß jemand anderes zerbricht?

Anna: Ja. Meine Mutter sagt jetzt schon, „meine glücklichen Zeiten, die sind zu Ende, seit der Vater nicht mehr da ist". Wenn ich jetzt auch noch gehe, ich glaube, sie würde noch unglücklicher werden und noch mehr trinken und kaputtgehen …

Therapeut: Sie meinen, Ihr Auszug könnte die Ursache dafür sein, daß die Mutter „kaputtgeht"? … so daß Sie sich praktisch entschieden haben, „lieber breche ich, als daß meine Mutter zusammenbricht, wenn ich gehe?"

Anna: Ja, ich bin betroffen über den Zustand meiner Mutter. Sie verhängt sich den Blick mit Alkohol. Immer nur Elend, Leiden und Jammern. Und sie hat sich einen Partner gesucht, der auch trinkt. Ich habe überwiegend das Gefühl, daß ich für meine Mutter sorgen muß und verantwortlich bin …, nicht auf materieller Ebene, aber daß ich ihr Lebensinhalt biete und dafür sorge, daß es ihr besser geht.

Therapeut: Und hatten Sie damit bislang Erfolg?

Anna: Nein, das ist es ja! Ich versuche immer, auf sie einzureden. Aber sie trinkt immer noch und ist mit dem Freund zusammen. Und es wird eher schlimmer.

Therapeut: Angenommen, Ihre Mutter entscheidet sich, so weiterzuleben?

Anna: Das geht nicht! Dann geht sie kaputt. Und ich fühle mich jetzt schon so hilflos und ohnmächtig …, es macht alles keinen Sinn, was immer ich versuche. Aber ich kann nicht zusehen, wie sie krank ist, sich verwahrlosen läßt in meinen Augen …, dieses ganze Elend auch mit ihrem Freund! Ich kann das einfach nicht akzeptieren, wie sie mit sich umgeht und auch, wie die beiden miteinander umgehen.

Therapeut: Und Sie können ebensowenig akzeptieren, daß Ihr Einfluß, Ihre Verantwortung da begrenzt ist?

Anna: Das stimmt. Ich kann die Dinge einfach nicht stehenlassen. Andererseits denke ich, wie ich es bisher praktiziert habe, geht es nicht mehr. Ich stehe oft wie neben mir und denke: Du hast wohl eine Macke! Dann gehe ich in mein Zimmer und fresse und kotze und werte mich ab, weil ich das wieder nicht geschafft habe, daß es meiner Mutter besser geht ..., daß sie immer noch trinkt. Und dann bin ich sauer auf mich und fühle mich ohnmächtig. ... Einmal war ich ganz erstaunt, als meine Tante sagte: „Aber wieso bist du für ihr schlechtes Leben verantwortlich? Hast du ihr die Männer ausgesucht, oder hat sie sie selber ausgesucht?" Ich war ganz überrascht. Da wurde mir erst klar, daß ich immer davon ausgegangen war, daß ich verantwortlich bin für meine Mutter und daß es ihr gut geht ..., aber es ist ja verrückt, sich da verantwortlich zu fühlen!

Therapeut: Ja, fast so verrückt, als würden Sie sich dafür verantwortlich fühlen, wie das Wetter morgen ist und Schuldgefühle entwickeln, wenn es regnet ... Das war also eine ganz neue Sichtweise, daß die Mutter nicht nur Opfer ist von bestimmten Umständen, sondern volljährig und erwachsen ist und entscheiden und wählen kann, und daß sie sich eben ein Stück weit auch entschieden hat – für den Alkohol und für das Zusammenleben mit diesem Mann?

Anna: Ja, das ist merkwürdig. Ich habe nie vorher so darüber nachgedacht. Ich habe immer ein schlechtes Gewissen, wenn es meiner Mutter schlecht geht. Immer habe ich mich schuldig gefühlt. Als hätte ich meinen Vater vertrieben und meine Mutter mit ihrem jetzigen Freund verkuppelt ..., als sei ich irgendwie schuld und verantwortlich für ihr Wohlergehen ...

Ich dachte immer, ich muß mich allzeit bereithalten, ich kann nicht gehen. Ich muß gucken, ob es meiner Mutter gut geht und ihr helfen. Die Idee ist immer, wenn ich nicht aufpasse, dann passiert was Schlimmes wie damals mit dem Vater.

Therapeut: Und wie erklären Sie Ihre Bulimie in diesem Zusammenhang?

Anna: Ich denke, sie ist wie ein Ventil, um Frust abzulassen. Und sie hilft mir, daß ich nicht so auf meine Bedürfnisse gucke. Wenn ich sie leben wollte, das könnte mir oder anderen wehtun.

Therapeut: Ihrer Mutter?
Anna: Ja.

Dieser Gesprächsausschnitt zeigt deutlich, wie Anna hin- und herpendelt zwischen ihrer Idee der Allmacht über bzw. Allverantwortung für die Mutter und gleichzeitig ihrer Erfahrung der Ohnmacht, der völligen Hilflosigkeit und einem Gefühl, ausgeliefert zu sein. Einerseits definiert sie sich ganz als „Täterin", die Verantwortliche und Mächtige, die meint, ihre Mutter („das Opfer", die Schwache, Unverantwortliche, Unschuldige) retten und kontrollieren zu müssen: „Ich muß zu Hause bleiben und für sie sorgen; ohne mich überlebt sie nicht und geht kaputt!" Andererseits gibt sie der Mutter übermäßige Macht und Einfluß, indem sie ihren Selbstwert, ihr Wohlergehen und ihre weitere Lebensplanung vom Verhalten und bestimmten Entscheidungen der Mutter abhängig macht. „Mir darf es nur gut gehen, wenn es meiner Mutter gut geht; ich werde erst ausziehen und an mich und meine weitere Lebensplanung denken, wenn sie nicht mehr trinkt ..."

Wenn Anna sich als „Ursache" definiert für das Wohlergehen oder Leiden der Mutter und mit der Vorstellung lebt, daß ein für sie selbst ausgefülltes, eigenständiges Leben nur auf Kosten des Lebens der Mutter geht, dann ist es innerhalb dieser Logik verständlich, wenn sie sich – ähnlich wie die Mutter mit Alkohol – lieber „zufrißt" und mit Hilfe der Bulimie benebelt und betäubt, um ihre Wünsche (Auszug etc.), deren Realisierung in ihrer Phantasie fatale Folgen hätte, lieber herunterzuschlucken. In diesem Fall überschätzt sie ihre Macht und ihren Einfluß und tut sich schwer, ihre Verantwortung zu begrenzen.

Wenn Anna umgekehrt die Mutter als „Ursache" dafür beschreibt, daß sie es sich nicht gut gehen läßt, ihre eigene Entwicklung zurückstellt, weiterhin zu Hause lebt und die Bulimie nutzt, dann beschreibt sie sich als „Opfer". Damit unterschätzt sie ihre Handlungsoptionen und ihren Einfluß auf die Situation und Beziehungsgestaltung und tut sich schwer, die notwendige Selbstverantwortung zu übernehmen.

In ähnliche Größenphantasien und entsprechende Schuldgefühle ist auch Frau M. verfangen, wenn sie phantasiert, andere Menschen könnten es nicht ertragen oder überleben, wenn sie sagt, was sie denkt, sich zeigt, wie ihr zumute ist, und ihr Leben nach ihren Wünschen und eigener Verantwortung gestaltet.

Anna: „Ich denke immer, ich muß für meine Eltern sorgen und Verantwortung übernehmen. Da kann ich mich ganz schwer zurückziehen und abgrenzen. Innerlich frage ich immer nur, was ich für die anderen tun könnte, damit es ihnen gut geht, oder was ich alles tun kann, damit es schön wird. Das ist Streß. Ich beziehe immer erst die anderen in mein Denken ein, wenn sie in der Nähe sind.

Therapeut: Was ist mit Ihnen? Wo bleiben Ihre Wünsche und Bedürfnisse?

Anna: Wie es mir geht …, was ich mir wünsche, das traue ich mich nicht zu sagen. Das könnte meinen Eltern weh tun, sie verletzen. Mit meinem Vater, da ist es am schwierigsten, ihm die Meinung zu sagen. Das traue ich mich noch weniger. Ich habe mal geträumt, wenn ich meinen Eltern die Meinung sage, daß dann meine Mutter zwar ziemlich große Probleme hätte und beleidigt wäre, aber sie würde es überleben. Aber mein Vater, der würde sterben, der würde es nicht überleben …

Therapeut: Das ist ja eine große Verantwortung, wenn Sie sich so für das Leben der Eltern zuständig fühlen …, in Ihrem Kopf zumindest. Wenn Sie sozusagen „Frau über Leben und Tod" sind. Dann scheint es überlebenswichtig, zumindest in Ihrer Idee, daß Sie die Bulimie weiter praktizieren und alle Wünsche, Meinungen, Bedürfnisse und Ansichten runterschlucken. Sonst würden Sie das Leben des Vaters gefährden?

Anna: Ja, irgendwie denke ich so …

Therapeut: Da geben Sie sich aber auch viel Macht … Was würde denn der Vater sagen, wenn er heute hier wäre und das gehört hätte?

Anna: Ich glaube, er würde sagen, ich spinne … Aber ich fühle mich auch so ohnmächtig, wenn ich ständig Angst habe, was falsch zu machen …"

Diese beiden Transkripte stehen als zwei Beispiele für viele ähnliche Situationsbeschreibungen bulimischer Frauen. Ihre Allmachtsphantasien gehen teilweise so weit, daß die Frauen das (Über-)Leben anderer Menschen mit ihrer eigenen Lebensführung und ihren Lebensentscheidungen verknüpfen (nach dem Motto: „Ich bin die Ursache dafür, daß es meiner Mutter schlecht geht, daß mein Vater leidet …").

Ähnliche Äußerungen anderer Frauen gehen in die gleiche Richtung:

128

„Ich habe die Idee, meine Mutter könnte sich umbringen, wenn ich nicht regelmäßig vorbeikomme und mich um sie sorge. Das geht mir seit ihrer Scheidung so, daß ich mich immer verantwortlich fühle …"

„Mein Vater hat schon immer Herzbeschwerden; wenn ich ihm von meiner Bulimie erzähle, ich glaube, das überlebt er nicht."

Es scheint plausibel und verständlich, daß die Frauen ihre Meinungen, Verhaltensweisen, Wünsche, von denen sie annehmen, daß sie für Beziehungen fatale Folgen haben könnten, lieber mit Hilfe der Bulimie gleich von vornherein betäuben und nicht wahrnehmen oder runterschlucken, als daß sie – folgt man ihrer Phantasie und inneren Logik – „den Vater mit ihren Worten umbringen", daß die Mutter für das Leben der Tochter möglicherweise mit dem eigenen Leben bezahlt, oder daß sie sich in anderer Weise schuldig machen.

Dieses Lösungsmuster ist wieder ein Teufelskreis, ein Zirkel ohne Ende, der an die Situation des Mannes erinnert, der Brotkrumen ausstreut, um (nicht vorhandene) Tiger zu verscheuchen.[30] Das Problem ist, daß die Frauen ihre Phantasien, ihre Weltbilder nicht mehr überprüfen und sich nicht entscheiden können, das Lebensrisiko einzugehen, zu ihrer Person, ihren eigenen Wünschen, Handlungen und Lebensvorstellungen zu stehen.

Familiendynamische Aspekte
Wie bereits beschrieben erleben bulimische Frauen ihre Herkunftsfamilien als eher konflikthaft und wenig stabil. Scheidungen, Trennungen, Kontaktabbrüche, schwere Krankheiten oder verschiedene Formen von Süchten sind häufige Familienthemen. Deshalb läßt sich in den betreffenden Familien immer wieder eine Dynamik beobachten, die Gianfranco Cecchin wie folgt beschreibt:

„Wenn Eltern die Verantwortung für den Zusammenhalt, die Entwicklung und Sicherheit des Familienlebens nicht mehr übernehmen (können), dann springt eines der Kinder ein und übernimmt Verantwortung. Es ist wie die Wiederherstellung eines ökologischen Gleichgewichts."[31]

In den Familien der Frauen, die bulimisches Verhalten entwickelt haben, waren oft sie es, die sich als Töchter aufgerufen fühlten – unter

Hintenanstellung ihrer kindlichen Bedürfnisse – früh Verantwortung zu übernehmen:

„Ich bin die älteste von sechs Geschwistern. Als ich geboren wurde hieß es: „Prima, ein Mädchen, die kann der Mutter zur Hand gehen ..." Meine Mutter war sehr oft krank und lag im Bett und war überhaupt nicht in der Lage, die Familie zusammenzuhalten und zu versorgen. Ich habe also gemacht und getan und mich für die Geschwister und meine Eltern ..., eben alles verantwortlich gefühlt. Alles ging über mich ... Letztlich war ich die Mutter der Familie und habe alle versorgt, meine Mutter gepflegt und mich um Papa gesorgt ... Deshalb habe ich heute solche Schwierigkeiten, mich abzugrenzen oder zu sehen, wenn es den Geschwistern nicht gut geht. Ich fühle mich immer noch über alle Maßen verantwortlich ..."

„Nach der Scheidung ging es erst meinem Vater schlecht und dann meiner Mutter. Dann wurde meine Schwester krank. Irgendwie denke ich immer, daß ich dafür sorgen muß, daß es allen gut geht. Ich fühle mich für alles verantwortlich und deshalb auch immer schuldig, wenn mal etwas nicht klappt."

Relativ früh – in der Regel vor Beginn der Pubertät – entwickeln die später bulimischen Frauen ein hohes Maß an Verantwortlichkeit für die Familie. Mit viel Einfühlung und unter Hintanstellung eigener Bedürfnisse sind sie darum bemüht, das ökologische Gleichgewicht der Familie aufrechtzuerhalten, indem sie den Eltern (vor allem dem aus ihrer Sicht schwächeren Elternteil) versuchen, das zu geben und zu ersetzen, was ihm in der Partnerschaft fehlt. Gleichzeitig sind sie darum bemüht, den Geschwistern den abwesenden (bei Scheidung) oder wenig verfügbaren (bei Krankheit oder Sucht) Elternteil zu ersetzen. Ihre Position ist damit nicht mehr die eines Kindes; sie werden zur „sorgenden Großmutter der gesamten Familie", wie eine Frau ihre Position selbst in einem Interview beschrieb. Bei Trennungen oder Konflikten werden sie – je nachdem, wen sie als schwächer und bedürftiger erleben – entweder zur besten Freundin der Mutter oder zur engen Vertrauten des Vaters.

„Meine Mutter hat meinen Vater früh verlassen. Es gibt keinen Kontakt mehr. Ich kenne sie nicht, ich war noch klein. Deshalb ist mein Vater

immer sehr wichtig gewesen. Ich war ihm immer sehr nah und seine
Vertraute. Als wollte ich ihm die fehlende Frau ersetzen."

„Meine Eltern haben sich getrennt. Meine Mutter hatte ihren Freund.
Ich bin deshalb bei meinem Vater und meinem Bruder geblieben, um
ihnen die fehlende Frau und Mutter zu ersetzen."

„Nach der Trennung sind wir bei der Mutter geblieben und waren wie
eine eingeschworene Gemeinschaft. Meine Schwester und ich haben
immer versucht, ihr alles zu geben und zu ersetzen, um sie nicht auch
noch zu verlieren. Sonst hätte sie sich wahrscheinlich umgebracht."

„Bis zu ihrem Tod war ich die wichtigste Freundin meiner Mutter. Zum
Vater gab es keinen Kontakt mehr."

„Ich war letztlich die zentrale sorgende Person und verläßliche An-
sprechpartnerin für meine Geschwister. Meine Eltern hatten selbst zu
viele Probleme und meine Mutter trank ..."

Die Positionen als Vertraute des Vaters, enge Freundin der Mutter
oder Großmutter der Familie sind ambivalent: Zunächst erleben die
Frauen/Töchter sehr große Wertschätzung und Anerkennung. Ihnen
wird viel Vertrauen entgegengebracht, sie schätzen es, schon früh als
erwachsen behandelt und ernst genommen zu werden, und fühlen
sich häufig allmächtig und grandios. Doch handelt es sich um eine
trügerische Wichtigkeit, einen Platz, der bindet und auf Dauer nicht
sicher und nicht angemessen ist. Die Gefühle der Wichtigkeit und
Allmacht verkehren sich schnell ins Gegenteil: Ohnmacht, Schuld
oder das Gefühl, um eigene kindliche Bedürfnisse und Entwicklungen betrogen worden zu sein. Langfristig bedeuten diese Positionen
eine tiefe Enttäuschung, die sich auf drei Gründe zurückführen läßt:
Erstens erleben sie häufig, daß sie letztlich keinen Erfolg in ihrer
Sorge um den vermeintlich schwächeren Elternteil haben: „Meine
Mutter trinkt weiter, ich kann sie nicht retten und fühle mich schuldig ..." „Ich habe alles für meine Mutter getan, aber sie ist trotzdem
gestorben. Ich war wohl nicht gut genug und ich mache mir heute
noch Vorwürfe ..."
Eine zweite Enttäuschung kann darin bestehen, daß Vater oder
Mutter eine neue Partnerschaft eingehen, und damit die Töchter

ihren bevorzugten Platz verlieren. „Plötzlich war eine andere Frau da, und ich war nicht mehr wichtig. Ich war immer eifersüchtig auf die zweite Frau meines Vaters. Ich wünsche mir noch Anerkennung von ihm dafür, was ich alles für ihn getan habe."

Drittens bedeutet die intensive Verbundenheit und Loyalität mit einem Elternteil immer einen hohen Preis: Abwertung und den Verlust des anderen Elternteils.

„Ich kenne meine Mutter nicht und traue mich nicht, nach ihr zu fragen und zu suchen. Das könnte meinem Vater wehtun."

„Ich möchte gerne mal mit meinem Vater sprechen – oder ihn fragen, ob er mit zur Therapie kommt. Aber dann verliere ich meine Mutter. Denn wer etwas mit dem Vater macht, der ist schlecht. Und ich will in den Augen meiner Mutter nicht schlecht sein."

Es wird deutlich: Bulimische Frauen nehmen in ihren Familien häufig Sorgen und Konflikte auf sich, die in das Elternsystem gehören, und die sie letztlich nicht zu lösen vermögen. Dadurch fühlen sie sich entweder übermäßig wichtig, mächtig und verantwortlich oder aber völlig unwichtig, hilflos und ausgeliefert. Da ein kindgemäßer Platz in den Familien häufig fehlt, kommt es dazu, daß bulimische Frauen auch später keine angemessene Position zwischen Allmacht und Ohnmacht entwickeln. Sie pendeln zwischen beiden Extremen und tun sich entsprechend schwer, ihre Verantwortung anderen gegenüber zu begrenzen und statt dessen Eigenverantwortung zu übernehmen.

Fazit

Den Selbstbeschreibungen und Handlungsmustern bulimischer Frauen zwischen Allmacht und Ohnmacht liegt ein „Alles-oder-Nichts-Prinzip" zugrunde, welches sie davon ausgehen läßt, daß sie entweder keinerlei Macht und Einfluß, oder aber unermeßlichen Einfluß und Macht hätten. Das Dilemma der Frauen ist:

„Beides stimmt. Die Welt wird ganz anders, wenn irgendein Mensch sein Verhalten verändert, und dennoch kann niemand beschließen, die Welt gezielt zu verändern. Jeder hat die Verantwortung für die ganze Welt und kann doch nicht hierarchisch bestimmen, wie diese Welt

aussehen wird. Wer nur die eine Seite dieses Dilemmas sieht, wird in Kleinheits- oder Größenwahn verfallen und sich, seinen Wert, seine Verantwortung und seine Schuld entweder über- oder unterschätzen.[32]

Selbstdefinitionen und Beschreibungen bulimischer Frauen als „wehrloses Opfer" oder „allmächtige Täterin" sind nicht sinnvoll, sondern nur in Formen eines „Sowohl-als-auch" möglich. Ihren Vorstellungen des unbegrenzt Machbaren einerseits und der Idee, den Umständen ausgeliefert zu sein andererseits, sind gleichermaßen Grenzen gesetzt. Der Handlungsspielraum der Frauen liegt immer zwischen den beiden Polen. Das gilt sowohl für die Beziehung zu ihrem eigenen Körper als auch für ihre Art der Beziehungsgestaltung mit anderen Menschen.

EXKURS: HEIMLICHE ODER ÖFFENTLICHE BULIMIE – ZWEI (VERGEBLICHE) LÖSUNGSVERSUCHE

Wenn man die in den vorangegangenen Kapiteln beschriebenen Glaubenssysteme bulimischer Frauen, ihren familiären Kontext und die Aspekte weiblicher Sozialisation berücksichtigt, dann wird die Bulimie zu einer sehr plausiblen und einfühlbaren Bewältigungsstrategie. Deutlich ist aber auch geworden, daß die Bulimie als Sicherheitshandlung nur eine kurzfristige Lösung bedeutet und langfristig die Probleme, welche sie zu verhindern oder zu lösen versucht, eher noch verstärkt. Dies gilt sowohl für die von vielen Frauen genutzte heimliche Bulimie als auch für das demonstrative, offen in den Familien oder Partnerbeziehungen gezeigte bulimische Verhalten. Beide Lösungsversuche erweisen sich gleichermaßen, wenn auch auf unterschiedliche Weise, als „Patentlösung", wie im folgenden ausgeführt werden soll.

Ach wie gut, daß niemand weiß ... – Die heimliche Bulimie
Die obigen Beispiele machen deutlich, daß es für die betroffen Frauen zu einer bestimmten Zeit und in einem bestimmten Kontext einmal vernünftig erschien, den eigenen Bedürfnissen eher wenig oder keinen Raum zu geben, sondern sie aus der verständlichen Angst vor negativen Konsequenzen nicht auszudrücken oder in Handlung umzusetzen. Statt dessen wird die heimliche Bulimie genutzt. Wenn die Frauen nun in der Folgezeit positive Erfahrungen

im Sinne von verläßlichen und dauerhaften Beziehungen, Anerkennung, Erfolg und Zuwendung machen, dann ist dies für sie nur eine Bestätigung ihres bisherigen Weltbildes (siehe dazu das „Tigerbeispiel", Teil II). Spätere positive Erfahrungen entweder in der Familie oder in einem anderen Beziehungskontext führen gerade nicht dazu, daß sie die Bulimie aufgeben. Im Gegenteil: Erfolg und Anerkennung sind für sie jetzt gerade ein Zeichen für den Erfolg ihrer Lösungsstrategie. Das einmal entwickelte Weltbild bzw. Glaubenssystem erhält sich selbst aufrecht:

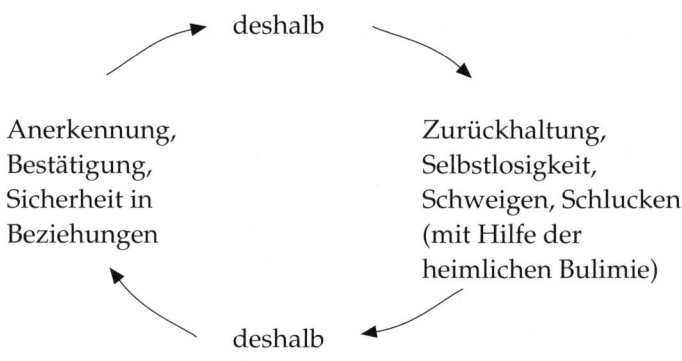

deshalb

Anerkennung,
Bestätigung,
Sicherheit in
Beziehungen

Zurückhaltung,
Selbstlosigkeit,
Schweigen, Schlucken
(mit Hilfe der
heimlichen Bulimie)

deshalb

Die Annahmen der Frauen über die Welt bestätigen ihre Handlungen, umgekehrt bestimmen ihre Handlungen die Annahmen von der Wirklichkeit. Das bulimische Verhalten fügt sich bestätigend in dieses Weltbild. Gerade die Heimlichkeit bewirkt, daß sich Prämissen, Beziehungsstrukturen und Interaktionsmuster nicht verändern. Frauen mit heimlicher Bulimie vermeiden jede offene Interaktion, was aber auch interaktionell wirkt. Denn die heimliche Bulimie ist nach innen gerichtete Rebellion, die keinem schadet (außer den Frauen selbst), von der niemand etwas weiß. Sie ist eine aktive Form der Konfliktvermeidung, die jedoch langfristig Konflikte und Probleme – wie in den vorherigen Abschnitten deutlich wurde – eher verstärkt als löst.

Das heimlich praktizierte bulimische Verhalten bewirkt, daß vermeintliche Gefahren nicht mehr überprüft werden; einmal entwickelte und bewährte Prämissen werden zeit- und kontextunabhängig aufrechterhalten und nicht mehr in Frage gestellt. Damit werden alternative Verhaltensweisen, Lösungsmöglichkeiten und Handlungsoptionen verstellt. In diesem Fall sind es gerade jene traditionell männlichen Verhaltensoptionen, d. h. instrumentelle Eigenschaften, die sich bulimische Frauen aufgrund ihres Weltbildes nicht erlauben, weshalb sie mit den gegenwärtigen Veränderungen der Lebensbedingungen von Frauen und den damit einhergehenden Umorientierungen, Anforderungen und Widersprüchlichkeiten nur schwer zurechtkommen bzw. scheitern.

Ihr Scheitern liegt darin, daß sie in Konfliktsituationen und Krisen, die mit jedem Entwicklungs- und Individuationsprozeß zwangsläufig verbunden sind, Lösungsmuster nach dem Prinzip „Mehr desselben" (mehr der vermeintlich erfolgreichen weiblichen Verhaltensmuster) verfolgen, statt ihre Prämissen in Frage zu stellen, flexibel zu handhaben und gegebenenfalls zu verändern.

Die „Krankheit Bulimie" als offene Verbündete

Im Gegensatz zur heimlichen Bulimie, die wie eine Helferin im Verborgenen dafür sorgt, daß der Schein nach außen gewahrt bleibt („Lieber Schein als allein"), kann die offen praktizierte Bulimie eher wie eine unterstützende Verbündete gesehen werden, um eigene Wünsche, Ziele und Bedürfnisse durchzusetzen, welche die Frauen meinen, allein nicht – oder nur mit hohem Preis – durchsetzen zu können. Das offene bulimische Verhalten wird häufig sehr demonstrativ gelebt (Chaos in der Küche und im Bad; Erbrechen in Eimer, die im Haus versteckt werden etc.). Eltern, Freunde, Verwandte, Lehrer wissen meist von Beginn an über die Symptomatik Bescheid.

Frauen mit heimlicher Bulimie werten ihr Eßverhalten in der Regel als „schlechte Angewohnheit" oder „Unkontrolliertheit", weshalb sie es möglichst vor anderen zu verbergen versuchen. Die öffentliche Bulimie wird von den Frauen selbst, ihren Partnern und Familien in der Regel als Krankheit definiert. Mit dem „Konstrukt Krankheit" ändern sich die Interaktionsregeln, wie die Äußerung einer bulimischen Frau veranschaulicht:

„Krankheit ist in unserer Familie so definiert, daß man dann keine Verantwortung übernehmen muß oder kann, für sich selbst …, man ist dann von jeder Verantwortung für sich selbst oder sein Handeln oder das, was in der Familie passiert, freigesprochen. Derjenige kann machen und tun …, wird erst mal in den Mittelpunkt gestellt, um den dreht sich alles …, dem wird nachgegeben …"

Die „Krankheit Bulimie" erleichtert zunächst, daß die Frauen ihre eigenen Wünsche, Interessen und Ziele durchsetzen und sich Abgrenzung erlauben. Denn – darin liegt der Vorteil – Krankheit bedeutet Schonzeit. Kranke müssen gut und rücksichtsvoll behandelt werden; sie dürfen sich selbst, eigene Bedürfnisse und eigenes Wohlergehen in den Mittelpunkt stellen, ohne als rücksichtslos oder egoistisch zu gelten. Die anderen sind nachsichtiger und – ein weiterer wichtiger Aspekt – Kranke läßt man nicht im Stich! Darüber hinaus – das ist der zweite Vorteil – entlastet Krankheit, wie oben beschrieben, von Verantwortung. Wird die Bulimie als „krank" etikettiert, so ist damit ein Kontext markiert, in dessen Rahmen den Frauen keine Verantwortung mehr für ihre Verhaltensweisen zukommt. Es ist die „Krankheit Bulimie" als eine übergeordnete Instanz, welche im Zweifelsfall „schuld" ist an dem, wie die Frauen sich verhalten. Mit dieser Implikation ist die Bulimie zunächst hilfreich, um zwei konflikthaft miteinander verbundene Strebungen miteinander zu vereinen: den Wunsch, eigene Bedürfnisse und Gefühle zu zeigen sowie eigene Ziele durchzusetzen und gleichzeitig die Angst vor möglichen negativen Konsequenzen zu vermeiden. Im Unterschied zur ersten Gruppe bulimischer Frauen erlauben sie sich also instrumentelle Eigenschaften, allerdings nur in Verbindung mit dem Etikett „Krankheit".

Die Entlastung von Schuld und Verantwortung, die mit der Krankheitsdefinition einhergeht, hat aber auch ihren Preis, wie folgendes Transkript (Gespräch zwischen Mutter, Tochter und Therapeut) zeigt:

Anna: Ich schlucke meine Meinung lieber runter. Ich habe Angst, daß es sonst Ärger gibt und ich den anderen verlieren könnte. Ich habe Angst, verlassen zu werden …
Therapeut: Wie kommt es, daß Ihre Tochter sagt, „bloß keinen Streit" und alles lieber schluckt …? Woher hat sie die Idee? Gibt es da eine Familientradition?
Mutter: Ich bin auch so veranlagt. Ich schlucke auch lieber runter, als mich zu wehren. Ich habe auch schon die Erfahrung gemacht, daß es für den Haussegen besser ist, auf die eigene Meinung zu verzichten. Ich bin auch eher diplomatisch und zurückhaltend …
Therapeut: Wie war es, als Sie so alt waren wie Ihre Tochter heute?

Mutter: Ich habe sehr früh geheiratet und bin gegangen, um dem Zuhause zu entfliehen. Damals hatte ich ganz meine eigene Meinung und meine Vorstellungen ... Der Kontakt zu meinen Eltern ist dann ganz abgebrochen. Das war schon sehr schmerzlich ...

Therapeut: Das ist ein hoher Preis, den Sie für Ihre Meinung und Ihre Wünsche gezahlt haben?

Mutter: Ja, der Preis war hoch für den eigenen Weg ... und die Entscheidung für meinen Mann ... der Preis ist, daß ich mein Elternhaus letztlich verloren habe ...

Therapeut: Ich frage mich, wie es heute für die Tochter ist. Könnte die denken, daß wenn sie sich ihre Meinung erlaubt und ihr Leben konsequent lebt ..., daß sie dann auch so einen hohen Preis zahlen muß?

Mutter: Sie kann in ihrem Bereich ihre Meinung schon haben.

Therapeut: Sie sind großzügig; aber vielleicht denkt die Tochter anders ... Bevor wir sehen, wie die Bulimie in diesem Zusammenhang nützlich ist, interessiert es mich zu wissen: Wie wäre man denn eine böse Tochter in Ihrer Familie? Aus der Sicht des Vaters ... Angenommen, Sie als Tochter wollten es darauf anlegen, böse Tochter zu sein?

Anna: Arbeitslos werden, rumgammeln ...

Therapeut: Gibt es noch mehr? Sammeln wir mal die Phantasien ...

Anna: Nachts lange wegbleiben mit dauernd verschiedenen Freunden, vor allem Männern ...

Therapeut: Noch was?

Anna: Grotesk geschminkt ...

Therapeut: Uneheliches Kind auch?

Anna: Ja.

Mutter: Das muß sie dann selber aufziehen.

Therapeut: Noch etwas ...? Was wäre wichtig, wenn man schwarzes Schaf und verstoßen werden wollte?

Anna: Dem Vater Widerworte geben. Bei allem, was er sagt, widersprechen ...

Mutter: Ja, da hast du recht. Ich glaube, das wäre das Schlimmste!

Therapeut: Schlimmer als ein uneheliches Kind?

Mutter: Ja. So direkt widersprechen, das mag der Vater nicht! Ein uneheliches Kind, das würde ihn nicht so interessieren. Da sagt er, das ist ihre Sache.

Therapeut: Aber ihre Meinung?

Mutter: Die kann sie haben. Aber nicht bei ihm zu Hause!

Therapeut: Wie sehen Sie die Bulimie in diesem Zusammenhang?

Anna: Ein Stück weit …, da ist es schon eine große Hilfe, weil …, man kann dann die Verantwortung ein Stück wegschieben von sich selbst. Wenn die Eltern so schimpfen, als ich noch zu Hause wohnte, da hatte ich eine Entschuldigung. Es ist ja eine Krankheit, und da müssen sie schon ein Auge zudrücken …

Therapeut: Wobei?

Anna: Wenn ich mal launisch bin oder eben anderer Meinung. Oder wenn ich Entscheidungen treffe wie jetzt mit meiner Kündigung und dem Berufswechsel …, ich möchte den alten Beruf nicht weitermachen, auch wenn es die Eltern besser fänden.

Therapeut: Dann ist die Bulimie hilfreich, um nicht Gefahr zu laufen, ähnlich wie die Mutter den Kontakt zur Familie zu verlieren oder vom Vater als schwarzes Schaf verstoßen zu werden? Es ist ja kein leichter Übergang von der lieben Tochter zur erwachsenen Frau …, Eigenständigkeit zu leben und sicher zu sein, mit den Eltern verbunden zu bleiben … Und Ihre „Krankheit" ist ja – von den Auswirkungen her – eine Möglichkeit etwas zu tun, ohne dafür die Verantwortung übernehmen zu müssen … für die realen oder befürchteten Konsequenzen. Sie sind krank, und es ist im Zweifelsfall die Bulimie, die Sie so launisch macht …

Anna: Ja, darum geht es. Und so ist es eben auch die Krankheit …, daß ich den alten Beruf nicht weitermachen kann …, oder wenn ich mich zurückziehe und launisch bin …

Therapeut: Dann ist es die Bulimie, die im Zweifelsfall die Entscheidung trifft …, die die Verantwortung trägt. Dann kann man der Bulimie ja dankbar sein, daß sie Ihnen ermöglicht, sich abzugrenzen, Ihren eigenen Weg zu gehen und Ihre Meinung zu haben …, ohne aber die Idee zu haben, daß Sie dann die Eltern verlieren oder verstoßen werden …

Anna: Ja, denn davor habe ich Angst. Ich traue mich nicht, es ohne Bulimie zu machen …

Therapeut: Mit dem Etikett „krank" geht es leichter …

Anna: Ja, weil alle dann sagen: „Tu, was dir gut tut, damit du wieder gesund wirst!" … Andererseits …, wenn ich die Bulimie habe, dann habe ich doch auch das Gefühl, meine Eltern etwas verloren zu haben. Ich habe Schuldgefühle und schlechte Laune. Am Anfang war sie eine Hilfe – jetzt nicht mehr.

Therapeut: Sie machen also eine andere Kosten-Nutzen-Rechnung, weil Sie merken, es löst die Probleme doch nicht?

Anna: Genau. Es schafft andere dafür.

Therapeut: Und Ihr Dilemma scheint mir das folgende zu sein: Sie nutzen die Bulimie, um liebe Tochter zu sein. Sie wollen selbständig sein, aber es scheint Ihnen auch gefährlich, Ihre eigene Meinung, Wünsche, Launen und Entscheidungen zu leben. Mit der Bulimie verringert sich dieses Risiko, denn im Zweifelsfall hat sie, die „Krankheit Bulimie", die Schuld, wenn Sie nicht so sind, wie der Vater Sie gerne haben möchte ... Sie bietet Ihnen die Möglichkeit, Ihren Weg zu gehen, ohne die ganze Verantwortung zu tragen ... Andererseits hat die „Krankheit" auch ihren Preis: Schuldgefühle bei den Eltern, die denken könnten, daß sie in ihrer Erziehung etwas falsch gemacht haben, weil sie eine „kranke" Tochter haben. Die versuchte Lösung wird zum Problem auf einer anderen Ebene. Das ist die Paradoxie, daß gute Absichten schlechte Folgen haben können ... Sie sind böse Tochter, gerade weil Sie lieb sein und es allen recht machen wollen.

Anna: Ja. Und dann habe ich schlechte Laune!

Therapeut: Verständlicherweise. Sie wollen das Beste und erreichen das Gegenteil. (Mutter und Tochter lachen)

Anna: Ja, weil ich bekomme dann Schuldgefühle und schlechte Laune, weil ich mir vorgenommen habe, es nicht mehr zu machen ..., also nicht mehr zu brechen, weil meine Mutter sich sonst wieder Vorwürfe macht.

Therapeut: Ihr Problem ist, daß Sie es zu gut machen wollen. Und dafür zahlen Sie sogar den Preis der Bulimie. Und genau dadurch werden Sie zur schlechten Tochter, weil die Eltern nun auch Schuldgefühle bekommen und meinen, in der Erziehung versagt zu haben ...

Anna: Ja, es ist wirklich keine Lösung auf Dauer ..."

In ein ähnliches Dilemma geraten andere junge Frauen, die bulimisches Verhalten entwickeln, wenn sie kurz vor dem Auszug bzw. der Ablösung vom Elternhaus stehen und sich dabei in folgendem Loyalitätskonflikt sehen:

Einerseits erleben sie aufgrund der Familien- bzw. Frauentradition den Anspruch oder Wunsch, dem Elternhaus nahe verbunden zu bleiben, dem steht der Wunsch bzw. auch der (durch die Veränderung der weiblichen Rolle) gewachsene Anspruch gegenüber, sich abzugrenzen und als Frau eigene Wege zu erschließen. In diesem Konflikt zwischen Loyalität und Autonomie versuchen die betroffenen Frauen, über die „Krankheit Bulimie" einen Ausweg zu finden. „Erst wenn ich ausziehen darf und eine eigene Wohnung bekomme, dann werde ich gesund und dann geht die Bulimie ...", ist in solchen Fällen häufig die Äußerung der Töchter ihren Eltern gegenüber. Damit bringen sie aber sich selbst ebenso wie die Eltern in eine unhaltbare Lage: Als gute und besorgte Eltern sind Mutter und Vater natürlich aufs äußerste bemüht, alles zu tun, was der Tochter hilft, gesund zu werden. Gleichzeitig aber erweist sich das Konstrukt Krankheit bzw. die zunächst so genial erscheinende Lösung mit der Bulimie (Auszug ohne Schuldgefühle; erlaubte Abgrenzung, ohne dafür Verantwortung übernehmen zu müssen etc.) auch wieder als „Patentlösung": Gute und besorgte Eltern können ihre „kranken" Töchter gerade nicht gehenlassen. Die Bulimie, welche die Ablösung erleichtern sollte, verhindert oder erschwert sie zumindest: „Solange unsere Tochter krank ist, unselbständig und unkontrolliert, braucht sie noch unsere elterliche Fürsorge, Unterstützung und Kontrolle ... solange können wir sie nicht gehenlassen", sagen die Eltern.

Der in diesen Familien eskalierende Zirkel sieht folgendermaßen aus:

Tochter: Eltern:

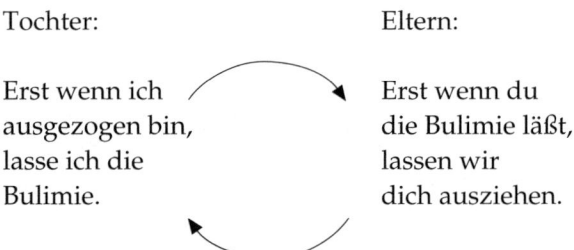

Erst wenn ich   Erst wenn du
ausgezogen bin,   die Bulimie läßt,
lasse ich die   lassen wir
Bulimie.   dich ausziehen.

Auch die offen praktizierte und als Krankheit etikettierte Bulimie stellt also langfristig keine Lösung dar, um die verständlichen und für alle Beteiligten oft schmerzlichen Probleme der Ablösung zu regulieren. Wieder lassen sich auch in diesen Familien typische Problemlösungsversuche nach dem „Mehr-desselben-Muster" finden, die die Konflikte, welche sie zu lösen versuchen, langfristig nur verschlimmern: Die Tochter verstärkt ihr bulimisches Verhalten, um ihren Forderungen Nachdruck zu verleihen bzw. die häusliche Situation eskalieren zu lassen, damit die Eltern sie gehen lassen; dieser Protest wird aber durch die Implikation „Krankheit" gleichzeitig wieder entwertet, und die besorgten Eltern reagieren auf die „kranke" Tochter mit verstärkten Kontrollbemühungen (Küche abschließen, Zimmerkontrollen etc.).

Es wird deutlich: Sowohl die sorgsam verheimlichte als auch die offen demonstrierte Bulimie erweisen sich langfristig als Pseudolösungen, die einen hohen Preis haben und die eher zu „Sucht"-Prozessen statt Such-Prozessen (im Sinne der Suche nach konstruktiven Lösungen) führen.

Die Bulimie kann als das Resultat der (vergeblichen) Versuche der betroffenen Frauen gesehen werden, Konflikten und Krisen, welche sich aus individuellen Entwicklungsanforderungen, spezifischen familiären Erfahrungen und nicht zuletzt gesellschaftlichen und soziokulturellen Wandlungsprozessen bezüglich der Rolle der Frau ergeben, mit Lösungsversuchen erster Ordnung zu begegnen („Mehr desselben" etc.), obwohl in dieser Situation eine Lösung zweiter Ordnung (Prämissenänderung) angemessen und notwendig wäre.

Wie die beschriebenen „Sucht"-Prozesse und daraus resultierenden Chronifizierungen bulimischen Verhaltens wieder in konstruktive Such-Prozesse und „bekömmlichere" Umgangsweisen der Frauen mit sich selbst (ihren Körper eingeschlossen) und anderen Menschen zurückverwandelt werden können, soll in den nächsten Abschnitten dargestellt werden. Dazu ist vorab ein Kapitel über die therapeutischen Vorgehensweisen der systemischen Therapie notwendig.

IV. Die Therapie

4.1 Grundlagen der Therapie

Eine Methode (von methodos, griech.: „Wie man einen Weg entlanggeht") wie die systemische Therapie ist, entsprechend der konstruktivistischen Denkweise, nichts anderes als ein Weg oder eine Möglichkeit, die therapeutische Wirklichkeit sinnvoll zu gestalten in dem Sinne, daß sie nützlich und wirkungsvoll ist für Problemlösungen – in diesem Fall die Lösung bulimischer Eßprobleme – beziehungsweise viabel im Sinne der Erreichung konkreter Therapieziele.

Im folgenden Teil geht es darum zu skizzieren, wie die im zweiten Teil dargestellten Annahmen und Konzepte wie

- das zirkuläre Verständnis von Beziehungsprozessen,
- die Fokussierung auf den gegenwärtigen Lebenskontext zum Verständnis individueller Denk-, Fühl- und Verhaltensmuster,
- die Idee des Konstruktivismus mit der Betonung darauf, daß wir in einer Welt relativer Wahrheiten leben,
- die Orientierung auf Fähigkeiten, Ressourcen und Selbstheilungskräfte sowie
- die Reflexion über Sprache

die methodische Vorgehensweise der systemischen Therapie bestimmen und konkret in therapeutisches Handeln umgesetzt werden.

4.1.1 Kontext und Setting der Therapie

Die systemische Therapie versteht sich als „lange Kurztherapie".[1] Kurz deshalb, weil sie in der Regel die Anzahl der Sitzungen auf 1 bis 15 Gespräche begrenzt; lang, weil die Gespräche in größeren Interval-

142

len stattfinden und sich damit über ein bis anderthalb Jahre erstrecken können. Die Begrenzung der Sitzungszahl impliziert, daß Probleme – in diesem Fall die Bulimie – innerhalb eines umschriebenen Zeitrahmens lösbar sind und Veränderungen bereits nach einer Sitzung stattfinden können.[2] Eine Grundannahme ist, daß die betroffenen Frauen bereits über alle notwendigen Ressourcen und Fähigkeiten für eine positive Entwicklung ohne Bulimie verfügen, diese also vorhanden, aber zur Zeit blockiert sind. Entsprechend bedeuten die therapeutischen Gespräche weniger das Durcharbeiten von Problemen oder Aufarbeiten von Defiziten, sondern vielmehr die gemeinsame Entwicklung von Anregungen und Denkanstößen, um neue Möglichkeiten der Selbstorganisation zu ermöglichen. Diese Sichtweise setzt das Vertrauen voraus, daß die Frauen ihren eigenen Weg in ihrem eigenen Rhythmus finden werden und Therapeuten oder Therapeutinnen nicht im Sinne normativer Vorstellungen festlegen können oder sollen, in welche Richtung die Frauen sich entwickeln müssen.

Zur Verdeutlichung dieser therapeutischen Vorgehensweise gebraucht Mara Selvini-Palazzoli folgendes Bild:

Menschen mit Schwierigkeiten und Problemen gleichen einem Fluß, der durch Steine, Äste und Gestrüpp aufgestaut und deshalb am Weiterfließen gehindert ist. Therapie bedeutet nun nicht, ein ganz neues Flußbett zu graben und dem Fluß bis zur Mündung zu folgen. Es reicht aus, einen der großen Steine oder Äste zu beseitigen, um das Weiterfließen zu ermöglichen.[3]

Auf den therapeutischen Kontext übertragen bedeutet dies, daß wenige Sitzungen genügen, in denen Anregungen gegeben werden, die zu weiteren Anstößen und Entwicklungen zwischen den Sitzungen, also im konkreten Lebenskontext der Frauen im Sinne eines sich selbst vorantreibenden Veränderungsprozesses führen („Domino-Effekt"). Folglich ist in der systemischen Therapie weniger die Therapiestunde selbst, sondern die „Pause", die Zeit zwischen den Sitzungen, der Rahmen für Veränderungen. Längere Abstände sind angemessen, da Wandlungsprozesse beziehungsweise die Umsetzung der im therapeutischen Gespräch entwickelten Anregungen, Denkanstöße, neuen Sichtweisen und Prämissen Zeit brauchen.

In der systemischen Therapie hat es sich bewährt, mit einem Therapeutenpaar und zusätzlichen Beobachtern hinter einem Einwegspiegel zu arbeiten.[4] Durch diese systematische Einführung einer Außenperspektive wird vermieden, daß der Therapeut, der mit dem Klientensystem arbeitet, die Perspektive, Weltsicht oder innere Landkarte der Klientin und ihrer Familie übernimmt und damit in die gleiche Hoffnungslosigkeit, Resignation oder Hilflosigkeitsposition wie diese verfällt. Ähnlich wie ein Zuschauer auf der Tribüne, für den aus der Außenperspektive oft alternative Handlungsoptionen und Entscheidungsmöglichkeiten sehr viel leichter und schneller erkennbar sind als für einen Mitspieler auf dem Spielfeld, so ist es für das Team hinter dem Einwegspiegel leichter, Interaktionsmuster und -strukturen zu beobachten und sich nicht allein von den Inhalten der Kommunikation beeindrucken zu lassen.[5]

4.1.2 Hypothesenbildung

Beginn der systemischen Therapie ist meist ein ausführliches Telefongespräch mit den Frauen, die sich zu therapeutischen Gesprächen angemeldet haben. Bereits vor der ersten Sitzung werden am Telefon erste Basisdaten erfragt, wie Alter, Geschlecht, Geburtsort, Konfession, Wohnort, bisherige Krankheiten, Familienstand etc. – und zwar sowohl von der Klientin selbst als auch von ihren Geschwistern, Eltern und der Großelterngeneration. Aufgrund dieser Daten wird ein *Genogramm* erstellt.[6]

Ein Genogramm ist die graphische Darstellung eines Familienstammbaums über mindestens drei Generationen. Es ermöglicht einen ersten Einblick in den Lebenskontext der Frauen und bietet damit eine Grundlage zur Hypothesenbildung, das heißt zur Verknüpfung des berichteten klinischen Problems (bulimisches Eßverhalten) mit dem situativen Lebenszusammenhang. Ein Beispiel:

Familiengenogramm der Familie H.

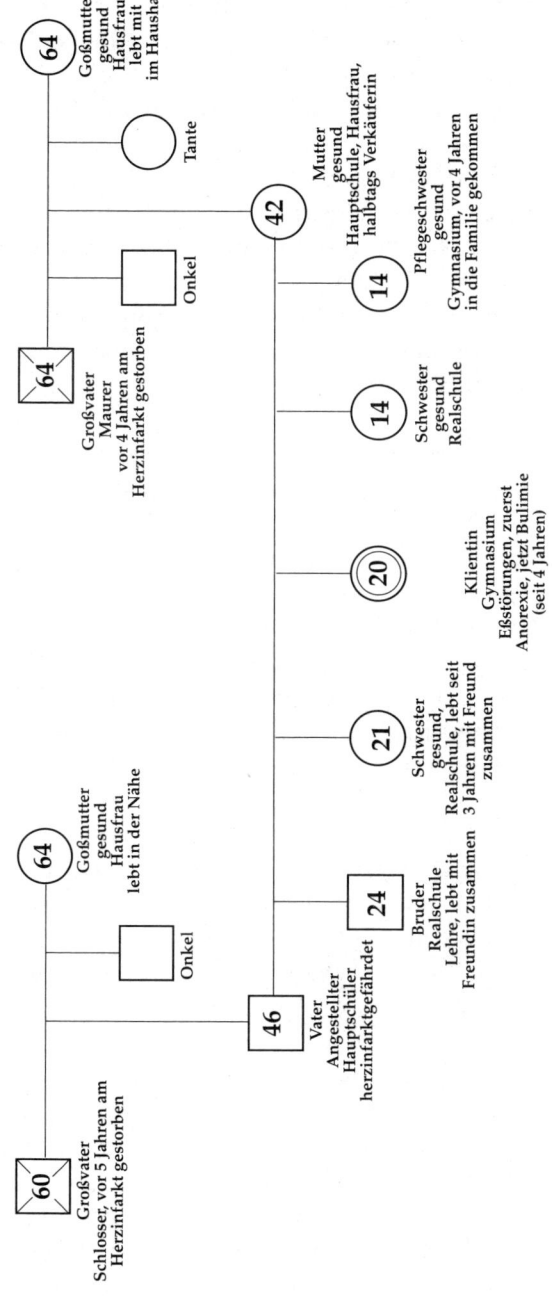

In der systemischen Therapie bedeutet Hypothesenbildung zunächst, daß individuumszentrierte und am medizinischen Krankheitsbegriff orientierte Diagnosen, welche Frauen mit Krankheitszuschreibungen und oft als negativ bewerteten Eigenschaften etikettieren, durch *beziehungsdynamische Hypothesen* ersetzt werden. Denn ebenso wie ein Wort sich nur im Zusammenhang eines Satzes verstehen läßt, wird bulimisches Verhalten erst durch die Kenntnis des Umfeldes verständlich, in welchem es gezeigt wird. Für das Hypothetisieren ist deshalb der aktuelle Lebenskontext der Frauen von Bedeutung, in dem die bulimische Symptomatik interpretiert werden muß. Hierzu ist das Genogramm ein erster Orientierungspunkt.[7]

Beziehungsdynamische, zirkuläre Hypothesen enthalten unter anderem Annahmen darüber,

- wie bestimmte Prämissen, Vorannahmen, Problemlösungs-versuche und Interaktionsmuster das bulimische Verhalten aufrechterhalten,
- wie bestimmte Ereignisse im Lebenszyklus der Frauen oder Beziehungsveränderungen ihre Anpassungs-und Entwicklungs-fähigkeiten überfordern und in der Folge zu Schwierigkeiten und bulimischem Verhalten führen,
- wie die bulimische Symptomatik einen zur Zeit verständlichen Lösungsversuch innerhalb des Beziehungskontextes und der jeweiligen Lebenssituation darstellt.

Dabei ergibt sich aus der konstruktivistischen Sichtweise, daß es nicht um „richtige" Hypothesen im Sinne „ewiger Wahrheiten", son-dern um die Formulierung sinnvoller Leitideen geht, sinnvoll insofern, als sie zu neuen Sichtweisen, Fragen, Aktivitäten und Entwicklungs-möglichkeiten führen. Doch ist die Nützlichkeit und Brauchbarkeit einer sinnvollen Hypothese noch lange kein Beweis für ihre Richtig-keit.[8]

Hypothesen sind difiit keine diagnostischen Festlegungen, die im wissenschaftlichen Sinne verifiziert oder falsifiziert werden können. Vielmehr stellen sie vorläufige Leitlinien dar, welche die Richtung und Inhalte therapeutischer Fragen bestimmen. Sie sind eine organi-sierende Kraft, welche verhindern soll, daß sich Therapeuten zu schnell in die Epistemologie der Frauen beziehungsweise ihrer Fami-lien verfangen und auf diese Weise therapeutisch hilflos werden. Als

„Konstrukte mit möglichst großer therapeutischer Wirksamkeit"[9] sind sie hilfreich und nützlich, um das Gespräch aktiv zu strukturieren, wobei sie jedoch gleichzeitig immer wieder aufgrund des Feedback des Klientensystems, neuer Informationen und Entwicklungen modifiziert oder durch andere Beziehungshypothesen ersetzt werden können.

Statt also zu fragen, ob eine Hypothese richtig oder wahr ist oder bestätigt werden kann, gilt für systemische Therapeuten als Leitlinie zur Hypothesenentwicklung: Wie sind unsere Annahmen, Beschreibungen oder Hypothesen als Grundlage und zur Strukturierung der therapeutischen Vorgehensweise *nützlich* für die Entwicklung konstruktiver, lösungs- und ressourcenorientierter Fragen und damit für die Entwicklung der Frauen?

4.1.3 Zirkuläres Fragen

Nach der Hypothesenbildung folgt als zweiter Schritt das therapeutische Interview. Grundlage des Gesprächs ist das „Zirkuläre Fragen", eine Befragungsmethode, welche ursprünglich von dem „Mailänder Team" (M. Selvini-Palazzoli, L. Boscolo, G. Cecchin und G. Prata) entwickelt und inzwischen weltweit von anderen Therapeutenteams aufgegriffen, modifiziert und weiterentwickelt wurde.[10]

Die zirkuläre Befragung ist eine Technik, die auf der konsequenten Anwendung der im zweiten Teil dargestellten theoretischen Konzepte beruht. Wie ihr Name sagt, versucht sie vor allem, durch spezifische Frageformulierungen und Frageabfolgen der zirkulären Organisation und der wechselseitigen Bedingtheit menschlicher Verhaltensmuster und Erkenntnisstrukturen gerecht zu werden.

Das zirkuläre Interview bedeutet von Anfang an nicht nur das Gewinnen, sondern auch die Eingabe veränderungsrelevanter Informationen. Informationssammlung und Informationseingabe sind immer ein synchroner Vorgang. Das Ziel der Befragung ist der Anstoß und die Moderation eines Prozesses, in welchem Therapeuten gleichzeitig wichtige Informationen über Interaktionsmuster, Beziehungsunterschiede, Prämissen, innere Landkarten etc. des Klientensystems erhalten und parallel dazu ihre spezifischen Fragen den Frauen/ihren Familien Informationen übermitteln, die gegenüber ihren bisherigen Glaubenssystemen und Erfahrungen neuartig sind und die Intention einer Veränderung der individuellen und familiären Epistemologie haben.

Entsprechend der Definition von G. Bateson, daß Information ein Unterschied ist, der einen Unterschied macht, lassen sich Informationen im therapeutischen Prozeß nur dadurch entwickeln, daß Unterscheidungen (z. B. bezüglich Raum, Zeit, Personen, Intensität) vorgenommen werden.

So betrachtet ist zum Beispiel die Feststellung „Sie hat eine Bulimie" noch keine therapeutisch relevante Information. Diese entsteht erst dadurch, daß die Bulimie mit anderen Phänomenen in Beziehung gesetzt wird: „Sie hat bulimisches Verhalten vor vier Jahren entwickelt, als die Pflegeschwester in die Familie aufgenommen wurde", oder: „Sie nutzt ihre Bulimie intensiver während der Woche, wenn sie an ihrem Studienort ist, jedoch weniger am Wochenende bei den Eltern."

Zirkuläre Fragen entwickeln neue Informationen, indem sie Verhaltensweisen (wie die Bulimie) in den Kontext sich verändernder Beziehungen setzen, ein Denken in rekursiven Mustern und Prozessen anregen, verdinglichte Beschreibungen durch Differenzierungen wieder „verflüssigen" und alternative Denk- und Verhaltensoptionen aktivieren.

Im einzelnen lassen sich dazu folgende Fragekategorien unterscheiden, die auf die Ausführungen von F. B. Simon über das zirkuläre Fragen zurückgehen:[11]

a) Fragen nach Merkmalsunterscheidungen und Ausnahmen

Sobald von den Frauen oder ihren Familien im Gespräch bestimmte festschreibende Begriffe wie Diagnosen, Definitionen oder Charaktereigenschaften (trotzig, Depression, Bulimie, aggressiv) verwendet werden, stellt sich die Frage nach dem ergänzenden Bereich beziehungsweise dem Gegenbegriff, welcher den verwendeten Begriff und alle mit ihm verknüpften Verhaltensweisen negiert und damit gleichzeitig relativiert:

„Wann hat sich die Tochter zuletzt nicht depressiv, sondern lebendig und lebenslustig gezeigt?"

„Woran merken Sie, daß Ihre Freundin mal keine Bulimie nutzt, sondern ganz normal mit Ihnen gemeinsam ißt?"

„Wann ist der Vater das letzte Mal nicht aggressiv, sondern liebevoll und unterstützend der Tochter gegenüber gewesen?"

Jede Definition wie „Bulimie", „Depression" etc. setzt voraus, daß es nicht-depressive Situationen und nicht-bulimisches Eßverhalten gibt. Nur so ist es möglich, jemanden als depressiv oder bulimisch zu definieren. Es lassen sich also Unterscheidungen zwischen depressiv und nicht-depressiv, bulimischem und nicht-bulimischem Verhalten angeben. Die Frage nach den entsprechenden Merkmalsunterscheidungen hat weitreichende Implikationen: implizit bedeuten sie die Erkundigung nach Ausnahmesituationen, und dementsprechend ist es anschließend möglich weiterzufragen:

„Was machen Sie dann anders? Wie verhalten sich die anderen daraufhin anders? Wie erklären Sie sich das?" etc.

b) „Verflüssigung" von Eigenschaften
Individuelle Eigenschaften sind aus individuellen Verhaltensweisen abstrahierte Verdinglichungen und Zuschreibungen. Häufig implizieren unsere sprachlichen Strukturen, daß Eigenschaften dauerhafte und unveränderliche Merkmale seien, welche einer Person ein Leben lang anhaften:

Sie *ist* zurückhaltend; der Vater *ist* überfürsorglich; die Schwester *hat* Ängste; die Mutter *ist* kontrollierend; sie *hat* eine Bulimie ...

Ziel der zweiten Fragekategorie ist es, starre Eigenschaftsbegriffe zu „verflüssigen" und sie wieder in die Verhaltensdimension zurückzuübersetzen, indem die Verben „haben" und „sein" weitgehend vermieden und die Bedeutung von Zuschreibungen und Eigenschaften auf der konkreten Verhaltensebene erfragt werden:

„Was tut Ihre Schwester, wenn Sie meinen, sie zeige sich bulimisch?"
„Welche Verhaltensweisen muß der Vater zeigen, damit die Tochter zu dem Schluß kommt, er sei kontrollierend?"
„Wie muß M. sich verhalten, damit Sie ihr Eßverhalten als unkontrolliert bezeichnen?"

Diese Frageformulierungen implizieren: Wenn jemand nicht bulimisch oder unkontrolliert *ist*, sondern die entsprechenden Verhaltensweisen *zeigt*, dann kann er sie in bestimmten Situationen auch *nicht zeigen*. Damit wird unterstellt, daß Menschen sich in unterschiedlichen Situationen unterschiedlich zeigen beziehungsweise verhalten, und Eigenschaften werden als Elemente eines dynamischen Geschehens angesehen. Verhaltensweisen lassen sich leichter verändern als Eigenschaften, jemand muß sich „nur" anders verhalten. Und darin besteht letztlich das Ziel der Therapie: Daß Menschen sich anders als bisher verhalten.

c) Kontextualisierung

Verhaltensweisen sind immer kontextabhängig. Niemand verhält sich immer und in der gleichen Weise bulimisch, ängstlich, verunsichert, unkontrolliert etc. Kontextualisierung bedeutet entsprechend, durch Fragen den interaktionellen Zusammenhang zu verdeutlichen, in welchen das symptomatische Verhalten eingebettet ist: In welchen Situationen (räumlicher Kontext), zu welcher Zeit (zeitlicher Kontext), welchen Personen gegenüber (personeller Kontext), wird das als Problem bezeichnete Verhalten wie intensiv, wie wenig oder überhaupt nicht gezeigt? Welchen Effekt hat das Verhalten und welche Reaktionen löst es aus?

„Wie verhalten sich Vater und Mutter, wenn Tanja nach dem Essen aufsteht und die Eltern denken, Tanja wolle ins Bad und erbrechen? Was tut dann die Schwester? Wie reagiert Tanja dann auf diese Verhaltensweisen von Eltern und Schwester? Was ändert sich am Ablauf, wenn die Großmutter dabei ist? ... Wer hätte am ehesten Einfluß darauf, das bulimische Verhalten zu verstärken? Was müßte derjenige tun? Wie erklärt die Familie, daß Tanjas Eßanfälle eher am Wochenende als in der Woche auftreten und zudem stärker am Abend, beim Frühstück und in der Schule aber gar nicht?"

Die Kontextualisierung weist ähnlich wie die „verflüssigenden" Fragen darauf hin, daß Symptome nicht „Dinge" oder „Eigenschaften", sondern Verhaltensweisen beziehungsweise ein Komplex verschiedener Verhaltensweisen (Unmengen einkaufen, hektisch Kochen, Essen, Erbrechen, Ausruhen, erneutes Essen, Erbrechen ...) sind.[12]

Verhaltensweisen oder -abfolgen erhalten erst in einem bestimmten Bezugsrahmen ihre Bedeutung; es gibt keinerlei Bedeutung von Tatsachen oder Verhaltensweisen ohne Kontextbezug: Symptome,

150

Verhaltensweisen, Tatsachen etc. sind an sich, ohne Bezug zum Beziehungskontext, sinn- und bedeutungslos. Welcher Sinn oder welche Funktion einer Verhaltensweise gegeben wird, ist immer abhängig vom jeweiligen interaktionellen Zusammenhang.

Um ein Bild davon zu bekommen, welchen Sinn und welche Bedeutung beispielsweise das bulimische Verhalten für die Frauen haben könnte, und um Hypothesen darüber entwickeln zu können, welche Funktion sie in ihrem derzeitigen Leben erfüllt, ist eine genaue Kontextbefragung notwendig.

d) Doppelbeschreibung

Doppelbeschreibung heißt: Die Beschreibung aus mindestens zwei Perspektiven, um die gegenseitige Bedingtheit von Verhalten zu verdeutlichen. Jeder der Beteiligten wird somit als ein Handelnder definiert, wodurch ein Denken in Täter- und Opferrollen und damit verknüpfte geradlinigkausale Prämissen in Frage gestellt werden:

„Angenommen Tanja, Sie wollten, daß Ihre Eltern sich noch mehr Sorgen machen und sich noch mehr Möglichkeiten ausdenken, Ihr Eßverhalten zu kontrollieren, was müßten Sie tun?" und umgekehrt:
„Gesetzt den Fall, Sie als Eltern wollten, daß Ihre Tochter die Bulimie noch häufiger nutzt und verstärkt, hätten Sie eine Chance, das zu erreichen?"

Ausführliche Doppelbeschreibungen können für sich schon therapeutisch sein, indem implizit gefragt wird: „Was müssen Sie tun, damit die Situation beziehungsweise das Symptom noch schlimmer wird?" Dadurch entstehen gleichzeitig Informationen, was jemand tun muß, damit es besser wird, nämlich dadurch, daß er dasjenige wegläßt, was er oder sie jetzt tut. Die Lösung besteht dementsprechend nicht in zusätzlichen oder verstärkten Bemühungen („Mehr desselben"), sondern im Weglassen von Verhaltensweisen.

e) Einführung einer zeitlichen Dimension

Die Einführung einer zeitlichen und geschichtlichen Perspektive relativiert statische und verdinglichte Beschreibungen und die Vorstellung, daß Menschen dauerhafte Persönlichkeitszüge besitzen.

Mit der Einführung von Zeit werden Eigenschaften zu Prozessen, welche einmal entstanden sind und sich deshalb auch wieder ändern

151

können. Fragen mit Zeitimplikationen können sich sowohl auf die Vergangenheit als auch auf die Zukunft beziehen:

„Wann hat die Schwester sich entschieden, ihre Meinung und ihre Bedürfnisse lieber mit Hilfe der Bulimie herunterzuschlucken als sie offen zu äußern?"
„Wann hat die Freundin beschlossen, daß ihr Leben ,zum Kotzen' ist?"
„Wie lange wird die Tochter noch darauf verzichten, ihre eigenen Wünsche, Bedürfnisse und Lebenspläne ebenso ernst zu nehmen wie diejenigen anderer Menschen?" „Wann wird sie beginnen, ihre Fähigkeiten, sich durchzusetzen und gut für sich zu sorgen, zu nutzen?"

Die Formulierungen „Wann haben Sie entschieden ..." oder „Wie lange werden Sie noch verzichten ...", implizieren darüber hinaus aktive Entscheidungsprozesse, welche einer einseitigen Beschreibung in „Opferrollen" entgegenwirken.

f) Fragen zu Beziehungsmustern und Beziehungsveränderungen
Diese Fragen dienen dazu, Vorstellungen und Folgen hinsichtlich gegenwärtiger, früherer oder zukünftiger Beziehungsmuster und Beziehungsveränderungen zu erfahren. Es lassen sich folgende Frageformen unterscheiden:

Erstens die *triadischen Fragen*, welche sich immer auf mindestens drei Personen beziehen. Es hat sich bewährt, nicht die Beteiligten selbst über ihre Beziehung zu befragen, sondern eine dritte Person, die außerhalb dieser Beziehung steht. Denn als Teil einer Beziehung kann niemand eine Aussage über die Beziehung machen, die nicht sofort wieder Teil der Beziehung ist. Entsprechend vorsichtig und zurückhaltend werden die Antworten ausfallen. Es macht einen großen Unterschied, ob Informationen von außen, von einem Nichtbeteiligten, oder von denjenigen, die Teil der Beziehung sind, direkt erfragt werden. Beispiele:

Frage an den Vater: „Wie sehen Sie die Beziehung zwischen M. und ihrer Schwester?"
Frage an die Freundin: „Dient das bulimische Verhalten von S. eher dazu, sich von den Eltern abzugrenzen, oder ist es eine Möglichkeit, mit ihnen intensiver durch Sorgen verbunden zu bleiben?"

152

Frage an die Schwester: „Glauben Sie, daß H's Freund ihre Bulimie eher für eine Krankheit oder eine schlechte Angewohnheit hält? Würde er eher denken, daß es sich bei der Bulimie von H. um eine lebenslängliche Sucht oder um etwas Vorübergehendes handelt?"

Zweitens gehören *Rangfolgenfragen* zu dieser Kategorie, daß heißt Fragen nach quantitativen Abstufungen von bestimmten Einstellungen oder Verhaltensweisen, welche Beziehungsunterschiede verdeutlichen, ohne sie direkt erfragen zu müssen. Beispiele:

„Machen Sie mal eine Rangfolge: Wer ist am meisten/am wenigsten besorgt über das bulimische Verhalten von R.?"
„Wer verspricht sich am meisten von den therapeutischen Gesprächen; wer ist eher skeptisch?"
„Wer hält es am ehesten für möglich, daß F. schon vor Beginn des Studiums auf ihre Bulimie verzichten wird? Wo würden Sie alle Familienmitglieder auf einer Skala einordnen (0 = unmöglich; 10 = auf jeden Fall)?"

Abstrakte Fragen führen häufig zu abstrakten Antworten, welche wenig nützliche Informationen enthalten: „Wir sind alle besorgt ..."; „Hoffen tun wir natürlich immer ..." Rangfolgenfragen erleichtern es, konkreter nach Differenzen, nach Unterschieden, die einen Unterschied machen zu fragen.

Drittens sind *Differenzierungsfragen*, das heißt Fragen nach Unterschieden bezüglich Quantität (mehr – weniger), Qualität (besser – schlechter), Zeit (vorher – nachher), der Kategorie der Beziehungsfragen zuzuordnen. Beispiele:

„Mit wem redet der Vater mehr, mit der Mutter oder der Tochter?"
„Zu wem hat R. den innigeren Kontakt, zur Mutter oder zum Freund?"
„Wann hat V. die Bulimie mehr genutzt, vor oder nach der Trennung von ihrem Freund?"

Viertens gehören *Zustimmungsfragen* dazu, welche Informationen über Übereinstimmungen oder Nichtübereinstimmungen und damit auch wieder über die Beziehungen und Beziehungsunterschiede zwischen den am Gespräch Beteiligten verdeutlichen. Beispiele:

„Stimmen Sie dem zu, was Ihr Freund über die Situation berichtet hat?"
„Sehen alle in der Familie die Bulimie als eine Krankheit, oder gibt es jemanden, der eine andere Einschätzung oder Sichtweise vertritt?"

Fünftens gehören *Fragen über die interaktionelle Wirkung wichtiger Lebensereignisse und besonderer Veränderungen im Lebenszyklus* zur Kategorie der Beziehungsfragen. Es sind Fragen nach Fakten (Auszug, Studienbeginn, Tod eines Familienmitglieds etc.) und der Bedeutung dieser Fakten für interaktionelle Veränderungen in einer Beziehung.

Wichtig ist diese Differenzierung, damit Therapeuten und Therapeutinnen nicht vorschnell ihre eigenen Erklärungen und Bedeutungsgebungen unterstellen.

Beispielsweise können der Tod einer Großmutter oder der Auszug der Schwester ganz unterschiedlich als Erleichterung oder als großer Verlust empfunden werden. Die interaktionelle Wirkung bestimmter Ereignisse und Veränderungen ist dementsprechend davon abhängig, welche Bedeutung die jeweils Betroffenen selbst diesen Ereignissen zuschreiben. Beispiele:

„Was hat sich an der Beziehung zwischen Mutter und Tochter verändert, seit die Oma gestorben ist? Was haben Sie vorher gemacht, was nachher? Wie erklären Sie sich das?"

„Was hat sich an der Beziehung der Eltern verändert, seit die Tochter als letztes Kind ausgezogen ist ...?"

g) Fragen zu individuellen und kollektiven Theorien, Mythen, Hypothesen und Bedeutungsgebungen bezüglich des Auftretens der Probleme/Symptomatik

Diese Fragen dienen dazu, die bisherigen Glaubenssysteme, Prämissen und Grundannahmen, welche mit der bulimischen Symptomatik und den damit verbundenen Problemen verknüpft sind, kennenzulernen und gleichzeitig in Frage zu stellen. Beispiele:

„Wie erklärt sich Ihr Mann, daß die Tochter seit drei Jahren jedesmal nach dem Essen im Bad verschwindet und erbricht? Sehen Sie es genauso? Wann haben Sie begonnen, es sich so zu erklären? Wer sieht es noch so wie die Lehrerin, daß sie von einer Sucht betroffen ist, die sie nicht kontrollieren kann? Sieht es jemand anders?"

154

h) Fragen zu individuellen und kollektiven Werten

Diese Fragen dienen der Klärung und Verdeutlichung von Unterschieden und Übereinstimmungen bezüglich moralischer, politischer, religiöser, geschlechtsspezifischer und sonstiger essentieller Werte. Beispiele:

„Wer außer der Mutter glaubt auch, daß es für eine Frau schlecht ist, an sich zu denken, daß es egoistisch ist, für sich zu sorgen, und eine gute Ehefrau in erster Linie für die Erfüllung der Wünsche anderer dazusein hat?"

„Wer in der Familie teilt am ehesten die Überzeugung des Vaters, daß Liebe und Anerkennung nur über Leistung möglich ist?"

i) Ressourcenbetonte Fragen

Systemische Therapie geht von der Hypothese aus, daß Menschen letztlich alle Fähigkeiten, die sie brauchen, um ihr Leben ohne Symptome zu gestalten, schon in sich haben und sie nur zur Zeit nicht nutzen. Gerade wenn Menschen leiden oder unter Druck sind, dann neigen sie dazu, ihren Blick nur auf Defizite zu lenken.

Ressourcenorientierte Fragen implizieren, daß das andere Verhalten, das heißt das ergänzende Verhalten zum Problemverhalten, schon vorhanden ist, aber gegenwärtig nicht gezeigt wird. Beispiele:

Frau M. beschreibt sich selbst als zu zurückhaltend und schüchtern. Frage: „Wann hat sich Frau M. das letzte Mal entschlossen und durchsetzungsfähig gezeigt?"
Frau S. hält sich für leblos, inkompetent und langweilig. Frage: „Wie würden der Ehemann und die Kinder darauf reagieren, wenn die Frau beziehungsweise Mutter ihren Ideen, Kompetenzen, ihrer Lebendigkeit und eigenen Kraft zunehmend mehr vertraute und sie auch umsetzte und lebte?"

j) Hypothetische Fragen

Hypothetische Fragen versuchen alternative Sichtweisen, Prämissen und Handlungsoptionen zu entwickeln, und dienen der systematischen Durchführung von Gedankenexperimenten. Das hypothetische Durchspielen von Situationen entwirft neue Zukunftsbilder, kann aber auch die Vergangenheit in einem anderen Licht erscheinen lassen, indem durch Fragen hypothetisch etwas weggenommen, hinzugefügt oder verändert wird. Beispiele:

„Angenommen Sie wachen morgen auf und die Bulimie ist nicht mehr da – Sie haben die Fähigkeit, Heißhungeranfälle zu entwickeln und anschließend zu erbrechen, verloren …, wie würden Sie dann Probleme lösen?" (Wegnehmen)

„Angenommen Sie wären nicht als Einzelkind, sondern mit Geschwistern aufgewachsen, würden Sie dann heute auch noch zu Hause wohnen?" (Hinzufügen)

„Angenommen, die Eltern hätten sich nicht scheiden lassen, sondern wären zusammengeblieben, hätten Sie dann auch die Bulimie entwickelt?" (Verändern)

Hypothetische Veränderungen durch „Wegnehmen", „Hinzufügen" oder „Verändern" können sich sowohl auf die Zukunft, die Gegenwart, als auch die Vergangenheit beziehen.

Zukunft: *„Angenommen die Bulimie wird besser, schlechter, bleibt wie sie ist …, wie sieht dann jeweils Ihre Beziehung in drei Jahren aus?"* *„Angenommen die Tochter zieht morgen aus, wie wird sich das auf das bulimische Verhalten auswirken?" „Angenommen die Eltern trennen sich, zu wem wird die Tochter und zu wem der Sohn gehen?"*

Gegenwart: *„Angenommen Sie würden das Gespräch nicht mit einer Therapeutin, sondern mit einem männlichen Therapeuten führen, was wäre anders?" „Stellen Sie sich vor, Ihr Freund wäre jetzt hier, wie würde er das bisherige Gespräch kommentieren?" „Angenommen die Eltern kämen jetzt herein und würden zuhören, was würden sie denken?"*

Vergangenheit: *„Angenommen Sie wären nicht als Tochter, sondern als Sohn geboren worden, hätten Sie dann auch bulimisches Verhalten entwickelt?" „Angenommen das Pflegekind wäre nicht vor drei Jahren in die Familie gekommen, hätte die Schwester dann ihre Bulimie entwickelt?" „Angenommen die Tochter hätte damals ihr Kind nach der Geburt nicht zur Adoption gegeben, sondern sich dem Vater gegenüber durchgesetzt, was wäre heute anders?"*

Hypothetische Fragen sind Gedankenexperimente, welche Optionen für weitere Entwicklungen eröffnen und alternative Sichtweisen anbieten (nach dem Motto: „Die Welt ist all das, was der Fall sein könnte …")[13]. Sie erlauben ein Probedenken und Probehandeln und ermöglichen es Menschen dadurch, systematisch die Folgen verschiedener Sichtweisen und Konsequenzen unterschiedlicher Handlungsmöglichkeiten durchzuspielen und zu überdenken. Hypothetische Fragen implizieren die Vorstellung, daß die Dinge völlig anders (als erwartet oder befürchtet) sein könnten. Sie sind eine Möglichkeit, die Vorstellung von Veränderungen einzuführen, ohne den Frauen direkt zu sagen, sie sollten sich ändern.

In alle genannten Fragekategorien läßt sich auch die Person des Therapeuten oder der Therapeutin mit einbeziehen. Beispiele:

„Wenn Sie eine Rangfolge über die Hoffnung bezüglich der Gespräche hier aufstellen, wie würden Sie mich da einschätzen?"

„Was glauben Sie, was ich schätzen würde, ob Sie in fünf Jahren noch bulimisches Verhalten nutzen?"

„Angenommen es gäbe keine Therapeuten, keine Beratungsstellen und keine Kliniken auf der Welt, würde Sie das eher hoffnungslos machen, so daß Sie denken, Sie müßten lebenslänglich mit der Bulimie leben? Oder würde es eher dazu führen, daß Sie mehr auf eigene Ressourcen zurückgreifen und eigene Kräfte und Energien mehr ins Blickfeld kommen?"

„Angenommen ich wollte, daß Sie Ihre Eltern auf keinen Fall zum nächsten Gespräch mitbringen/daß Sie sich langweilen/nicht wiederkommen …, wie müßte ich mich verhalten?"

„Angenommen wir reden weiter wie bisher, ist das hilfreich? Wie gehen Sie dann am Ende des Gesprächs nach Hause?"

Diese Fragen stellen eine Möglichkeit der „Supervision" des Therapeutenteams durch die Klientinnen dar. Denn unabhängig von der Intention der Therapeuten entscheiden allein die Klientinnen beziehungsweise ihre Familien über die Wirkung der Fragen und des Gesprächs (Sind die Fragen nützlich im Sinne von Veränderung gewesen? Wie werde ich als Therapeut/Therapeutin erlebt? Sind hilfreiche neue Anregungen entwickelt worden? etc.).

157

4.2 Therapeutisches Vorgehen

Das vorangegangene Kapitel machte deutlich, daß das therapeutische Gespräch durch zirkuläre Fragen zu einer sehr spezifischen und gezielten Interaktion wird. Der Prozeß der Gesprächsführung ist durch die Therapeuten stark strukturiert. Jede Frage bedeutet für sich genommen schon eine „Mikrointervention", indem sie darauf fokussiert, „kleine Unterschiede" einzuführen, die beinahe unmerklich einfließen und langsam die Weltsicht, die innere Landkarte der Klientinnen verändern. Aktivität und Strukturierung durch die Therapeuten darf jedoch nicht mit All-Macht oder All-Verantwortlichkeit verwechselt werden. Ihr Einfluß und ihre Verantwortung sind begrenzt. Therapeuten können die Frauen, ihr Verhalten und Erleben, ihr Selbstbild und ihre Annahmen nur im Sinne einer Anregung zu eigenen Veränderungs- und Lösungsprozessen zu beeinflussen versuchen.

Die folgenden Kapitel sind Beispiele dafür, wie Therapeutinnen und Therapeuten konkret versuchen, Veränderungen anzuregen, indem sie

- Rückkopplungsschleifen durchtrennen, die aus Vorannahmen selbsterfüllende Prophezeiungen machen,
- die Aufmerksamkeit von Defiziten und Pathologie auf Ressourcen und Entwicklungsmöglichkeiten lenken,
- versuchte Lösungsmuster blockieren, die wieder und wieder verwendet werden, obwohl sie nicht zum Erfolg führen, sondern selbst zum Problem geworden sind.

Bei allen therapeutischen Schritten geht es stets darum, neue Optionen zu eröffnen und Entwicklungen in Gang zu setzen, welche den Frauen dazu verhelfen, eigene Lösungswege zu entwickeln und zu beschreiten.

Dabei können die folgenden Beispiele nur exemplarisch und ausschnitthaft einzelne therapeutische Schritte beschreiben. Eine idealtypische Darstellung des methodischen Vorgehens und einzelner Phasen des Therapieprozesses ist immer mit Verkürzung und Vereinfachung verbunden, die der Vielfalt der therapeutischen Verläufe nie ganz entspricht. Sie gibt kaum das Auf und Ab, Zeiten der Hoffnungslosigkeit und des Wartens, der plötzlichen Überraschungen und Entwicklungen etc. wieder, welche den gesamten Therapieprozeß kennzeichnen.

Die in den nun folgenden Kapiteln beschriebenen Schritte können deshalb lediglich als eine Art „Richtschnur" zur Orientierung in den Gesprächen mit bulimischen Frauen dienen.

4.2.1 Bulimie: Feindin oder Freundin?

„Sich selbst zu lieben ist der Beginn einer lebenslangen Romanze."

Oscar Wilde

Wenn die Frauen zu einem ersten therapeutischen Gespräch kommen, dann nennen sie als ihren vordringlichsten Wunsch: „Ich möchte meine Bulimie bekämpfen; bitte helft mir dabei!" Gleichzeitig formulieren sie als Auftrag an die Therapeuten: „Helft mir, daß ich mich so akzeptieren kann, wie ich bin! Erst wenn mir das gelingt, dann ist das Problem mit der Bulimie gelöst!"

Was auf den ersten Blick wie zwei verständliche und angemessene therapeutische Anliegen erscheint, erweist sich bei genauem Hinschauen als ein therapeutisches Dilemma: Die Bulimie sowie alle mit ihr verbundenen körperlichen Reaktionen, Verhaltensmuster, Denk- und Fühlweisen sind untrennbarer Teil der betroffenen Frauen. Kapitel III beschreibt die auto-destruktiven Schleifen, Selbstabwertungsprozesse und eskalierenden Kontrollkämpfe, die aus der Subjekt-Objekt-Spaltung „Ich und mein Körper" entstehen. Jede abwertende Beschreibung und negative Konnotation der Bulimie bedeutet eine Abwertung der Frauen; jeder Kampf gegen das bulimische Verhalten impliziert den Kampf gegen die betroffene Frau. Das Ziel der Selbstakzeptanz und Selbstwertschätzung läßt sich deshalb – so paradox dies zunächst scheinen mag – nur erreichen, indem die Frauen ihre Bulimie akzeptieren und sie durch ihre Familie / Partner und Therapeuten akzeptiert wissen.

Zum therapeutischen Vorgehen: Die systemische Therapie geht davon aus, daß Verhaltensweisen (wie das bulimische Verhalten) ebenso wie Tatsachen und Fakten zunächst sinn- und bedeutungslos sind. Sinn und Bedeutung werden jeweils zugeschrieben. Entsprechend können sie auch „weggenommen" und durch andere Zuschreibungen ersetzt, umgedeutet werden. Es gibt im therapeutischen

Kontext kein „an sich" gutes oder schlechtes Verhalten, entscheidend ist die Bewertung und Bedeutungszuweisung.

Zu Beginn der Therapie sind es überwiegend negative Deutungen und Sichtweisen, welche die Frauen mit der Bulimie verknüpfen. Sie beschreiben sie als Sucht, die es zu beseitigen, auszurotten gilt, als ungehöriges Verhalten, welches unter Kontrolle gebracht werden muß, als Feind, gegen den man sich mit allen Mitteln wehren muß. Es sind Sichtweisen, die weder für die Frauen noch für den therapeutischen Prozeß nützlich im Sinne von Veränderung, das heißt Aufgabe des bulimischen Verhaltens, sind.

Bereits im Erstgespräch ist deshalb ein wichtiger therapeutischer Schritt, die überwiegend pathologie-orientierten Beschreibungen der Bulimie als etwas „Krankhaftes", „Negatives", „Destruktives" durch *positive und wertschätzende Aspekte des bulimischen Verhaltens zu ergänzen*[1]. Der Therapeut überlegt:

– Wie läßt sich eine positive Funktion der Bulimie (er-)finden?
– Wie können alternative Geschichten und Sichtweisen darüber entwickelt werden, daß die Bulimie ein zur Zeit hilfreiches Verhalten darstellt?
– Wie kann sie – je nach Beziehungskontext und Lebensgeschichte – als „körperliche Weisheit", „sinnvolle Sicherheitshandlung" oder „Vorbotin für anstehende Entwicklungsprozesse" beschrieben werden?

Dazu folgende Beispiele aus therapeutischen Gesprächen:

Umdeuten: Bulimie als Denkpause und gutes inneres Barometer
Therapeutin: Sie sind gekommen, um die Bulimie loszuwerden, um sie zu bekämpfen, wie Sie sagten. Das ist ein verständliches Anliegen. Und ich sehe auch die ganzen schmerzlichen Aspekte …, so wie Sie zur Zeit mit sich umgehen. Andererseits – das ist unsere Erfahrung – alles hat zwei Seiten …, auch die Bulimie! Und ich frage mich, ob es vielleicht auch positive Seiten oder Aspekte Ihres bulimischen Verhaltens gibt?
Anna: Das kann ich mir kaum vorstellen …, das ist eine schwere Frage.

160

Therapeutin: Gut, dann versuche ich konkreter zu fragen. Sie sagten, daß Ihr bulimisches Verhalten anfing, als Sie auszogen und Ihre Ausbildung begann.

Anna: Ja, das stimmt.

Therapeutin: Und Sie berichteten weiter, daß die Bulimie dann so stark wurde, daß Sie die Ausbildung abgebrochen haben, wieder nach Hause gezogen sind und sich entschieden haben, ein Jahr zu warten und noch einmal genau zu schauen, was Sie machen und wie Sie Ihr Leben gestalten möchten.

Anna: Ja, genau ...

Therapeutin: Nun frage ich mich, ob Sie die Ausbildung auch abgebrochen und sich dieses Jahr gegönnt hätten, wenn Sie keine Bulimie entwickelt hätten?

Anna: Nein, ich glaube nicht.

Therapeutin: Sondern?

Anna: Ich hätte gedacht, daß ich die Ausbildung zu Ende bringen muß. Irgendwie durchziehen ...

Therapeutin: Und wie ginge es Ihnen dann heute?

Anna: Ich glaube, schlechter ...

Therapeutin: Das bedeutet, ohne Bulimie hätten Sie sich die „Denkpause" nicht gegönnt? Wie erklären Sie sich das?

Anna: Ich denke schon immer, daß ich Dinge zu Ende führen muß. Ich hätte den Anspruch gehabt, daß ich es schaffen muß irgendwie ..., und ich hätte Angst gehabt, meine Eltern zu enttäuschen.

Therapeutin: Also ohne Bulimie wären Sie jetzt fast fertig mit der Ausbildung, würden anfangen zu arbeiten, und die Eltern wären zufrieden – aber Sie wären unglücklich dabei, weil Sie wüßten, daß es nicht Ihr Weg, nicht Ihr Wunsch ist?

Anna: Ja, bestimmt!

Therapeutin: Würden Sie mir dann zustimmen, daß die Bulimie auch ein Stück hilfreich für Sie ist – neben allen leidvollen Aspekten, die ich auch sehe –, weil Sie Ihnen die Denkpause ermöglicht hat?

Anna: Doch, ja ..., obwohl ich es bislang noch nicht so gesehen habe. Aber es stimmt, letztendlich hat die Bulimie mich gezwungen, noch einmal genauer darüber nachzudenken, was ich möchte ... und nicht einfach so weiterzugehen. Ich habe sonst immer nur gedacht, daß ich niemanden enttäuschen möchte und auch den anderen immer viel mehr Gewicht beigemessen ...

Therapeutin: Und nun ist es, als hätte die Bulimie Sie gebremst und gesagt: Bevor du weitergehst mit deinen Ansprüchen, dem Perfektionismus und der Idee, es doch allen anderen recht machen zu müssen ..., als hätte sie gesagt: Halt stop! wie machst du es dir damit recht?

Anna: Ja, stimmt.

Therapeutin: Und dann ist sie ja wie ein gutes inneres Barometer dafür, ob Sie auch gut mit sich selber umgehen, wie eine „Freundin", die darauf achtet, daß Sie liebevoll auf sich achten?

Anna: Ja, insofern hat sie schon hilfreiche Aspekte ... Langfristig möchte ich sie schon lassen, aber vielleicht ist sie auch noch wichtig."

Positive Symptombewertung:
Die Bulimie als sinnvolle Sicherheitshandlung

Frau S. kommt zu einem Erstinterview und berichtet, daß sie so schnell wie möglich ihre Bulimie bekämpfen müsse. Sie sei verzweifelt, weil die Bulimie sich in den letzten Monaten massiv verstärkt habe. Zu ihrer Vorgeschichte erzählt sie, daß sie bereits eine andere Therapie gemacht habe. Ihr damaliger Anmeldegrund seien Beziehungsschwierigkeiten mit Männern gewesen. Während dieser Therapie seien ihr überraschend Bilder und Erinnerungen aus der Kindheit, über sexuellen Mißbrauch seitens des Stiefvaters, gekommen. Diese Bilder seien sehr schmerzlich, sie mache sich selbst viele Vorwürfe. Einerseits wolle sie sich erinnern, andererseits würden sie die Bilder häufig so überrollen, daß sie kaum wisse, wie sie diese aushalten könne. Zeitlich parallel habe sich die Bulimie verstärkt.

Anna: Ja, ich möchte die Bulimie unbedingt loswerden. Sie bestimmt inzwischen schon mein ganzes Leben. Immer denke ich ans Essen, und es bleibt kaum noch Kraft für meine Arbeit und für Freunde ...

Therapeut: Wieviel Prozent des Tages, Ihrer Gedanken und Kraft geht in die Bulimie?

Anna: Bestimmt mehr als die Hälfte. Vielleicht 60 oder sogar 70 Prozent.

Therapeut: Das ist eine ganze Menge ...

Anna: Ja, das ist es ... und deshalb soll sie so schnell wie möglich weg ...

Therapeut: Nun angenommen ich hätte einen Zauberstab ..., ich könnte die Bulimie wegzaubern ..., Sie gehen also nach Hause und haben die Fähigkeit verloren, bulimisches Verhalten zu nutzen ... Was wäre dann, was würden Sie tun mit Ihrer ganzen Zeit und Energie?

Anna: Ich käme endlich zur Ruhe und hätte Zeit …
Therapeut: Und dann? Wäre das gut?
Anna: Das wäre gut, glaube ich.
Therapeut: Gab es solche Zeiten schon mal?
Anna: Ja, das war gerade jetzt wieder, im Urlaub. Da hatte ich ein paar Tage keine Bulimie und viel Zeit für mich, weil ich alleine verreist bin …
Therapeut: War das eine gute Erfahrung?
Anna: Ja, das war wichtig und gut … Obwohl, jetzt fällt mir ein: Im Urlaub, da sind mir wieder viele Erinnerungen und Bilder von früher gekommen … mit meinem Stiefvater … und manchmal habe ich gedacht, das halte ich nicht aus. (weint). Ich will mich erinnern, weil ich denke, daß es mit meinen Problemen mit Männern zu tun hat. Aber es tut so weh … ich weiß nicht, ob ich es aushalte … Und dann habe ich mich zum Schluß doch wieder zugefressen, weil dann bin ich abgelenkt und erschöpft und kann wenigstens schlafen …
Therapeut: … so daß die Bulimie auch den Aspekt hat, daß sie Sie vor zu vielen und schnellen schmerzlichen Erinnerungen schützt?
Anna: Ja, sie ist wie ein Ventil …
Therapeut: Es scheint, als würde eine Seite in Ihnen sagen: Ja, ich möchte mich erinnern, möglichst schnell, damit es mir besser geht … und die Beziehungen mit anderen Männern klarer werden, aber eine andere Seite achtet auch darauf, daß Sie in diesem Punkt behutsam mit sich umgehen. Und je mehr Sie sich erinnern, auch angeregt durch die Therapie und die freie Zeit im Urlaub, desto mehr verstärken Sie die Bulimie … Fast scheint es so, als hätte die Bulimie – neben allen leidvollen Aspekten – auch den, daß Sie Ihnen hilft, den Prozeß zu moderieren …
Anna: Ja, das stimmt!
Therapeut: … und dann scheint es mir wichtig, zu fragen, ob es sinnvoll ist, die Bulimie zu bekämpfen oder von heute auf morgen zu verabschieden …, was wäre dann? Sie sagten, dann wäre mehr Ruhe? Aber was dann?
Anna: Dann kämen wieder die Bilder …
Therapeut: Wäre das gut?
Anna: Wenn sie mich dann so überrollen …, ich weiß nicht …, es ist auch so, daß immer, wenn ich mich nach dem Essen erbreche …, dann sehe ich immer das Bild von meinem Stiefvater vor mir …

Therapeut: ... als würden Sie zwar die Bilder und Erinnerungen jetzt zulassen können einerseits –, gleichzeitig ist die Bulimie ein Mittel, sie wieder loszuwerden. Sinnbildlich gesprochen, sie „ins Klo zu kotzen"?
Anna: Ja, genauso empfinde ich es!
Therapeut: Wäre es dann nicht sinnvoller, die Bulimie noch beizubehalten und wenn, dann nur ganz langsam zu verabschieden?
Anna: Ja, das denke ich jetzt auch ..., aber das ist ein ganz neuer Aspekt für mich ..., daß sie auch hilfreich ist.
Therapeut: Zumindest zur Zeit noch. Da ist sie eine wichtige Sicherheitshandlung ...
Anna: Ja.

Personifizierung: Bulimie als Freundin statt Feindin
Therapeutin: War unser erstes Gespräch vor vier Wochen nützlich für Sie?
Anna: Doch ja, es hat mir was gebracht. Und zwar ..., ich habe meine Bulimie nie so empfunden als eine Sache, die ein Teil von mir ist, sondern immer nur als eine Sache, die ich nicht mag, die ich bekämpfen muß. Ich schleppe sie schon lange mit mir herum ... Ich dachte, ich könnte und möchte sie sofort loswerden. Und ich glaube, das Gespräch hier hat mir gezeigt, wenn es so wäre – man mir zum Beispiel meine Hände zusammenbinden und meinen Mund zubinden würde – wenn man sie mir verbieten oder wegnehmen würde ..., dann würde es mir ganz dreckig gehen, wenn ich das nicht mehr machen könnte! Das ist eine Erkenntnis, die ich vorher nicht hatte.
Therapeutin: Das bedeutet, Sie sehen die Bulimie heute mit anderen Augen?
Anna: Ja, ein bißchen ... nicht nur negativ ..., die Bulimie ist eben nicht einfach wegzuschieben, sondern sie ist ganz nah an mir dran und wichtig.
Therapeutin: Zwar lästig, aber auch zuverlässige Begleiterin oder Partnerin?
Anna: Ja genau! Eine Partnerin. Und das habe ich vorher nicht gewußt und nicht so gesehen.
Therapeutin: Und hat das etwas gebracht, verändert?
Anna: Ja, das hat mir was gebracht. Ich werte mich nicht mehr so ab ..., sondern denke, es ist auch in Ordnung so. Das anders zu sehen, das fand ich gut ... Also, daß sie wie eine Partnerin ist und mir auch hilft, perverserweise ... Es kommt mir auch absurd vor, weil ich unter ihr

leide, aber sie hilft mir auch und deshalb wäre es ein Verlust, wenn ich sie lasse. So habe ich es noch nie gesehen. Aber es ist so, es wäre ein Verlust!

Therapeutin: Ich würde gerne noch besser verstehen, was Sie mit „Verlust" meinen. Dazu eine vielleicht für Sie zunächst etwas befremdliche Frage: Angenommen die Bulimie wäre eine Person ..., wenn Sie sich mit der Bulimie treffen würden: Wo ist sie, wo steht sie, wie sieht sie aus?

Anna: Auf keinen Fall würde ich sie mir so wie früher als Bösewicht vorstellen, sondern als Freundin, als lieber Mensch, der mich hinschubsen will, wo ich jetzt mal langgehen soll ... Sie steht im Hintergrund, praktisch als Rückendeckung. Und mich stärkend ...

Therapeutin: Angenommen sie würde etwas sagen?

Anna: Sie würde mich bestärken, mir Mut machen und mich unterstützen ...

Therapeutin: Wobei?

Anna: In meinem Leben.

Therapeutin: Daß Sie Ihren Lebensweg gehen?

Anna: Ja genau. Ich gehe meinen Weg und muß mich nicht verstellen, ... das muß ich nicht bei der Bulimie!

Therapeutin: Die Bulimie steht solange hinter Ihnen, bis Sie selbst hinter sich stehen? ... Sie steht hinter Ihnen und sagt: Es ist in Ordnung, so wie du bist, denkst, fühlst ..., geh deinen Weg weiter?

Anna: Ja, wahrscheinlich genau so. Sie würde mich bestimmt nicht kritisieren!

Therapeutin: Eine eher wohlwollende, unterstützende Frau, die hinter Ihnen steht und liebevoll auf Sie blickt?

Anna: Ja ... (weint)

Therapeutin: Bedeuten die Tränen, daß da eine große Sehnsucht ist, so jemanden zu haben?

Anna: Ja, ich wünsche mir das schon ... (weint)

Therapeutin: Jetzt wird mir deutlicher, was Sie mit „Verlust" meinen ..., die Bulimie ist in diesem Sinne ja noch eine wichtige Freundin. Sie einfach zu lassen, das wäre ein Verlust, ein Loch. Und meine Frage ist: Wie können Sie diesen Verlust vorher ausgleichen? Also, wie können Sie sich selbst unterstützend und wohlwollend betrachten ..., oder andere liebevolle und unterstützende Beziehungen entwickeln ... zwischen Ihnen und anderen Menschen, aber auch zu sich selbst ...? Könnte sie dann gehen?

Anna: Ja …, aber bis ich so weit bin …, ich glaube, das dauert noch.
Therapeutin: Und wäre es gut, wenn die Bulimie solange noch bliebe? Als zeitweilige Wegbegleiterin?
Anna: Ja, ich glaube, das wäre gut, wenn sie noch bliebe … Ich will mich nicht auf Dauer mit der Krankheit anfreunden. Aber als vorübergehende Begleiterin ist sie in Ordnung.
Therapeutin: … und manchmal sind langsame Trennungen solider als plötzliche Scheidungen …

Körperliche Weisheit statt körperliches Defizit

„Mir ist klar geworden durch das letzte Gespräch, daß die Bulimie gar nichts Schlimmes, sondern eher eine Chance für mich gewesen ist und noch ist. Wenn man – wie ich in den letzten Jahren – immer gegen seinen Körper und gegen seine Wünsche und Gefühle lebt …, das kann auf Dauer nicht gut gehen! … Vielleicht könnten sonst andere Krankheiten entstehen … Meine Mutter hat Krebs bekommen und auch immer geschluckt und für andere gelebt und getan … Da werde ich durch die Bulimie schon aufgerüttelt und dazu gezwungen so zu leben, daß es gut für mich ist. Damit wird es unwahrscheinlicher, daß ich andere Krankheiten entwickle …

Ich habe mehr Sensibilität dafür, wie ich mit mir umgehe und kann früher feststellen, was ich nicht will. Außerdem hat sie meinen Willen, etwas zu verändern verstärkt …

Seit ich die Bulimie so sehe, kann ich sie mehr zulassen. Und ich bin jetzt auch ehrlicher zu mir und sage: Sie gehört jetzt eben zu mir!"

Wie die Transkripte zeigen, beginnt ein Lösungs- und Entwicklungsprozeß in der Regel damit, daß das als Problem definierte Symptom, die Bulimie, in einem anderen, positiven Blickwinkel gesehen werden kann. Durch die Veränderung der Bedeutung und Bewertung der Bulimie ändert sich auch der Umgang mit dem bulimischen Eßverhalten. Positiv konnotiertes Verhalten läßt sich leichter aufgeben:

- Wenn die Bulimie von einer „Feindin" zur „Freundin" wird, dann muß sie nicht mehr bekämpft werden. Damit ist ein erster Schritt in die Lösungsrichtung getan: die Aufgabe der Kontrollprämisse (siehe Kapitel III).
- Wenn das bulimische Verhalten als sinnvolle Sicherheitshandlung oder körperliche Weisheit akzeptiert wird, bedeutet dies implizit, daß die Frauen beginnen, sich selbst zu akzeptie-

ren. Dies ermöglicht ihnen einen Schritt heraus aus dem beschriebenen Kampf gegen sich selbst und aus den damit verbundenen Selbstabwertungsprozessen.

4.2.2 Positive Zielformulierung – oder: Was muß ich mir bieten, damit die Bulimie geht?

Frauen mit bulimischem Verhalten berichten, wenn sie zum Erstgespräch kommen, vorwiegend darüber, was sie *nicht* möchten, was sie stört und was sie ablehnen. „Ich möchte die Bulimie nicht mehr haben, nicht mehr so viel ans Essen denken, mich nicht mehr so schlecht und ausgeliefert fühlen, nicht mehr so ein schlechtes Gewissen haben ..." Sie fokussieren auf ihre Probleme, Schwierigkeiten und Belastungen und weniger darauf, was sie an ihrem Leben schätzen, was sie anstreben und in der Zukunft erreichen möchten. Ihre innere Orientierung geht entweder in die Vergangenheit (Was ist die Ursache meiner Bulimie?), oder sie stecken fest in der Gegenwart (Kontrollkämpfe, Abwertungsprozesse etc.).

Je mehr sich die Frauen unter Druck fühlen, desto stärker neigen sie dazu, auf Negatives zu fokussieren. So einfühlbar und verständlich diese Haltung ist, so wenig hilfreich und förderlich ist sie für den Therapieprozeß. Denn die Konsequenz dieser inneren Orientierung der Frauen ist, daß eine genaue Beschreibung ihrer Probleme und detaillierte Auflistung ihrer Schwierigkeiten die mit den Problemen verbundene Physiologie[2] aktiviert. Durch die Beschreibung „Ich möchte mich nicht mehr so hilflos fühlen" wird ein inneres Bild dieser Hilflosigkeit erzeugt und werden die mit dem Bild verknüpften negativen Gefühle aktiviert.

Deshalb ist es wichtig, schon möglichst im ersten Gespräch aus den Beschwerden und negativen Beschreibungen *positive Zielformulierungen* zu entwickeln:

„Sie möchten nicht mehr so hilflos sein ..., sondern? ... Wenn Sie es mal positiv formulieren, wie möchten Sie statt dessen sein?"[3]

Durch positive Zielformulierungen wird vermieden, daß die Frauen sich selbst und auch die Therapeuten durch die detaillierte Beschreibung ihres Leidens und ihrer Probleme in genau die Zustände „hineinhypnotisieren"[4], die sie vermeiden wollen.

Hinzu kommt ein zweiter Aspekt: Solange die Frauen nur wissen, was sie nicht möchten und sich keine Bilder und Ideen darüber erlauben, was sie wollen, und welche Wünsche sie haben, solange ist die Wahrscheinlichkeit und Chance weiterzukommen – ob mit oder ohne Therapie – geringer. Konkrete und positiv formulierte Zielvorstellungen und Bilder davon, was die Frauen entwickeln möchten, erhöhen die Wahrscheinlichkeit, diese Ziele zu erreichen und sind deshalb ein wichtiges Element erfolgreicher Therapien.

Dazu folgender Ausschnitt aus einem Erstgespräch:

Anna: Ich möchte gerne die Bulimie loswerden!

Therapeut: Was heißt das konkret?

Anna: Ja, daß ich nicht immer ans Essen denke … Ich möchte mich damit einfach nicht mehr beschäftigen …

Therapeut: Sondern?

Anna: Ich möchte nicht mehr ständig einkaufen, und dann dieser Heißhunger und diese Freßorgien …, dann fühle ich mich immer so schlecht hinterher …

Therapeut: Gut, das habe ich verstanden. Aber was möchten Sie statt dessen – können Sie das auch positiv formulieren?

Anna: Oh, das ist schwer …

Therapeut: Ja, ich weiß. Aber lassen Sie sich Zeit …

Anna: Da fällt mir erst einmal nichts ein …

Therapeut: Gut, dann frage ich anders: Angenommen die Gespräche wären erfolgreich für Sie – was stünde dann am Ende, was möchten Sie erreicht haben?

Anna: Daß die Bulimie weg ist …

Therapeut: Das ist auch wieder negativ formuliert. Ich versuche es mal mit einem Vergleich: Wenn Sie in die Stadt gehen zum Einkaufen und Sie wissen nur, was Sie auf keinen Fall kaufen wollen …, dann ist es schwer sich zu orientieren. Es ist leichter, wenn Sie vorher überlegen, was Sie konkret kaufen möchten. Um diese Formulierung zu übertragen: Was ist es, was Sie hier kaufen oder für sich entwickeln möchten? Was müßten Sie sich bieten oder andere oder die therapeutischen Gespräche hier, damit Sie die Bulimie aufgeben können? … Ein Kollege, der fragt oft folgendermaßen: „Angenommen ich wäre ein Sammler …, nicht von Antiquitäten oder Bildern, sondern ein Bulimie-Sammler …, was müßte ich Ihnen bieten, damit Sie mir Ihre Bulimie geben?"

168

Anna: Mehr Selbstbewußtsein!

Therapeut: Was heißt das konkret?

Anna: … Daß ich mehr zu mir stehe, meine Meinung sage und dabei nicht immer gleich denke, was die anderen denken könnten! Daß ich Dinge tue, wie ich es möchte, und Entscheidungen treffen und zu ihnen stehen kann … Ja, genau …, daß ich meine Meinung äußern und meine Bedürfnisse wahrnehmen kann und nicht mehr dabei so auf die Bestätigung der anderen warte und angewiesen bin!

Therapeut: Und noch etwas?

Anna: Daß ich keine Angst habe.

Therapeut: Sondern? Was statt dessen?

Anna: Daß ich mich sicherer fühle …

Therapeut: Sicher womit?

Anna: Sicher mit dem, was ich denke und fühle …, daß ich eben meine Wünsche nicht gleich runterschlucke …

Therapeut: Sondern? Positiv formuliert …?

Anna: Ja, daß ich sie äußere und zu ihnen stehe …

Therapeut: Wenn ich es richtig verstanden habe, dann wäre ein optimales Ziel für Sie hier, daß Sie Ihr Selbstbewußtsein nutzen und in Anspruch nehmen, indem Sie sich selbst ernstnehmen, zu Ihren Wünschen und Bedürfnissen stehen beziehungsweise sie leben und dabei mehr als bisher auf Ihre eigene innere Stimme hören und weniger auf die vielen Stimmen um Sie herum? … Und daß Sie sich dabei sicher fühlen?

Anna: Ja, genau!

Therapeut: Wäre das eine Bedingung, eine Voraussetzung dafür, um die Bulimie zu verabschieden?

Anna: Ja, das denke ich.

4.2.3 Die Suche nach Ausnahmen – oder: Alle Fähigkeiten und Ressourcen sind schon vorhanden

Wie im vorangegangenen Transkript exemplarisch deutlich wurde, sind es vor allem instrumentelle Fähigkeiten, welche die Frauen als Voraussetzung dafür sehen, ihr bulimisches Verhalten aufgeben zu können: Die Fähigkeiten,

- zu eigenen Wünschen, Interessen, Meinungen und Zielen zu stehen,
- diese zu formulieren und durchzusetzen,

- eine Entscheidung zu treffen und zu verantworten und
- die (Selbst-)Sicherheit, dabei akzeptiert zu werden und in Beziehungen verbunden zu bleiben.

Eine Grundannahme der systemischen Therapie ist, daß die Frauen über all diese Fähigkeiten, Verhaltensoptionen und Ressourcen bereits verfügen, sie müssen nicht dazugelernt oder erst entwickelt werden. Die Schwierigkeit besteht darin, daß die Frauen noch nicht wissen, daß sie bereits wissen, wie ihr Eßproblem zu lösen ist. Denn, wie bereits erwähnt, neigen die Frauen umso mehr dazu, auf Negatives zu fokussieren, je mehr sie sich unter Druck fühlen. Der ständige Kampf mit dem Essen und die Angst vor dem nächsten „Anfall" führen dazu, daß sie ihre Aufmerksamkeit ausschließlich auf „bulimische Zeiten" richten und darüber ganz vergessen, daß es auch Situationen ohne Bulimie gibt. Ausnahmen werden selten spontan erlebt und berichtet. Oft werden sie als bedeutungsloser Zufall abgetan, auf den man keinen Einfluß hat, und deshalb schnell wieder vergessen.

Eine therapeutische Vorgehensweise, die Fähigkeiten der Frauen hervorzuheben und auf die bereits vorhandenen Ressourcen zur „Verabschiedung der Bulimie" zu fokussieren, ist die *systematische Befragung von Ausnahmesituationen*[5]. Durch diese Form lösungsorientierter Fragen werden Situationen und Zeiträume detailliert befragt, in denen die Bulimie nicht auftritt, das heißt in denen die Frauen „wissen", wie sie ihr Leben ohne Eßstörungen gestalten können:

Therapeut: Gab es schon mal eine Zeit, in der Sie die Bulimie nicht genutzt haben?
Anna: Ja, das war im letzten Jahr. Da war ich sechs Wochen zur Kur in einer Klinik. Da hatte ich keine Probleme mit dem Essen …
Therapeut: Wie erklären Sie sich das?
Anna: Nun, es war halt eine andere Situation und eine andere Umgebung.
Therapeut: Das verstehe ich schon. Aber es gibt auch viele Frauen, die in einer Klinik trotz veränderter Umgebung weiter ihre Bulimie nutzen oder sogar verstärken. Das allein kann es also nicht sein. Mich interessiert besonders: Was haben **Sie** anders gemacht in der Zeit?
Anna: Ich weiß nicht …, aber … ich wußte schon vorher, daß ich in der

Zeit in der Klinik keine Probleme mit dem Essen haben würde. Das war mir schon vorher klar.

Therapeut: Nun, das interessiert mich jetzt besonders. Wenn Sie sagen, Sie haben schon vorher gewußt, daß Sie in der Klinik die Bulimie nicht nutzen würden, dann heißt das – wenn man logisch weiterdenkt – daß Sie im Prinzip genau wissen, was Sie brauchen, um die Bulimie zu lassen. Das haben Sie sich mit der Erfahrung selbst bewiesen. Eine Seite von Ihnen, die weiß ganz genau – ob es Ihnen immer präsent und bewußt ist oder nicht – was Sie statt der Bulimie brauchen. Also noch einmal meine Frage: Was haben **Sie** in der Zeit des Klinikaufenthaltes anders gemacht?

Anna: Es war weniger Druck da …

Therapeut: Es war weniger Druck da …, oder Sie haben sich selbst weniger Druck gemacht?

Anna: Stimmt, ich habe mir auch selbst weniger Druck gemacht!

Therapeut: Noch etwas?

Anna: Es waren auch nicht so viele Ansprüche da …

Therapeut: Von anderen oder von sich selbst?

Anna: Beides. Aber auch die Ansprüche, die ich immer selbst an mich habe …

Therapeut: Und was war statt dessen da?

Anna: Ich habe einfach mal getan, was ich möchte. Mich mit mir beschäftigt …, abgegrenzt und nur Dinge getan, die mir gut tun … Zu Hause, da denke ich immer, was jetzt die anderen brauchen und wollen und denken …, und in der Klinik, das war einfach mal Zeit und Ruhe für mich. Da war mir nicht so wichtig, was die anderen denken. Ich wollte, daß es mir gut geht. Und das hat auch geklappt!

Therapeut: Das bedeutet, wenn Sie sich erlauben, sich mal abzugrenzen von fremden und eigenen Forderungen, wenn Sie mal den Blick statt dessen auf sich richten und sich selbst ebenso gut versorgen, wie Sie es sonst mit anderen Menschen machen …, heißt das, daß dann die Bulimie weniger würde oder ganz ginge?

Anna: Ja, das kann schon sein.

Therapeut: Das bedeutet, Sie haben bereits den Schlüssel zur Lösung, zur Verabschiedung der Bulimie … Wie erklären Sie sich, daß Sie in der Klinik Ihre Fähigkeiten so genutzt haben, daß Sie sechs Wochen Ihr Leben ohne Bulimie gestaltet haben …, daß Sie sich erlaubt haben, auf sich zu schauen, wertschätzend mit sich umzugehen, Abgrenzung erlaubten …?

Anna: In der Klinik ..., da war ich ja krank ...

Therapeut: Das bedeutet: Sich abgrenzen, mal „nein" sagen, sich selbst was Gutes tun oder sich mal zurückzuziehen oder durchzusetzen ..., das alles darf man nur, wenn man krank ist? ... Also, die Fähigkeiten die Bulimie zu lassen, die haben Sie, da müssen Sie nichts lernen ... Die Frage ist eher, ob Sie sich die Fähigkeiten erlauben? Und zwar nicht nur, wenn Sie „krank" sind?

Anna: Ja!

Therapeut: Wo haben Sie gelernt, daß Sie sich nur abgrenzen, selbst gut versorgen dürfen, wenn Sie krank sind?

Anna: Das war schon immer so ... Meine Mutter, die macht es auch so ..., sie war immer für alle da. Nur wenn sie mal krank war ..., oder wenn ich mal krank war, dann haben sich die anderen auch mal um mich gekümmert ...

Therapeut: Ja, wie werden Sie es denn in Zukunft gestalten und mit Ihren Fähigkeiten umgehen? Werden Sie es sich auch als gesunde, lebendige und kreative Frau gestatten, sich mal abzugrenzen, „nein" zu sagen, gut für sich zu sorgen, eigene Wünsche und Bedürfnisse ernst zu nehmen und Entscheidungen zu treffen?

Anna: Ich weiß nicht ...

Therapeut: Das hätte Konsequenzen?

Anna: Ja ...

Therapeut: ... Oder werden Sie sich statt dessen alle paar Jahre oder jedes Frühjahr regelmäßig „krank" zeigen und in eine Klinik gehen, um dort in „erlaubter" Form etwas für sich zu tun?

Anna: Ich möchte schon im Alltag auch was ändern und nicht nur mal sechs Wochen ohne Bulimie sein.

Therapeut: Wenn Sie es möchten ..., Sie wissen, Sie können es. Sie haben dazu alle Fähigkeiten. Die sechs Wochen waren der Beweis. Nur ... welchen Preis hätte es möglicherweise, wenn Sie Ihre Fähigkeiten, die Sie alle schon haben und nicht erst entwickeln müssen ..., wenn Sie die schon in nächster Zeit auch außerhalb der Klinik nutzen? Bevor Sie Ihre Ressourcen und Fähigkeiten leben wäre es vielleicht gut, über die Folgen zu spekulieren. Denn es wird möglicherweise Auswirkungen und Konsequenzen haben, wenn Sie Ihr Verhalten verändern ...

Die Befragung von Ausnahmesituationen vermittelt die Botschaft, daß die Lösung für die Eßprobleme bereits vorhanden ist und bewirkt, daß die Frauen mehr auf ihre Ressourcen fokussieren. Darüber hinaus implizieren die Fragen nach bulimiefreien Zeiten und der Vergleich zwischen Tagen mit und ohne Eßprobleme, daß die Bulimie beeinflußbar ist. Es entsteht das Gefühl, Einfluß auf die Bulimie nehmen zu können, die bisher als „unkontrollierbar" erlebt wurde.

Typische (Selbst-)Beschreibungen der Frauen im Erstgespräch sind: „Ich habe eine Bulimie", „ich bin bulimisch", „die Bulimie kommt über mich ..." Wenn durch die Befragung deutlich wird, daß die Frauen ihre Bulimie zwar häufig, aber nie ständig und mit gleicher Intensität und beispielsweise in der Klinik, im Urlaub, beim Freund, an bestimmten Wochenenden gar nicht nutzen, dann ist dies ein erster erfolgreicher therapeutischer Schritt. Die Aussage, „ich habe eine Bulimie, ich bin bulimisch" wird „verflüssigt" zu der Beschreibung, „ich nutze bulimisches Verhalten in konkreten Situationen, zu bestimmten Zeiten und bestimmten Personen gegenüber".

Neben der Suche nach Ausnahmen ist eine weitere Möglichkeit, Ressourcen, Fähigkeiten und Lösungsmuster zu aktivieren, folgende *Skalierungsfrage* im Erstgespräch zu stellen:

> *„Angenommen ‚Null' bezeichnet den Zustand, in dem es Ihnen am schlechtesten ging mit der Bulimie, Sie sich völlig hilflos und ausgeliefert fühlten und ‚Zehn' wäre der Zustand, in dem das Problem für Sie gelöst ist ... Wo auf der Skala zwischen diesen beiden Polen würden Sie sich heute, zu Beginn der Therapie, einschätzen?"*

Entgegen der Erwartung, daß die Frauen dann zur Therapie kommen, wenn sie selbst bei Null, am Ende sind, gab die überwiegende Mehrzahl der Frauen ihre Position im Erstgespräch spontan mit „zwischen drei und vier" an.

Diese Einschätzung ermöglicht es den Therapeuten, lösungsorientiert weiterzufragen:

> *„Wie haben Sie es geschafft, von null bis drei zu kommen? Welche Fähigkeiten waren dazu besonders hilfreich? Wie erklären Sie sich, daß Sie ein Drittel Ihres Weges bereits allein geschafft haben?"*

Therapeuten müssen sich nicht den Kopf darüber zerbrechen, was den Frauen gut tut und was sie benötigen, um ihr Eßproblem zu lösen. Ihr Expertentum besteht lediglich darin, Fragen zu stellen, welche die Frauen dazu anregen, in anderer Weise als bisher über sich nachzudenken.

4.2.4 Die Bulimie ist teuer – aber was ist der Preis der Aufgabe der Bulimie?

Anna: Wenn ich tue, was ich will und was mir wichtig ist, dann habe ich weniger oder auch mal keine Bulimie …
Therapeut: Aber offensichtlich wollen Sie nicht immer tun, was Sie wollen!

Die Entscheidung für therapeutische Gespräche bedeutet, daß die Frauen etwas verändern möchten. Der Preis der Bulimie ist ihnen zu hoch geworden. Andererseits – so eine Grundannahme der systemischen Therapie – hätten die Frauen ihr bulimisches Verhalten schon aufgegeben, wenn es tatsächlich nur negative Seiten hätte. Denn, wie im vorangegangenen Kapitel deutlich wurde, wissen sie im Prinzip genau, was notwendig ist, um die Bulimie zu lassen. Alle notwendigen Fähigkeiten sind vorhanden.

Daß sie die Bulimie aber weiterhin nutzen, bedeutet, daß der Zeitpunkt, die Bulimie „verhungern" zu lassen, momentan noch nicht gekommen ist. Irgendeinen Grund wird es geben, der es den Frauen in der Bilanz ökonomisch und sinnvoll erscheinen läßt, statt auf sich (das heißt auf ihre eigenen Wünsche, Bedürfnisse, Ziele) zu achten, lieber in den Kühlschrank zu schauen, statt den Hunger nach eigenem Leben zu stillen, sich lieber Heißhungeranfällen hinzugeben. Was die Frauen sagen, ist: „Ich bin ungeduldig und möchte, daß die Bulimie geht" Doch auf der Handlungsebene leben sie genau das Gegenteil.

Das therapeutische Interview umfaßt deshalb immer ein hypothetisches Durchspielen aller Konsequenzen, aller Vor- und Nachteile, Ambivalenzen und Ambitendenzen, die mit einer Symptomaufgabe verbunden sind: Die Bulimie hat ihren Preis – aber welchen Preis hätte es, sie zu lassen?

Anna kommt zur sechsten Therapiestunde. Sie berichtet, daß sie nach wie vor unbedingt die Bulimie loswerden möchte, andererseits aber konkret nichts unternehme, um diesem Ziel näherzukommen. Ihr Wunsch ist, das bulimische Verhalten aufgeben und sich statt dessen eigenverantwortlicher zu verhalten und selbstbewußter zu sein.

Anna: Ich tue ja nichts!

Therapeut: Doch, Sie tun einiges, ... daß sich nämlich nichts verändert ...

Anna: Was meinen Sie damit?

Therapeut: Nun, Sie sagten, daß Ihr Ziel ist, sich eigenverantwortlicher zu verhalten, zu Ihren Wünschen zu stehen, Ihre Meinung zu vertreten und sich selbstbewußt zu zeigen – dann wäre die Bulimie überflüssig. Sie tun einiges, zum Beispiel, daß Sie sich diese Verhaltensweisen nicht erlauben. Und meine Frage ist, wozu ist das gut? Was würde passieren, wenn Sie ab morgen tatsächlich zu den Folgen Ihres Verhaltens stehen und Verantwortung übernehmen?

Anna: Ich weiß nicht ...

Therapeut: Was würden Sie dann tun?

Anna: Vielleicht würde ich mein Studium abbrechen und eine Ausbildung anfangen, die mir gefällt ..., oder anfangen, Möbel für die neue Wohnung zu kaufen, wie ich sie möchte ...

Therapeut: Was hätte das für Folgen? Gäbe es da Unterschiede in der Reaktion der Eltern, Ihrer Geschwister und Ihres Mannes?

Anna: Ja, mein Bruder, der würde das komisch finden, wenn ich das Studium abbreche ..., und vielleicht würde er sich zurückziehen ...

Therapeut: Dann würde der Kontakt abbrechen?

Anna: Ja, ich glaube schon ...

Therapeut: Und die anderen?

Anna: Meine Eltern, die würden sich bemühen, mich zu verstehen und den Kontakt behalten wollen. Aber letztlich würden sie es nicht billigen.

Therapeut: Und dann?

Anna: Die Eltern würden sehr darunter leiden, wie es ist. Und sie würden es auch zeigen.

Therapeut: Wie?

Anna: Sie würden sagen: Schade, daß es nicht so ist wie früher ..., andere Familien sind doch auch so harmonisch! Sie wären enttäuscht und würden sich vielleicht Vorwürfe machen, daß sie etwas falsch gemacht haben ...

Therapeut: Das bedeutet, es gäbe mehr Abstand in der Beziehung?

Anna: Ja, bestimmt!

Therapeut: Und Ihr Mann?

Anna: Der würde diskutieren wollen.

Therapeut: Und dann?

Anna: Das ist offen.

Therapeut: Entweder er würde näherkommen oder es ginge weiter auseinander?

Anna: Meiner Meinung würden wir uns näherkommen, oder ...

Therapeut: Oder?

Anna: Oder er würde mich nicht verstehen ...

Therapeut: Und dann?

Anna: Dann ginge es auseinander! ... Er könnte sich auch eine pflegeleichtere Frau suchen.

Therapeut: Gut ..., und wenn Sie jetzt mal unter dem Strich schauen, was die Summe aller möglichen Ergebnisse ist, sind da mehr positive oder negative Konsequenzen wenn Sie etwas verändern, indem Sie sich erlauben, sich selbst ernst zu nehmen, eigenen Wünschen nachzugehen ..., was Ihrer Meinung nach die Voraussetzung ist, damit die Bulimie überflüssig wird und geht?

Anna: Viel mehr negative ...

Therapeut: Dann brauchen wir ja auch nicht weiter zu fragen, warum es gut ist, wenn alles so bleibt und Sie nichts verändern. Würden Sie dem zustimmen?

Anna: Ja, so ist es ... Aber vielleicht würde ich ja entdecken, daß es doch nicht alles negativ ist, was unterm Strich herauskommt, sondern auch positiv sein kann. Vielleicht reagieren die anderen ja anders, als ich es einschätze. Das ist letztlich mein Wunsch ..., und ich will nicht jahrelang warten, bevor ich meine Position verändere ...

Therapeut: Angenommen niemand aus der Familie wird sich je ändern, bleibt dann alles so, wie es ist? Werden Sie dann lebenslänglich die Bulimie nutzen?

Anna: Genau das ist meine Frage. Genau das ist es!

Therapeut: Also werden Sie warten? ... Man kann ja lange warten, bis andere sich ändern oder einer Meinung sind ..., aber vielleicht übersehen Sie auch die guten Seiten an der jetzigen Situation. Denn Sie wissen sehr viel über sich und was Sie tun könnten, damit die Bulimie überflüssig wird. Wie kommt es dann, daß Sie nichts tun? Wo Sie doch alles wissen? Und das ist offenbar die Frage, die Sie sich auch selbst stellen ..., und womöglich übersehe ich genau wie Sie etwas Wichtiges, was Sie schützt, etwas zu verändern. Etwas Wichtiges am Status quo, der allerdings den Preis der Bulimie hat. Aber offensichtlich sind unterm Strich Ihre Sorgen und Befürchtungen größer, was passieren könnte, wenn Sie etwas verändern, wenn Sie eine andere

Seite von sich leben ..., welches Weltbild dann zusammenbricht ..., welche Beziehungen sich dann verändern ..., womöglich wäre der Preis zu hoch. Nachher steht dort eine Frau mit all ihrer Lebendigkeit, Kreativität, Verantwortlichkeit ..., aber sie steht allein da ...? Ist das Ihre Idee?

Anna: Ja, und genau das möchte ich nicht!

Therapeut: Dann scheint es – zumindest solange Sie diese Idee noch haben – plausibel, lieber die Bulimie zu behalten?

Anna: Ja, obwohl ich das auch nicht will ...

Therapeut: Ja, gibt es denn jemanden in der Familie, der sein Leben lebt und gestaltet wie er möchte, dafür Verantwortung übernimmt und trotzdem mit der Familie verbunden ist und dafür vielleicht sogar noch Anerkennung bekommt? Gibt es das?

Anna: Ja doch, mein zweiter Bruder ...

Therapeut: Der lebt sein Leben nach seinen Vorstellungen und wird nicht verlassen? Wie erklären Sie sich das?

Anna: Ich weiß nicht ..., das habe ich bislang noch nicht überlegt, das verunsichert mich jetzt ...

Therapeut: Macht es einen Unterschied, weil er ein Sohn ist?

Anna: Ja, das kann sein ...

Therapeut: Und wenn Sie sich als Tochter beziehungsweise Ehefrau zunehmend mehr erlauben werden, Ihren eigenen Lebensentwurf zu leben und zu verantworten, genauso wie der Bruder?

Anna: Ich weiß nicht ..., ich muß darüber nachdenken. Vielleicht ist es doch möglich ...

Anna: Mit der Bulimie ... da fühle ich mich wie im Käfig! Eingesperrt ... ein Leben hinter Gittern!

Therapeut: Und was ist außerhalb des Käfigs?

Anna: Lauter gefährliche Tiger!

Therapeut: Warum sollten Sie dann hinausgehen?

Anna: Ich habe Angst, ich muß die Beziehung zu meinem Freund aufgeben, wenn ich die Bulimie aufgebe. Denn kennengelernt haben wir uns ..., da war ich krank und dünn und mein Freund konnte seine Vaterfunktion toll erfüllen.

Therapeutin: Dann ist es ja wichtig zu gucken, was wir jetzt hier machen: Nachher verändert sich etwas durch die Therapie, und es könnte Ihnen leid tun ...

Anna: Ja …, ich erinnere mich auch noch an ein Gespräch mit meinem Freund. Da ging es auch darum: Entweder Entwicklung oder Nähe … Bei Entwicklung geht's auseinander! So war das auch bei allen seinen früheren Freundinnen …

Therapeutin: Kennen Sie auch jemanden, der es anders lebt? Sowohl Entwicklung als auch Nähe? Oder ist das wie „rechts oder links", „entweder-oder" …? Kennen Sie jemanden, der beides verbindet?

Anna: Ich habe es nur als entweder-oder erlebt … Meine Mutter, die war ganz für uns da, die hat sich kaum ein eigenes Leben erlaubt … Meine Tante, die war anders, aber da gab es die Trennung … von Ihrem Mann …

Therapeutin: Also angenommen Sie entwickeln sich jetzt, und es gelingt Ihnen einfach nicht mehr, sich mit der Bulimie kleinzumachen …, das bedeutet Trennung vom Freund?

Anna: Ich denke schon.

Therapeutin: Das ist jetzt nicht leicht für mich …, ein Dilemma: Wenn wir erfolgreiche Therapie machen und die Bulimie geht …, was dann? Solange Sie dieses Bild weiter aufrechterhalten …, oder gibt es auch die Möglichkeit, daß wir in den Gesprächen dritte Wege finden, daß Sie beides verbinden, den Weg der Mutter und der Tante? Werden Sie beides leben und verbinden – Entwicklung und Nähe?

Wie die Gesprächsausschnitte verdeutlichen, muß sich das Bild der Zukunft der Frauen von der Gegenwart positiv abheben, damit es für sie sinnvoll ist, irgend etwas in ihrem Denken, Handeln und Fühlen zu ändern. Therapie macht keinen Sinn ohne die Erwartung, daß die Situation verbessert werden kann. Solange die Frauen eine symptomfreie Zeit eher mit größeren Risiken und Gefahren verbinden, überzeugt es nicht, daß sie sich auf Veränderungen einlassen und ihr bulimisches Verhalten aufgeben. Erst wenn die Zukunft – ein Leben ohne Bulimie – in Einzelheiten von den betroffenen Frauen nicht nur mit Risiken, sondern auch mit positiven Entwicklungschancen beschrieben werden kann, scheint es sinnvoll, in der Gegenwart etwas zu tun, um das Ziel zu erreichen, indem die Ausnahmen, das heißt bulimiefreie Zeiten in der Vergangenheit, zur Regel gemacht werden.

Den hypothetischen Zukunftsfragen („Angenommen die Bulimie wäre weg, Sie würden ab morgen Ihre Selbstsicherheit nutzen und Verantwortung übernehmen" etc.) liegt die Annahme zugrunde, daß Verhalten, Denken und Fühlen der Frauen durch ihre phantasierten

Zukunftsbilder mindestens ebenso bestimmt werden wie durch vergangene Erfahrungen. Ein Ziel des Interviews ist dementsprechend, die Ideen der Frauen über die Zukunft zu erfragen, gleichzeitig aber auch ihre (negativen) Zukunftsbilder, -befürchtungen und -vorstellungen in Frage zu stellen und alternative Sichtweisen zu entwickeln: Die Bulimie wird aufrechterhalten, um sich vor vermeintlichen Enttäuschungen (Ablehnung, Kritik, Verlassenwerden) zu schützen. Ent-Täuschung kann aber auch etwas Positives bedeuten: Die Entdeckung, daß es eine Täuschung ist, zu meinen, daß Beziehungen zerbrechen, wenn man gut für sich sorgt und sich eigene Entwicklung erlaubt.

Aufgrund früherer Erfahrungen haben die Frauen möglicherweise den Schluß gezogen, daß Nähe und Verbundenheit nur unter Zurückstellung eigener Entwicklungen denkbar ist. So gesehen ist die Bulimie zunächst eine sinnvolle Sicherheitshandlung. Das Dilemma für die Frauen ist aber, daß sie heute nicht mehr überprüfen können, ob ihre Annahmen tatsächlich (wie befürchtet) eintreten. Unter Umständen halten sie weiterhin an einer Sicherheitshandlung gegen eine Gefahr fest, die gar nicht mehr besteht. Es sind immer „Phantasiepreise", die die Frauen meinen, für ihre Entwicklung zahlen zu müssen. Über den tatsächlichen „Preis" läßt sich keine sichere Aussage machen, da die Frauen sich auf neue Erfahrungen, konkrete „Preisverhandlungen" mit anderen Menschen bislang nicht eingelassen haben.

Ein Ziel der therapeutischen Gespräche mit bulimischen Frauen ist deshalb, daß sie die (Selbst-)Sicherheit entwickeln, sich wieder auf Unsicherheiten einzulassen, daß sie neu überprüfen, neu abwägen und sich neue Erfahrungen erlauben. Gleichzeitig gilt es zu verdeutlichen, daß Beziehungsrisiken so oder so bestehen bleiben, wie folgendes Transkript zeigt:

Therapeut: Mir ist schon deutlich geworden, daß es eine wichtige Entwicklung für Sie bedeutet, für Ihre Ansichten Verantwortung zu übernehmen. Mir ist nicht klar, was das für Folgen hat? Denn wenn man Verantwortung für seine Handlungen übernimmt, dann hat das immer Folgen für das Handeln. Also angenommen heute Nacht käme die berühmte gute Fee und sagte, daß Sie sich ab morgen nur noch selbstverantwortlich zeigen können …, was dann? Wie und wo würden Sie dann aufstehen und frühstücken …, wie sähe Ihr Tag dann ganz konkret aus?

Anna: Ich wäre nicht mehr bei den Eltern, sondern beim Freund zum Frühstück.

Therapeut: Was ist anders als an den Tagen ohne Verantwortung? Wie fühlen, denken und handeln Sie anders?

Anna: Ich würde meinen Tag so gestalten, wie ich es will! Ohne vorher zu fragen, was er macht, und meine Interessen dazwischenquetschen ...

Therapeut: Sie würden eigene Termine und Pläne machen und Ihre Bedürfnisse nicht nach seinen ausrichten?

Anna: Ja. Ich überlege sonst immer, was optimal ist für die anderen ... Ich suche sonst immer nach der optimalen Lösung, und dabei kommt meistens gar nichts zustande.

Therapeut: Was würden Sie noch anders machen?

Anna: Weil ich momentan Zeit habe, würde ich unsere gemeinsame Wohnung schon einmal renovieren und Möbel aussuchen.

Therapeut: Wenn Sie das bislang nicht gemacht haben, dann werden Sie gute Gründe dafür gehabt haben. Was könnte passieren, wenn Ihr Freund sagt: „Was für ein unmöglicher Geschmack ...", wir ziehen doch zusammen!" ... Und wenn Sie dann weiter die Verantwortung für Ihren Geschmack übernehmen und sagen: „Das gefällt mir aber!" ..., auch wenn er es unmöglich findet? Was könnte passieren?

Anna: Er könnte mich insgesamt unmöglich finden!

Therapeut: Und dann?

Anna: Dann würde er vielleicht eine andere Frau suchen, die seinen Geschmack hat und feststellen, daß es mit ihr viel schöner ist ... und leichter ...

Therapeut: Das hätte welche Folgen?

Anna: Daß er sich von mir abwendet ...

Therapeut: Und die Freundin mit den anderen Möbeln nimmt?

Anna: Ja!

Therapeut: Aber was könnte die Gefahr sein bei dem anderen Modell, wenn Sie keine Verantwortung übernehmen? Also wenn Sie gucken, welche Möbel gefallen ihm ... und dann sagen, sie gefallen mir auch?

Anna: Er könnte sagen: „Das ist ja furchtbar, sie hat keine eigene Meinung ...", ich möchte auch mal streiten und eine Gegenmeinung haben." Wenn alles nur so dahinplätschert und ich alles nur so sehe wie er, das könnte ihn auch nerven. Weil es langweilig wird. Und dann könnte er auch Interesse an einer anderen Frau haben, die ihn herausfordert.

Therapeut: ... und die endlich mal einen anderen Geschmack hat! ... Außerdem besteht die Gefahr, daß sie lebenslänglich in Möbeln leben, die Sie nicht mögen.

Anna: Ja, das auch!

Therapeut: Bislang haben Sie ja entschieden, den eigenen Geschmack lieber nicht zu riskieren. Aber das heißt, wenn Sie nun Verantwortung für Ihren Geschmack übernehmen, daß Sie dann auch Beziehungen riskieren? Kann man das so sagen?

Anna: Ja, genau. Überhaupt riskieren! ... Das Risiko ..., das spielt eine große Rolle! Das ist ein wichtiges Wort!

Therapeut: Also wenn Sie jetzt konsequent Verantwortung übernehmen, in welchen Beziehungen entsteht dann ein Risiko?

Anna: Eltern, Geschwister, mein Freund ...

Therapeut: Und wenn Sie keine Verantwortung übernehmen, sondern sich eher krank und unverantwortlich zeigen?

Anna: Ich denke, das Risiko bleibt. Es ist nur ein anderes ..., das ist mir deutlich geworden."

4.2.5 Scheiterstrategien: Die Befragung „bulimiefördernder Bedingungen"

Wenn die Frauen zu therapeutischen Gesprächen kommen, beschreiben sie ihre Eßprobleme häufig als ein Geschehen außerhalb ihrer eigenen Kontrolle und Einflußmöglichkeiten. Die Formulierung ist: „Es passiert mit mir ..., es geschieht ..." Sie beschreiben sich als „Opfer" von Eßanfällen, innerer Ängste, äußerer Umstände oder vergangener Erfahrungen und erleben zudem die Bulimie so, als existiere sie unabhängig von ihnen: „Dann überwältigt mich wieder dieser Heißhunger ..." Auf die Frage nach Lösungsmöglichkeiten oder bisher versuchten Lösungen für ihre Eßprobleme berichten die Frauen in der Regel nur über negative Erfahrungen, Strategien, die nicht funktioniert haben und Versuche, die erfolglos waren. Dieser Fokus verstärkt die „Opferhaltung", das Gefühl, ausgeliefert zu sein und nichts tun zu können.

In dieser Situation äußern die Frauen häufig den Wunsch, gemeinsam mit den Therapeuten die Ursache ihrer Eßprobleme zu ergründen. Ihre Idee ist, daß sie erst dann etwas an ihrer Bulimie verändern können, wenn ihnen die Ursache ihrer Eßstörungen bekannt ist.

Doch welche Ursache einer Bulimie „wirklich" zugrunde liegt und wodurch sie letztlich entstanden ist, gehört ebenso zu den unentscheidbaren Fragen (H. v. Foerster, s. Kapitel II) wie die Frage danach, wann, warum und ob für immer oder nur vorübergehend die Frauen aufhören werden, bulimisches Verhalten zu nutzen. Selbst die erfahrendsten Therapeuten können darüber nur Vermutungen äußern, lediglich Erklärungen, aber keine Gewißheiten anbieten. Was aber mit höherer Treffsicherheit vorausgesagt werden kann, ist, was die Frauen konkret tun, das heißt wie sie denken, fühlen und handeln müssen, um ihre Bulimie immer wieder neu zu aktivieren, aufrechtzuerhalten oder zu verstärken, welche Bedingungen notwendig sind, damit die Bulimie „garantiert" nicht aufhört.

Diese Sichtweise folgt einer Arbeitshypothese der systemischen Therapie, daß Veränderungen und Entwicklungen Lebensprozesse kennzeichnen, Stabilität und Unveränderlichkeit demgegenüber erklärungsbedürftig sind (s. Kapitel II). Auf die Bulimie übertragen stellt sich die Frage, wie die Frauen es schaffen, ihre Bulimie über einen längeren Zeitraum aufrechtzuerhalten.

In diesem Zusammenhang sehen es systemische Therapeuten als sinnvolles Konzept an, *jeden bulimischen Eßanfall* als eine *aktive Leistung* der Frauen zu beschreiben[6]. Jedem Eßritual gehen bestimmte Strategien voraus, die immer wieder aktiv hergestellt werden müssen. „Strategie" meint dabei: Die Frauen müssen ganz bestimmte Dinge tun/unterlassen, oft in einer genau vorgegebenen Reihenfolge (ähnlich wie bei einem Ritual), an einem bestimmten Ort, in Anbeziehungsweise Abwesenheit bestimmter Personen. Es sind konkrete Denk-, Fühl- und Verhaltensmuster, welche die Frauen wieder und wieder aufs Neue aktivieren. Das bulimische Verhalten ist lediglich Folgeerscheinung beziehungsweise Endresultat der vorangegangenen Prozesse.

In den therapeutischen Gesprächen wird der Aufmerksamkeitsfokus deshalb zunächst von der Vergangenheit auf die Gegenwart gelenkt und unabhängig davon, wann, wie und warum die Bulimie entstanden ist, interessiert vor allem, was die Frauen gegenwärtig tun müssen, damit es ihnen schlecht geht, sie das Leben „zum Kotzen" finden und sie mit bulimischem Verhalten reagieren. Um das zu klären, können folgende Fragen gestellt werden:

– *„Angenommen Sie wollten Ihr Problem verschlimmern, was könnten Sie dazu tun?"*
– *„Wie könnten Sie systematisch Ihre Bulimie erzeugen?"*
– *„Was müßte ich Ihrer Meinung nach tun, um eine Bulimie zu entwickeln?"*

Ziel der zirkulären Interviewbefragung ist es, die Frauen in ihren Strategien zu verstehen, das Symptom zu produzieren:

- Was müssen die Frauen denken (Prämissen, Glaubenssätze, innere Landkarte);
- welche Körpergefühle müssen sie aktivieren (kinästhetische Ebene);
- welche Bilder und Vorstellungen müssen sie sich machen (visuelle Ebene);
- welche innere Stimme müssen sie hören (auditive Ebene);
- welche Verhaltensweisen, Kontextbedingungen und welche Art der Beziehungsgestaltung sind notwendig,

um als Endresultat wieder sicher auf bulimisches Verhalten zurückzugreifen.

Durch das detaillierte Befragen dessen, was scheinbar überraschend, unkontrollierbar und spontan erfolgt, werden die jedem Anfall vorausgehenden redundanten Muster wieder erlebbar gemacht, was den gewohnten Ablauf verstört und blockiert. Die Idee ist, daß es für die betroffenen Frauen schwieriger sein wird, in ihre (bulimischen) Fallstricke zu geraten, wenn sie die Beschaffenheit dieser Fallen näher kennengelernt haben. Indem die therapeutischen Gespräche aufzeigen, was sie zu tun haben, um einen ganz bestimmten Zustand – in diesem Fall die Bulimie – herbeizuführen, läßt sich aus der Negation ableiten, was sie *unterlassen* müssen, um ihr Problem zu lösen. Das bulimische Verhalten wird dementsprechend nicht als Ausdruck und Folge von Defiziten und Mängeln beschrieben, sondern als Ausdruck davon, daß die Frauen zu viel tun: Sie essen zu viel, machen sich zu viele Gedanken, werten sich zu viel ab, nehmen andere zu wichtig, sind zu einfühlsam, zu kritisch, machen sich zu klein ...

Zur Verdeutlichung einiger Aspekte des oben beschriebenen Vorgehens folgender Gesprächsausschnitt:

Therapeut: Ich möchte Ihnen einige ungewöhnliche Fragen stellen, denn gelegentlich ist es ganz nützlich, mal andersherum zu denken: Es ist nicht so einfach, immer abends einen Freßanfall zu produzieren. Wie können Sie morgens schon sicher sein, daß es am Abend wieder klappt? Dazu muß eine bestimmte Gefühlslage da sein, und dazu gehören – wie bei jedem Ritual – bestimmte Dinge zur Vorbereitung. Man muß sich dessen nicht unbedingt bewußt sein. Trotzdem ist es immer wieder eine intensive Vorbereitung, zum Beispiel sich in bestimmter Weise selbst fertig machen, abwertend mit sich reden, Horrorvisionen entwickeln und so weiter um am Ende das gewohnte Eßritual zu nutzen. Gesetzt den Fall Sie wollten, daß die Bulimie weiterhin regelmäßig jeden Abend kommt – was müßten Sie tun?

Anna: Ich muß nur an mir selbst zweifeln.

Therapeut: Wie können Sie das schaffen, den Selbstzweifel zu aktivieren? Was müssen Sie dazu denken oder tun?

Anna: Ich muß negativ über mich denken.

Therapeut: Was heißt das konkret?

Anna: Ich muß denken, daß ich nicht liebenswert bin.

Therapeut: Sondern? Was sagen Sie sich dann?

Anna: Daß ich wertlos bin, zu verachten …, daß meine Meinung nichts zählt und keiner mich mag, daß mir keiner etwas zutraut …, ich mir selber am wenigsten.

Therapeut: Wie gelingt es Ihnen, sich immer wieder selbst zu entwerten? Was passiert, wenn jemand kommt und Ihnen doch etwas zutraut?

Anna: Dann würde ich sagen, es ist ein Irrtum. Er kennt mich noch nicht gut genug.

Therapeut: Wie schaffen Sie es, diesen Selbstzweifel immer wieder zu entwickeln? Angenommen, Sie wollten ihn noch verstärken, was müßten Sie tun?

Anna: Das ist einfach. Wenn ich mir die Werbung anschaue oder Zeitschriften …, und wenn ich mich mit den idealen Frauen vergleiche und mir deutlich mache, daß ich so nicht bin. Ich denke dann, alle anderen sehen gut aus, und sie sind stark, und es geht ihnen gut …

Therapeut: Mit diesen Bildern können Sie sich gut unter Streß setzen und Selbstzweifel entwickeln?

Anna: Ja, ich quäle mich damit, wenn ich mir vor Augen führe, daß ich nicht so strahlend bin …

Therapeut: Und Sie müssen auf jeden Fall die Gedanken ausblenden, wieviel Qualen und Hungerkuren und Schönheitsoperationen es die Frauen kostet, so auszusehen … Sie dürfen nur das Ergebnis sehen, nicht aber den Preis, den es die Frauen kostet?

Anna: Nein, daran denke ich nicht. Ich sage mir nur, wenn ich nicht so aussehe und wenn ich nicht so stark und cool und lässig bin …, dann bin ich nichts wert. Und dann brauche ich auch erst meine Meinung gar nicht zu sagen, weil niemand darauf Wert legt.

Therapeut: Und Sie dürfen sich auch keine Gedanken erlauben an die vielen Frauen, die weder perfekt aussehen, noch lässig und cool sind, sich aber trotzdem gut fühlen und anerkannt werden?

Anna: Nein, die sehe ich nicht …

Therapeut: Die blenden Sie aus, und statt dessen ist es gut für Ihren Selbstzweifel, wenn Sie Ideale wählen, die unerreichbar sind, und Ziele, die so hoch gesteckt sind, daß man nie ankommen kann?

Anna: Ja, genau …

Therapeut: Das alles sind hilfreiche Gedanken, Bilder und Ideen, um sich klein zu fühlen und minderwertig und jedes Fünkchen Anerkennung gleich wieder entwerten zu können?

Anna: Ja …, so fühle ich mich wertlos. Als Mitläufer. Nur ein kleines Licht.

Therapeut: Wie machen Sie das, sich als kleines Licht zu fühlen? … Wie denken Sie in diesem Zusammenhang über Ihren Körper?

Anna: Der ist sowieso nicht in Ordnung!

Therapeut: Darüber lassen Sie jeden Morgen die Waage entscheiden?

Anna: Ja, solange ich mein Traumgewicht nicht habe, wird auch alles andere nichts.

Therapeut: Wenn Sie in der beschriebenen Weise über sich denken, was hat das für Konsequenzen für Beziehungen?

Anna: Wenn ich mich nicht in Ordnung finde, dann denke ich auch, daß ich mich in Beziehungen nicht so zeigen darf, wie ich bin. Ich darf meine Meinung und meine Zweifel nicht äußern. Nach außen hin wenigstens, da muß alles perfekt sein.

Therapeut: Was heißt das konkret?

Anna: Ich muß wie eine Schauspielerin mit einer Maske sein und mich hinter meiner Rolle verstecken.

Therapeut: Welche Rolle müssen Sie spielen? Was ist die Regieanweisung?

Anna: „Sei selbstbewußt, unabhängig, gefügig und cool und mache es allen anderen recht!"

Therapeut: Was glauben Sie, was passiert, wenn Sie die Anweisung mal nicht befolgen?

Anna: Das ist klar! Ich denke, wenn ich mich so zeige, wie ich wirklich bin, dann mag mich keiner, dann wenden die anderen sich ab, und ich werde verletzt … Deshalb muß ich immer peinlichst darauf bedacht sein, meine Schwächen nicht zu zeigen, sondern den anderen nach dem Mund zu reden und mich so verhalten, wie die es gerne hätten. Ich lege da ein perfektes Schauspiel hin, aber ich bin nicht ich ... Ich muß meine Gefühle unterdrücken und mich zusammenreißen.

Therapeut: Das sind gute Voraussetzungen für einen Eßanfall?

Anna: Bestimmt!

Therapeut: ... sich selbst zurückzunehmen, die eigenen Handlungen nur danach zu beurteilen, welche Wirkungen sie auf andere haben könnten – und zu verdrängen, was man selber braucht und einem selber gut tut?

Anna: Ja, so ist es.

Therapeut: Sie müssen also denken, daß andere nur deshalb bei Ihnen bleiben und Sie nicht ganz ablehnen, weil Sie gut schauspielern und tun, was Sie meinen, was die anderen sich wünschen ..., und sich selbst dabei ständig zurücknehmen ..., so nach dem Motto: Wenn ich schon nichts wert bin, dann wenigstens pflegeleicht, bedürfnislos und einfühlsam und eine perfekte Fassade!

Anna: Ja, genau!

Therapeut: Und Sie dürfen sich auf keinen Fall die Vorstellung erlauben, daß die anderen Menschen Sie einfach für liebenswert halten, weil Sie so sind wie Sie sind ... und Ihre persönliche Meinung schätzen?

Anna: Das halte ich für ausgeschlossen! Ich denke sowieso immer, daß Beziehungen nicht tragfähig sind. Und deshalb sage ich lieber nichts, und solange ist es ruhig ...

Therapeut: Äußerlich vielleicht. Aber nicht in Ihnen. Da beginnt langsam der Kampf mit den eigenen Bedürfnissen ... und der kostet Kraft und macht Hunger ... Welche Konsequenzen und schlimmen Folgen müßten Sie sich zusätzlich ausmalen? Welche weiteren „Horrorphantasien" wären nützlich?

Anna: Daß alle anderen sich von mir abwenden und ich ganz alleine dastehe.

Therapeut: „Wenn ich nicht perfekt schauspielere, dann stehe ich mutterseelenallein da?"

Anna: Ja, das denke ich. Und dann mache ich mir zusätzlich Druck, weil ich nicht immer schauspielern kann. Und deshalb darf ich mich nicht zu sehr auf Beziehungen einlassen. Weil irgendwann würden die schon merken, daß ich anders bin. Deshalb habe ich immer Angst vor zu viel Nähe ...

Therapeut: Das bedeutet, Sie müssen einerseits immer darauf achten, daß andere Menschen Ihnen nicht zu wichtig werden und zu nahe kommen. Andererseits müssen Sie den Glauben aufrechterhalten, daß Sie nur akzeptiert werden, wenn Ihre eigenen Bedürfnisse hintenanstehen. Sie müssen eigene Wünsche runterschlucken, sich selber im Regen stehen lassen, nicht die Treue halten, sich lieber emotional verhungern lassen und statt dessen extrem einfühlsam versuchen, es allen anderen recht zu machen ... Und damit geraten Sie in eine Zwickmühle, in einen inneren Kampf gegen sich selbst, als ob Sie sich immer wieder aufzwingen wollten: „Ich müßte gefälligst anders sein, sonst gefährde ich Beziehungen und bin allein! Dann lieber schauspielern und die eigenen Bedürfnisse hungern lassen!" Und in dieser Situation, da meldet sich dieser Hunger langsam in Form von bulimischem Verhalten?

Anna: Ja, so ähnlich ist der Verlauf. Es ist ständig dieser Druck, daß Beziehungen abbrechen.

Therapeut: Und wenn Sie abbrechen, wie denken Sie dann über sich? Wem würden Sie die Schuld geben?

Anna: Mir natürlich!

Therapeut: Wie kommen Sie darauf?

Anna: Das ist klar ... Ich denke, daß ich sowieso nicht liebenswert bin und beziehungsunfähig ..., daß ich es nie schaffen werde, nicht gut genug bin und mich nie jemand mögen kann.

Therapeut: Das ist also ein zusätzlicher wichtiger Gedanke, daß Sie sich dann selbst für alles die Schuld geben und verantwortlich sind und nicht denken dürfen, daß beispielsweise die anderen beziehungs-unfähig sein könnten?

Anna: Ich glaube, daß ich mir alles Schlechte und das Versagen schon selbst zuschreibe. Alle anderen Menschen schaffen es doch, glücklich zu sein und es geht ihnen gut ..., nur ich nicht ...

Therapeut: Und wie machen Sie es mit positiven Erfahrungen?

Anna: Da denke ich, daß es ein Zufall ist und warte auf den nächsten negativen Schlag.

Therapeut: Haben Sie noch weitere nützliche Ideen, wie Sie positive Erlebnisse gleich wieder entwerten könnten?

Anna: Ich denke, daß andere Menschen nur aus Berechnung nett zu mir sind.

Therapeut: Die schauspielern Ihnen also auch nur was vor?

187

Anna: Ja, oder sie durchschauen mich nur einfach nicht, wie ich wirklich bin.

Therapeut: Langsam wird mir etwas deutlicher, welche Vorbereitungen für Ihre Eßanfälle Sie treffen, wie Sie nach innen gehen und bestimmte Bilder aktivieren, vor allem negative Bilder über mögliche Beziehungsabbrüche. Dann gehört die unfreundliche, abwertende Stimme dazu und eine strenge Bewertungsinstanz, die letztlich unerreichbare Ziele vorgibt. Was meinen Sie, fehlt noch ein wichtiger Gedanke?

Anna: Ich glaube, das sind die wichtigsten Punkte.

Therapeut: Es ist ja auch schon reichlich, und ich muß sagen, wenn ich Ihr Organismus wäre, ich würde auch mit Bulimie reagieren. So gnadenlos, wie Sie mit sich umgehen: Nicht nur, daß Sie perfekte Strategien haben, um sich selbst abzuwerten ..., zusätzlich schaffen Sie es auch, sich ständig selbst zu verleugnen, aus sich herauszuschlüpfen und zu versuchen, in die Haut anderer Menschen zu schlüpfen, um es allen recht zu machen. Was sowieso nicht geht! Und dafür werten Sie aber auch wieder sich selbst ab ... Und das macht Ihr Organismus einfach nicht mit! Dann kommt er ganz regelmäßig und zuverlässig abends und sagt: „So geht das nicht! Ich werde ganz vergessen und verhungere ...", und genau in diesem Moment, da kommen der Heißhunger und das Erbrechen.

Anna: Ja ..., es erschreckt mich selbst, wenn mir jetzt deutlich wird, wie ich so mit mir umgehe ...

Therapeut: Wie Sie *bislang* mit sich umgegangen sind ..., und es wird deutlich, daß das eigentliche Problem nicht das Gewichtsproblem ist. Sie halten in Ihrem bewußten Denken zwar daran fest, und das ist auch verständlich, weil es Ihnen einen Orientierungspunkt gibt. Aber das eigentliche Problem, das liegt davor: Die Grundhaltungen im Denken, Fühlen und in Beziehungen, die Sie immer wieder durchlaufen ... und die Bulimie ist nur eine Folgeerscheinung dieser Denkmuster und Glaubenssätze ...

Wie das Transkript verdeutlicht, ist es Ziel der Befragung, die Schritte der Frauen im einzelnen genau nachvollziehen zu können, welche sie durchlaufen, bevor sie auf ihre Bulimie zurückgreifen. Dieses Vorgehen impliziert:

- Die Bulimie kommt nicht zufällig oder von allein. Unabhängig von ihrem Entstehen müssen die Eßprobleme aktiv herbeigeführt und aufrechterhalten werden. Dazu verfügen die Frauen über konkrete Strategien und Verhaltensmuster.
- Fragen nach der Aufrechterhaltung und Verschlimmerung ihrer Bulimie implizieren, daß die Frauen Einfluß haben: „Es geschieht" wird verwandelt in „Ich tue etwas".
- Wenn die Frauen ihre Eßprobleme verschlimmern können, können sie sie auch verbessern, indem sie unterlassen, was die Bulimie verschlimmert: Im „Lassen" liegt die Lösung des Problems.
- Die Fragen leiten die Frauen von einem Gefühl der Hilflosigkeit ihren Eßproblemen gegenüber zu einem Gefühl, Einfluß auf ihr Symptom nehmen zu können.
- Damit übernehmen sie (Mit-)Verantwortung für ihr Symptom und sehen sich nicht mehr allein als Opfer, sondern auch als Handelnde und aktive Gestalterin ihrer Lebenssituation.
- Indem die Frauen sich ihrer Strategien bewußt werden, wird es schwerer, das bulimische Verhalten spontan hervorzubringen. Durch die detaillierte Analyse der einzelnen Schritte bis hin zum Eßanfall können die scheinbar automatisch ablaufenden Muster blockiert werden.

Dieses Vorgehen bedeutet nicht, schmerzliche Erfahrungen oder Lebensbedingungen der Frauen zu ignorieren: Der systemischen Therapie liegt ein „Sowohl-als-auch-Konzept" zugrunde. Die Frauen sind sowohl Gestaltete als auch aktive Gestalterinnen ihrer (vergangenen, gegenwärtigen und zukünftigen) Beziehungen und Lebensbedingungen. Doch solange Frauen sich lediglich als Opfer ihrer Symptome und Lebensumstände beschreiben, haben Therapeuten nur wenig Chancen, etwas zu tun. Deshalb ist es in den therapeutischen Gesprächen sinnvoller, durch Fragen jene Bereiche und Aspekte zu erschließen, welche es den Frauen als Handelnde ermöglichen, etwas zu tun und aktiv zu gestalten.

4.2.6 Such-Prozesse statt Sucht-Prozesse
Im dritten Teil wurde beschrieben, wie sich die Frauen durch bestimmte Prämissen und Weltbilder in Selbstabwertungsprozessen, unlösbaren Aufgaben und der Suche nach Erklärungen verfangen,

welche die bulimischen Eßanfälle aufrechterhalten und eine Problemlösung eher verhindern, als ihr näherzukommen.

Eine Möglichkeit sich zu verstricken, besteht in der schon erwähnten Suche nach Antworten auf unentscheidbare Fragen (Ursachensuche); eine weitere besteht in der Setzung unerreichbarer Ziele (Ziele, Wünsche oder Anliegen, die für die Frauen nicht durch eigenes aktives Handeln erreichbar sind). Eine dritte Form ist die immer wieder versuchte Lösung erster Ordnung (nach dem Muster „Mehr desselben") anstatt eine Lösung zweiter Ordnung (Änderung der Prämissen) vorzunehmen.

Allen drei Lösungsversuchen ist gemeinsam, daß sie die Bulimie aufrechterhalten oder sogar verstärken, so daß die Frauen und ihre Partner/Familien ihre Eßprobleme schließlich als „Sucht" bezeichnen. Ziel der zirkulären Befragung ist es, diese verfestigten „Sucht"-Prozesse wieder in konstruktive Such-Prozesse zu verwandeln, indem Prämissen in Frage gestellt, problematische Verknüpfungen und sich selbst erfüllende Prophezeiungen hinterfragt werden, und statt dessen alternative Sichtweisen, Handlungsoptionen und Prämissen eingeführt werden.

Dazu gibt es verschiedene Vorgehensweisen, welche anhand der folgenden Transkriptausschnitte verdeutlicht werden sollen:

Die Suche nach Ausnahmesituationen
Frau B. war optimistisch zur letzten Sitzung gekommen. Vier Wochen lang war sie während eines Urlaubs mit Freunden bulimiefrei gewesen. Sie hatte in dieser Zeit normal gegessen, kaum ans Essen gedacht, sondern ihre Zeit und Gedanken anders „gefüllt". Zu dieser Sitzung kommt sie eher deprimiert. Ihre Bulimie sei wieder verstärkt aufgetreten, berichtet sie, und sie sei frustriert über sich und die Therapie. Sie sei sich jetzt sicher, daß sie in den Gesprächen nun endlich die Ursache ihrer Eßprobleme finden müsse. Vorher, so ihre Idee, würde sie es nicht schaffen, etwas zu unternehmen und von der Bulimie loszukommen. Voraussetzung sei eben doch, und das sei ihr jetzt klarer als zuvor, die richtige Ursache herauszufinden, bevor sich etwas ändere.

Therapeutin: Sie sagten, es sei Ihnen wichtig, die Ursache Ihrer Bulimie herauszufinden und dazu noch einmal in die Vergangenheit zu schauen und nach der Ursache zu suchen …

Anna: Ja, das möchte ich.

Therapeutin: Nun angenommen wir sprechen einige Stunden über Ihre Vergangenheit und es läßt sich keine eindeutige Ursache finden – würde das bedeuten, daß Sie dann weiterhin, vielleicht lebenslänglich, Ihre Bulimie nutzen?

Anna: ... ich weiß nicht ..., vielleicht ..., aber das will ich nicht ...

Therapeutin: Ich möchte Ihnen dazu auch noch etwas sagen, was mich verwirrt ... Sie sagten, daß Sie in den Ferien, als Sie mit Ihren Freunden unterwegs waren, vier Wochen lang keine Bulimie genutzt haben. Im Gegensatz zu Ihren sonstigen täglichen Eßanfällen haben Sie ganz normal gegessen ...

Anna: Ja, das stimmt. Das war so ...

Therapeutin: Nun, etwas verwirrt mich dabei. Vier Wochen lang haben Sie die Bulimie verabschiedet; vier Wochen lang war Ihr Problem gelöst. Nun frage ich mich: Haben Sie im Urlaub in den vier Wochen die Ursache gewußt?

Anna: Nein ...

Therapeutin: Für mich heißt das: Eigentlich wissen Sie die Lösung. Vier Wochen lang haben Sie Ihr Leben so gestaltet, daß die Bulimie überflüssig war. Sie haben sich im Urlaub bewiesen, daß Sie die Lösung, den Weg, um die Bulimie zu verabschieden, schon wissen. Diese Erfahrungen sind alle in Ihrem Kopf. Die können Sie nicht wieder verlieren ... Mich würde deshalb sehr interessieren, was Sie im Urlaub anders gemacht haben, was haben Sie gedacht, welche Fähigkeiten haben Sie genutzt, wie sind Sie mit sich selber, mit Ihrem Körper anders umgegangen und wie haben Sie möglicherweise Beziehungen anders gestaltet?

Anna: Das irritiert mich jetzt ...

Therapeutin: Dann vielleicht vorher noch eine andere Frage: Halten Sie es für möglich, in Ihrem Leben, konkret an der Bulimie, etwas zu verändern, ohne die Ursache zu wissen? Ist das möglich?

Anna: Ich weiß nicht ...

Therapeutin: Nun angenommen, Sie müßten sich entscheiden: Entweder Sie könnten nur die Ursache erfahren, aber nichts würde sich verändern, oder Sie würden eine Lösung finden, aber nie die Ursache erfahren ... Wie würden Sie sich entscheiden?

Anna: Das ist schwer ..., ich möchte beides ...

Therapeutin: Und wenn nur eines möglich wäre?

Anna: Dann würde ich die Lösung vorziehen.

Therapeutin: Und angenommen, wir würden heute die Ursache finden. Es wäre ganz klar: Als Sie 12 Jahre waren, da haben Sie mal etwas Schlechtes gegessen ..., und nehmen wir mal an, das sei die „wahre Ursache". Was würde das konkret in Ihrem Verhalten ändern, wenn Sie gleich nach Hause gingen? Was würden Sie anders machen?
Anna: Wahrscheinlich gar nichts. Ich wäre beruhigter ...
Therapeutin: Und ändert das was, die Beruhigung?
Anna: Nein, eher nicht.
Therapeutin: Dann können wir uns die Ursachensuche sparen?
Anna: Ja, ich glaube schon. Obwohl mich das jetzt verunsichert ...

Ebenso wie der Versuch, eine Antwort auf eine letztlich unbeantwortbare Frage zu finden, die Bulimie aufrechterhält und die Therapie endlos gestaltet, so können auch *unerreichbare Ziele*, das heißt Ziele, deren Erreichung nicht durch eigenes aktives Handeln der Frauen möglich ist, jede *Veränderung und Lösung blockieren*:

Frau D. ist 19 Jahre alt; sie wohnt gemeinsam mit ihren beiden Schwestern und der Pflegeschwester bei den Eltern. Ihre Bulimie begann, als die Pflegeschwester vor vier Jahren in die Familie kam. Ihre Idee ist – so erzählt sie in der zweiten Therapiestunde –, daß sie ihre Bulimie hat, weil sie zu wenig vom Vater bekommen habe. Sie habe ihn immer mit der Mutter, den Schwestern, der Großmutter und nun zusätzlich mit der Pflegeschwester teilen müssen. „Erst wenn ich noch etwas vom Vater bekomme, wenn er mir noch etwas gibt ..., dann kann ich die Bulimie lassen."

Es folgt ein längeres Gespräch darüber, ob sie meint, eher noch etwas vom Vater zu bekommen, wenn sie „krank" ist, oder eher, wenn sie ihre Fähigkeiten, Ressourcen, ihre Lebendigkeit und Attraktivität lebt. Sie berichtet, daß der Vater sich eher distanziert habe, seit sie die Bulimie nutzt, insofern sei sie verzweifelt, weil die Bulimie nicht viel helfe. Trotzdem bleibt sie bei der Idee, die Bulimie ginge nur unter der Voraussetzung, daß sie noch etwas vom Vater an Zuwendung, Anerkennung und Unterstützung bekomme.

Auch in diesem Fall versuchen die Therapeuten, die Prämisse, welche die Bulimie aufrechterhält, in Frage zu stellen und ad absurdum zu führen, indem sie nach Ausnahmesituationen fragen:

Therapeut: Angenommen der Vater wäre hier und würde sagen, daß seiner Meinung nach er Ihnen alles für Ihr Leben mitgegeben hat, was Sie brauchen, daß es genug ist und Sie den Rest selbst entwickeln müssen ..., wie würden Sie reagieren? Würden Sie die Bulimie dann lebenslänglich aufrechterhalten?

Anna: Das weiß ich jetzt nicht ...

Therapeut: Eine andere Frage: Gab es schon mal eine Zeit, in der Sie keine Bulimie hatten, in der das Essen kein Problem war?

Anna: Ja, das war im letzten Sommer. Da war ich mit meinem Freund drei Wochen im Urlaub. Da hatte ich keine Bulimie ..., da war sie ganz weg ...

Therapeut: Eines verstehe ich nicht, das müssen Sie mir erklären ..., war der Vater denn mit im Urlaub und hat Ihnen all das gegeben in der Zeit, was Sie sich von ihm noch erhoffen und wünschen?

Anna: Nein, wieso?"

Hinterfragung der Kontrollprämisse oder die Blockierung des Musters „Mehr desselben"

Anna und ihr Freund kommen zur Therapie, weil sie – wie sie sagen – mit ihren eigenen Kontrollbemühungen und Versuchen, die Bulimie in den Griff zu bekommen, am Ende sind. Weder das Abschließen der Küchentür, die Kontrolle des Haushaltsgeldes, regelmäßige Anrufe des Freundes, wenn Frau S. allein zu Hause ist, noch eine Vielzahl anderer Kontrollmaßnahmen haben den gewünschten Erfolg gebracht. Von den Therapeuten wünschen sich beide zusätzliche Ideen und Ratschläge, um der Bulimie, wie sie selbst sagen, „endlich Herr zu werden".

Therapeutin: Gibt es Tage, an denen Sie die Bulimie mal haben ausfallen lassen?

Anna: Ja, doch ..., am letzten Wochenende.

Therapeutin: Was war da anders?

Anna: Es war ein schöner Tag. Wir haben eine Fahrradtour mit Freunden gemacht. Und da ist mir erst abends spät aufgefallen, daß ...

Therapeutin: Daß Sie die Bulimie vergessen haben?

Anna: Ja genau. Es war ein ganz komisches Gefühl ...

Therapeutin: Ein gutes Gefühl?

Anna: Etwas fremd, aber gut. Ja ..., es war ein schöner Tag. Wo ich mich ganz ausgefüllt gefühlt habe und lebendig ... Da ging es mir gut ...

Therapeutin: ... so daß Sie ganz vergessen haben, an das Essen zu denken, zu kontrollieren ...

Anna: Ja, genau ...

Therapeutin: Und damit wissen Sie im Prinzip, wie die Lösung aussieht.

Anna: Wie?

Therapeutin: Ich würde es so formulieren: Nicht darin, daß Sie versuchen, Ihre Bulimie mehr zu kontrollieren, sondern daß Sie sie schlicht vergessen ..., einfach vergessen, indem etwas anderes Ihnen wichtiger wird ...

Anna: Die Idee, nicht mehr ständig ans Essen zu denken und unkontrolliert und ganz automatisch zu essen, das scheint mir absurd!

Therapeutin: Wieso? Als Kind und Jugendliche, da haben Sie es doch jahrelang gemacht?

Anna: Ja, aber es hat sich die Idee in mir festgesetzt, daß ich einen festen Rahmen, feste Essenspläne brauche ..., jemanden, der mir sagt, was ich machen soll.

Therapeutin: Sie haben sich schon selbst bewiesen, daß Sie gerade das nicht brauchen: Sie glauben, daß Sie jemanden von außen brauchen, der Ihnen sagt, was Sie machen sollen ... Sie haben Ihren eigenen Organismus, der Ihnen genau sagt, was Sie brauchen, was Ihnen gut tut ... Sie müssen nur auf Ihre eigene körperliche Weisheit, ihre innere Stimme hören ... Angenommen Ihr Freund und die Therapeuten würden Ihnen sagen, was Sie tun müssen, was dann? Wie reagiert Ihr Körper darauf?

Anna: Ich esse dann weiter, weil ich mich kritisiert fühle ... Der Hunger kommt, wenn ich mich angegriffen und kontrolliert fühle ...

Therapeutin: Genau ..., das sind Situationsbedingungen, die Sie gerade nicht gebrauchen können ..., während Sie aber auch die Lösung schon wissen, wenn Sie an den Tag ohne Bulimie denken ... Nun ist es eine schwierige Sache, man kann nicht bewußt vergessen. Aber wir können schon überlegen: Was müßten Sie sich an ausgefülltem, stimmigen und interessanten Leben bieten, daß Sie – wie an dem letzten Wochenende – die Bulimie vergessen? So wie andere vor Aufregung mal das Zähneputzen vergessen ...?"

Für viele Frauen ist es eine völlig neue und paradoxe Erfahrung, daß sie Einfluß auf die Bulimie haben, indem sie keinen Einfluß nehmen, und – wie auch diese Transkripte zeigen – daß die Lösung bulimischer Eßprobleme nicht in zusätzlichen Anstrengungen oder Bemühungen, sondern im Unterlassen bestimmter Dinge liegt:

- Verzicht auf die Suche nach einer Ursache, das heißt einer Situation oder einem Schuldigen, welche man verantwortlich machen könnte;
- Verzicht auf Erklärungen für die Bulimie als notwendige Voraussetzung dafür, sich anders als bisher zu verhalten. Die Lösung selbst ist ihre beste Erklärung.
- Verzicht auf vermeintliche Ansprüche an dritte Personen als Voraussetzung für Veränderungen;
- Verzicht auf die Idee der Kontrolle und weitere Lösungsversuche erster Ordnung („Mehr desselben").

4.2.7 Von Allmacht und Ohnmacht zur Eigenverantwortlichkeit

„Solange wir nach dem Unerreichbaren streben, verhindern wir die Verwirklichung des Möglichen."

Paul Watzlawick

Eine weitere Möglichkeit, die Bulimie aufrechtzuerhalten besteht darin, zwischen Allmacht und Ohnmacht zu pendeln. Die Annahme, alle Verantwortung zu haben, ist für bulimische Frauen ebenso wenig bekömmlich wie die Annahme, keine Verantwortung zu haben (s. Kapitel III). Je nachdem, wie die Frauen ihr Leben interpunktieren, lassen sich die beiden Varianten folgendermaßen beschreiben:

In der einen Position sehen sich die Frauen ganz als „Täterin", also aktiv, handlungsorientiert und all-verantwortlich: „Erst wenn ich erfolgreich dafür gesorgt habe, daß es allen gut geht …, wenn es mir gelungen ist, meine Mutter vom Alkohol zu befreien …, meine Eltern sich nicht mehr streiten …, dann erst darf ich mir den Blick auf mich und meine Bedürfnisse erlauben, dann erst darf es mir gut gehen und die Bulimie wird gehen." Es ist die Idee der All-verantwortlichkeit für beziehungsweise Allmacht über das Leben anderer Menschen („Ich bin verantwortlich für das Leben meiner Mutter, Eltern …, dafür stelle ich eigene Bedürfnisse zurück, selbst wenn es mir dabei schlecht geht …") und die damit verbundene

Überschätzung eigener Handlungsoptionen und Einflußmöglichkeiten, welche die Bulimie aufrechterhalten.

In der anderen Extremposition definieren sich die Frauen als „Opfer", passiv, ausgeliefert und hilflos und schreiben jede Verantwortung für Veränderungen ihres (bulimischen) Verhaltens anderen Menschen zu, die sie als „Ursache" ihrer Bulimie sehen: „Erst müssen meine Eltern aufhören, mich zu kontrollieren; erst, wenn mein Vater mir noch mehr Zuwendung gibt ..., meine Mutter sich ändert ..., dann kann ich die Bulimie aufgeben!" In dieser Situation ist es die Idee der Ohnmacht, das Abgeben jeder Verantwortung und jeder Einflußmöglichkeit an Dritte, welche die Symptomatik aufrecht erhält.

Beiden Varianten gemeinsam ist, daß die Frauen die Lösung ihrer bulimischen Eßprobleme abhängig machen von äußeren Veränderungen, indem sie die Entwicklung anderer Personen als Voraussetzung für die eigene Entwicklung ansehen. Doch weder das passive Warten auf Veränderungen und das Ablehnen jeglicher Eigenverantwortung noch der (vergebliche) aktive Versuch, andere Menschen verändern zu wollen (was diese weniger als Hilfe, sondern eher als Bemächtigung und Grenzüberschreitung erleben und ablehnen), tragen dazu bei, aus dem Dilemma der Bulimie herauszukommen. Deshalb ist es ein Ziel der therapeutischen Gespräche, die Verknüpfungen

– „erst wenn die anderen sich verändert haben ..." (passiv), dann lasse ich die Bulimie,
– „erst wenn ich die anderen verändert habe ..." (aktiv),

aufzulösen und gleichzeitig durch die zirkuläre Befragung neue Such- und Veränderungsprozesse in Richtung vermehrter Eigenverantwortlichkeit anzuregen. Dazu zwei Beispiele:

Therapeut: Sie sagten eben, die Bulimie sei abhängig von Ihrer Mutter?
Anna: Ja.
Therapeut: Zu wieviel Prozent sehen Sie da einen Zusammenhang?
Anna: Zu 70 Prozent.
Therapeut: Das ist ja sehr viel ... Angenommen Sie wollten die Bulimie verabschieden, hätten Sie dann eher eine Chance oder Ihre

Mutter? Denn vorausgesetzt die Mutter ändert sich nicht, sie zeigt sich weiterhin sehr besorgt um Sie und bekümmert und kontrollierend ..., dann hat sie ja größeren Einfluß und größere Chancen, nämlich 70 Prozent, auf die Bulimie Einfluß zu nehmen als Sie?

Anna: Ja!

Therapeut: Damit entscheiden Sie sich, der Mutter sehr viel Einfluß auf Ihr Leben zu geben ... Sie lassen die Mutter durch deren Verhalten entscheiden, ob Sie Ihr weiteres Leben mit oder ohne Bulimie gestalten? Weiß die Mutter davon, daß Sie ihr so viel Bedeutung und Einfluß geben?

Anna: Nein ...

Therapeut: Bislang haben Sie es so gesehen, daß erst die Mutter ihr Verhalten Ihnen gegenüber ändern muß, dann ändert sich die Bulimie ...?

Anna: So sehe ich das.

Therapeut: Nun angenommen, die Mutter ändert sich nicht – trotz all Ihrer Bemühungen, Abwarten, Auseinandersetzungen und „Erziehungsversuche" ..., hieße das lebenslängliche Bulimie?

Anna: Vielleicht ...

Therapeut: Das ist ja ein hoher Preis, den Sie dafür zahlen ..., der Verzicht auf ein eigenständiges Leben ... Und ich sehe da auch noch ein Dilemma: Sie sagten, die Mutter soll Sie nicht so kontrollieren und sich sorgen, sondern sich mehr um sich selbst kümmern. Aber andererseits gehen Sie nur dann nach Hause, sagten Sie, wenn es Ihnen schlecht geht. Und jede gute Mutter, die sorgt in diesem Fall zuerst für Ihr Kind, auch wenn Sie dafür Ihr eigenes Wohlergehen hintenanstellen muß. Wieso, frage ich mich, gehen Sie dann nach Hause, wenn es Ihnen schlecht geht, und laden die Mutter damit immer wieder erneut zu Sorge ein? Sie sagen zwar mit Worten: „Ich möchte, daß meine Eltern mich endlich als selbstständig und erwachsen akzeptieren" ... aber mit Ihrem Verhalten, da signalisieren Sie genau das Gegenteil ... Und die Mutter hat keine Chance, sie wäre eine schlechte Mutter, wenn sie sich nicht sorgt. Sie warten, daß die Eltern sich ändern, und gleichzeitig erreichen Sie mit Ihrem Verhalten genau das Gegenteil davon ...

Anna: Ja, das ist wirklich ein Durcheinander ..."

Solange Frau L. sich einseitig als Opfer des Verhaltens der Mutter definiert, gibt sie allen Einfluß ab. Das entlastet sie zwar kurzfristig von Verantwortung und Schuld, aber der Preis dafür ist hoch: Sie macht sich extrem abhängig vom Verhalten der Mutter, auf welches sie letztlich unmittelbar keinen direkten Einfluß hat (Unmöglichkeit instruktiver Interaktion, Kapitel II). Mutter und Tochter sagen beide implizit: „Erst wenn du dich veränderst, werde ich mein Verhalten ändern!" Dieser Kreislauf verstrickt beide gleichermaßen in endlose Auseinandersetzungen, blockiert Entwicklungen und hält die Bulimie aufrecht.

In ein ähnliches Dilemma führt die Idee der Allverantwortlichkeit, das enorme Maß an Verantwortung, welches die bulimischen Frauen für Beziehungen und andere Menschen meinen übernehmen zu müssen:

Anna: Ich habe mich immer schon für alles verantwortlich gefühlt ...
Therapeutin: Was bedeutet das? Seit wann haben Sie die Idee?
Anna: Es war schon früher so. Meine Mutter war oft krank. Da habe ich auf meine Geschwister aufgepaßt und für meinen Vater gesorgt ... Und irgendwie ist es heute immer noch so, daß das Telefon oft bei mir klingelt, wenn was los ist.
Therapeutin: Und dann?
Anna: Dann denke ich, ich muß sofort wieder einspringen. Ich kann es nicht aushalten, wenn es den anderen schlecht geht. Mein Bruder, der hat Colitis, meine Schwester ist auch krank, meinem Vater geht es auch nicht gut mit seinem Rücken ..., die Mutter war schon immer krank ..., irgendwie kann ich es mir dann auch nicht erlauben, das Leben zu genießen ...
Therapeutin: Wie kommen Sie auf die Idee?
Anna: Das geht einfach nicht!
Therapeutin: Denken Sie, wenn Sie Ihr Leben anders gestalten, ohne Symptom, dann wird der Abstand zu groß? Dann gehören Sie nicht mehr zur Familie dazu?
Anna: Genauso denke ich! Obwohl ich weiß, daß es absurd ist.
Therapeutin: So daß Sie immer warten, ob die anderen sich entwikkeln, es sich gut gehen lassen – und dafür tun Sie sehr viel und fühlen sich verantwortlich – bevor Sie es sich gut gehen lassen dürfen?
Anna: Ja, so mache ich es! Ich mache und tue ... und fühle mich verantwortlich für alles und jedes ...
Therapeutin: Wenn Sie sagen, Sie haben für alles und alle die Verantwortung übernommen – gilt das dann auch für Sie selbst?

Anna: Nein, mich selbst vergesse ich dann ...

Therapeutin: Und sehen Sie da einen Zusammenhang zu Ihrer Bulimie?

Anna: Ja, ich denke, sie hat damit zu tun ... Ich kotze, wenn ich mich selber wieder aus dem Blick verloren habe und Dinge tue, die ich eigentlich nicht will oder über meine Grenzen gehe ... Die Bulimie bringt mich dann wieder auf den Punkt.

Therapeutin: Und nun mal angenommen, Ihre Familie ändert sich nicht ..., letztlich haben Sie ja keinen direkten Einfluß darauf, wie die Geschwister und Eltern ihr Leben gestalten ..., es ist ja genau so – sinnbildlich gesprochen – als würden Sie sich für das morgige Wetter verantwortlich fühlen ...

Anna: Stimmt!

Therapeutin: Bedeutet das, daß Sie dann lebenslänglich die Bulimie nutzen? Werden Sie dann weiterhin darauf verzichten, es sich gut gehen zu lassen und für Ihr eigenes Leben Verantwortung zu übernehmen?

Anna: Ich glaube, ich verstehe was Sie meinen, Sie haben recht ...

Therapeutin: Womit? Daß Sie mehr Eigenverantwortung für Ihr Leben übernehmen, statt andere erziehen zu wollen?

Anna: So meine ich es ..., meine Schwester sagt auch immer: „Hör endlich auf, mich erziehen zu wollen ... !"

Therapeutin: Das bedeutet, die Schwester schätzt Ihre sorgende, verantwortungsvolle Seite weniger?

Anna: Ja, und auch meine Mutter, die hat neulich auch zu mir gesagt: „Vergiß es, Du brauchst für mich keine Verantwortung zu übernehmen, ich mach' es alleine".

Therapeutin: Da haben beide Frauen gesagt: „Laß doch deine „Großmutterposition", wir sind doch schließlich volljährig"?

Anna: Ja, genau ..., trotzdem denke ich immer noch, daß ich nicht egoistisch sein darf ...

Therapeutin: Ich möchte Ihnen dazu die Geschichte einer anderen Frau erzählen. Die sagte, ähnlich wie Sie, sie habe den Anspruch, daß sie zuerst an ihre Familie denken müsse, bevor sie an sich selbst denken darf. Erst wenn es der Familie gut ginge, dürfe sie an sich denken „Wer gehört denn zur Familie?" fragte ich sie. Und sie fing an aufzuzählen: „Der Vater, die Mutter, die Geschwister und die Großmutter." „Und Sie selbst?" fragte ich, „gehören Sie nicht zur Familie?" „Oh", sagte sie, „mich selbst habe ich ganz vergessen." „Dann nehmen Sie sich nicht beim Wort", war meine Antwort, „denn wenn Sie es tatsächlich der ganzen Familie recht machen wollen, dann müssen Sie es sich doch auch selbst recht machen wollen und gut für sich sorgen, damit es der Familie gut geht." – „Ja", meinte sie, aber immer noch erstaunt und verwirrt ... Mir scheint also fraglich, ob es egoistisch ist, wie Sie meinen, wenn Sie gut für sich sorgen, oder ob es nicht Ihre Pflicht ist. Wie soll es denn den anderen gut gehen, wenn Sie es sich schlecht gehen lassen? Was denken die Eltern dann über sich als Eltern? Ich frage mich, ob Sie wirklich – wie Sie meinen – Ihre Loyalität eher dann leben, wenn Sie es sich schlecht gehen lassen und Ihr Symptom behalten oder wenn Sie das Leben genießen und gut für sich sorgen ..., etwas aus dem machen, was die Eltern Ihnen mitgegeben haben und dafür Verantwortung übernehmen, statt andere erziehen und ändern zu wollen ..."

In beiden Fällen, ob die Frauen sich nun eher als unverantwortlich und als „Opfer" oder aber all-verantwortlich und als „Täterin" definieren, ist es das Beharren auf Veränderungen und Entwicklungen anderer Personen als Voraussetzung für die eigene Entwicklung, welche die Aufrechterhaltung der bulimischen Symptomatik garantiert. Das Ziel der therapeutischen Gespräche ist es, diese Verknüpfung aufzulösen und alternative Sichtweisen zu entwickeln, welche dazu führen, daß die Frauen

- auf einseitige Schuldzuweisungen verzichten können,
- ihre eigenen Handlungsoptionen und Einflußmöglichkeiten sowohl anerkennen als auch ihre Begrenztheit akzeptieren,
- ihre (vergeblichen) Versuche der einseitigen Kontrolle in Beziehungen („Erziehung" der Partner/Eltern) aufgeben,
- statt dessen ihre Chancen nutzen zu kooperieren und mitzugestalten (Kooperation statt Kontrolle) und
- Selbstverantwortung für Veränderungsschritte, die eigene Lebensgestaltung und Zukunftsperspektiven übernehmen.

Dadurch wird deutlich, daß die *entscheidenden Schritte* zur Lösung bulimischer Eßprobleme nicht in erster Linie eine Frage äußerer Veränderungen ist, sondern vielmehr eine Frage der *Veränderung der inneren Haltung der Frauen* bedeutet wie folgendes Transkript verdeutlicht:

Anna: Früher, da habe ich mich schlecht gefühlt und immer gesagt, es ist die Schuld meines Vaters!

Therapeut: Es ging Ihnen schlecht, aber Sie hatten den Triumph! Die anderen waren schuld!

Anna: Ja, aber wohin hat mich das gebracht? Es ist doch ein schreckliches Gefühl, sich von anderen so abhängig zu machen!

Therapeut: Aber manche Menschen, die behalten lieber den Triumph „Seht her, wie schlecht es mir geht, was ihr falsch gemacht habt ...!" Die behalten lieber den Triumph, als es sich gutgehen zu lassen. Dann wären nämlich die Ansprüche, das Gefühl des Triumphes weg.

Anna: Das ist mir einmal nachts klar geworden ... Ich habe das nach einer Sitzung hier mal aufgeschrieben, die Sache mit der Verantwortlichkeit ..., also daß ich meinem Vater und der Scheidung der Eltern immer die Schuld über meine schlechte Situation gegeben habe. Ich wollte immer, daß er seine Schuld eingesteht und mich um Verzeihung bittet. Und dann ist mir aufgefallen, daß mich das überhaupt nicht weiterbringt. Es bringt nur Warten und extreme Abhängigkeit. Jetzt denke ich, ich brauche keine Entschuldigung mehr, sondern es liegt an mir, etwas zu tun und Verantwortung zu übernehmen für mein Leben. Das habe ich ganz intensiv empfunden. Logischerweise sagt man sich das ja oft im Kopf. Aber ich habe es das erste Mal gefühlsmäßig intensiv empfunden ..., daß es meine Entscheidung ist, was ich heute mit meinem Leben mache. Und das ist, als hätte sich ein Knoten in mir gelöst und ich kann bestimmte Dinge in der Vergangenheit jetzt so stehenlassen.

Therapeut: Damit haben Sie letztlich sich selbst jetzt mehr Macht und Einfluß über Ihr Leben gegeben ... und dem Vater nicht mehr so viel Einfluß?

Anna: Ja, genau. Früher, da hat mein Vater mich sehr beeinflußt ..., obwohl ich immer genau das Gegenteil von dem gemacht habe, was er wollte ...

Therapeut: Das ist ja auch eine Form von Einfluß, den Sie ihm gegeben haben. Da müssen Sie ihn immer genau im Blick haben, und wenn Sie stets genau das Gegenteil tun, dann bestimmt er letztlich auch, was Sie tun.

Anna: Ja, so war es ...

Therapeut: Und jetzt tun Sie eher, was Sie möchten ..., egal, ob der Vater es gut findet oder nicht? Und unabhängig sein bedeutet, Dinge tun, obwohl der Vater es möchte?

Anna: Früher war ich immer defensiv. Da konnte ich sagen: Ja, die Situation war nicht richtig oder die anderen waren schuld. Man kann ja gegen defensive Sachen nicht viel sagen ... und man wird nicht verantwortlich gemacht. Aber der springende Punkt ist dabei, daß man sich automatisch schlecht fühlt, weil man sich ja der eigenen Handlungsfreiheit selbst beraubt, man gibt sie anderen. Und das ist was ganz Schreckliches ... Das ist schlimm, finde ich. Das ist es, was ich nicht mehr will! Deshalb erwarte ich heute nicht mehr so viel von anderen, sondern von mir. Und mache mich nicht mehr so von der Umgebung abhängig.

Therapeut: Das waren wichtige Schritte, die Bulimie zu verabschieden? Nicht mehr anderen Verantwortung und damit die Schuld zuzuschieben, sondern mehr Eigenverantwortung für das zu übernehmen, was Sie heute aus Ihrem Leben machen?

Anna: Ja, früher, da geisterte immer die Schuldfrage im Kopf rum: „Wer hat Schuld?" Und ich habe mich ja auch selbst schuldig gefühlt, dann wieder den Eltern die Schuld gegeben. Ich war sehr unsicher und dachte, ich muß die Frage lösen. Das war auch der Grund, zu den Gesprächen zu kommen.

Therapeut: Und wie ist es heute, haben Sie jemanden schuldig gesprochen?

Anna: Nein, ich sehe es jetzt anders. Es ist niemand schuldig. Keiner.

Therapeut: So daß sich ein zweiter Knoten aufgelöst hat, indem Sie entschieden haben, daß Sie nicht mehr über Schuld oder Unschuld entscheiden müssen, sondern sich die Frage einfach in Luft aufgelöst hat?

Anna: Ja, die Frage gibt es nicht mehr. Die hat mich nur in einer Warteposition festgehalten. Aber sie macht keinen Sinn, darüber denke ich nicht mehr nach. Man kann die Dinge immer so oder so begründen ...

Therapeut: Sie haben entschieden, sich diese Frage einfach nicht mehr zu stellen?

Anna: Richtig. Was immer war ..., was ich heute aus mir mache, ist meine Sache. Und meine Verantwortung.

Therapeut: Was würden Sie einer anderen Frau in einer ähnlichen Situation empfehlen?

Anna: Es sind drei Punkte: Einmal nicht den anderen die Verantwortung zuschieben. Das entlastet zwar von der Eigenverantwortung, aber hat einen hohen Preis. Die Warteposition ..., und dadurch waren zwei Jahre meines Lebens wie tot. Das zweite war die Schuldfrage. Solange ich von meinem Vater die Entschuldigung wollte ..., da hatte ich zwar den Triumph, aber ich habe mich schlecht gefühlt, weil ich mich so abhängig gefühlt habe ... Die Schuldfrage also aufzulösen und zu überlegen, was will ich eigentlich? Und das ist dann der dritte Punkt für mich gewesen, daß ich mich wieder auf das Leben eingelassen habe und mir Ziele gesetzt habe ... und über die Zukunft nachgedacht habe. Das habe ich früher nicht gemacht, aus Angst vor Enttäuschungen. Heute denke ich, gut, ich entscheide mich ..., ob es richtig ist oder nicht, weiß ich nicht ... aber ich warte nicht mehr passiv auf den richtigen Weg, bis der kommt ..., ich mache das Beste draus!

Therapeut: Damit können wir die Gespräche hier beenden?

Anna: Ja, ich denke schon. Alles Wichtige ist auf dem Tisch und ich weiß jetzt für mich, wo es langgeht. Ich habe zwar noch Bulimie – manchmal – „aber das ist für mich auch in Ordnung. Im Moment, da habe ich den ganzen Prüfungsstreß, da brauche ich sie noch als Ventil. Aber ich bin optimistisch, daß sie irgendwann mal ganz weg ist ..."

4.2.8 Sicher in die Unsicherheit

Es wurde beschrieben, wie sich bulimische Frauen aufgrund ihrer Ursache-Wirkungs-Interpunktion in Vorstellungen von Allmacht und Ohnmacht verfangen und Verantwortung gleichsetzen mit All-Verantwortung. Diese Haltung macht jede Handlung und jede Entscheidung zu einem enormen Risiko. Denn entweder trifft die Frauen aller Verdienst oder aber alle Schuld.

Innerhalb dieser Logik wird es verständlich, daß bulimische Frauen sich ständig mit der Frage beschäftigen, wie sie sich eindeutig richtig verhalten können: „Es fällt mir schwer zu handeln. Am liebsten möchte ich keine Entscheidungen treffen müssen. Ich muß immer erst ganz sicher sein!" Aufgrund ihrer hohen Verantwortungsbereitschaft und Angst vor Fehlentscheidungen, für die sie meinen, allein die Schuld zu tragen, haben sie den verständlichen Wunsch nach absoluter Gewißheit, vollständiger Vorhersagbarkeit der Folgen ihrer Entscheidungen und Konsequenzen ihrer Handlungen.

Diese Haltungen ergeben sich aus der Annahme einer eindeutigen, objektiv erfahrbaren und berechenbaren Wirklichkeit. Es ist eine Annahme, welche die Möglichkeit suggeriert, alles richtig machen zu können und damit implizit die Drohung enthält, etwas falsch zu machen. Gleichzeitig verführt sie dazu, bei Zweifel und Unsicherheit lieber nicht zu handeln, um kein Risiko einzugehen, keinen Irrtum zu begehen und keine falschen Entscheidungen zu treffen. „Erst muß ich herausgefunden haben, wie die Welt „wirklich" ist. Dann erst weiß ich, wie ich mich richtig verhalten kann …", scheint das Motto der Frauen zu sein.

Doch folgen wir den Erkenntnissen des Konstruktivismus, dann ist es nicht möglich, „reale Phänomene" oder „ewige Wahrheiten" zu entschlüsseln. Die Welt ist uns weder objektiv zugänglich noch ist sie berechenbar oder kontrollierbar. Zwar lassen sich Vorhersagen über Wahrscheinlichkeiten machen, und es ist sinnvoll zu planen, doch gibt es keine Garantie: Leben heißt Fehler machen, Risiken einzugehen, die von vornherein nicht abschätzbar und damit ein ständiges „Balancieren zwischen Versuch und Irrtum" sind. Der Mißerfolg oder Erfolg von Entscheidungen, Annahmen und Handlungen läßt sich – darin liegt das Dilemma – immer nur im Nachhinein beurteilen.

Der verständliche Wunsch nach Sicherheit und ihr Versuch, den „richtigen" Lebensweg zu finden, macht die Frauen immer handlungsunfähiger. Auf den ersten Blick erscheint es dabei, als wollten sie keine Verantwortung übernehmen. Doch das Dilemma entsteht dadurch, daß sie eher zu viel Verantwortung übernehmen. Sie wollen keinen Irrtum begehen, das heißt das Lebensrisiko umgehen, immer wieder in Sackgassen zu geraten, auf Hindernisse zu stoßen, Fehler zu begehen. Diese Haltung beinhaltet aber selbst zwei Irrtümer:

– Der erste Irrtum besteht darin, daß sie ihr Leben praktisch schon einmal als „Generalprobe" gelebt haben müßten. Denn die Konsequenzen ihrer Handlungen, welche sie als Voraussetzung für ihr Handeln in der Gegenwart sicher wissen möchten, sind nur im Rückblick erkennbar.
– Der zweite Irrtum liegt darin begründet, daß es letztlich nicht möglich ist, sich nicht zu verhalten beziehungsweise nicht zu entscheiden. Die Entscheidung, nichts zu tun, bedeutet letztlich auch eine Entscheidung, nämlich die, entweder andere Menschen oder im Zweifelsfall die Zeit entscheiden zu lassen.

Es ist die innere Unsicherheit der Frauen, ihr Selbstzweifel und Mißtrauen sich selbst gegenüber, welche dazu führen, nach Sicherheit „außerhalb" zu suchen. „Ich muß nur den richtigen Mann, das richtige Studium, den richtigen Weg finden …"

Ziel der therapeutischen Gespräche ist es zu vermitteln, daß die vollständige Vorhersagbarkeit und Kontrollierbarkeit von Handlungen eine Illusion ist, die handlungsunfähig macht. Es gilt die Idee zu verabschieden, daß es richtige Entscheidungen für immer gibt, sondern daß irren menschlich, experimentieren notwendig ist, daß leben und Entscheidungen treffen immer Fehler und Irrtümer bedeutet. Aus der „Verschottung mit der Bulimie herauszukommen", wie es eine Frau einmal formulierte, und sich wieder auf das Leben einzulassen, bedeutet letztlich auch zu akzeptieren, daß Ungewißheit im Kontext zwischenmenschlicher Beziehungen eine Konstante und Wandel, das Sicher-Zutreffende bedeutet. Die Lösung liegt entsprechend nicht in der Absicherung und Kontrollierbarkeit der äußeren Lebenswelt der Frauen, sondern in der Selbstsicherheit und im Selbstvertrauen der Frauen. Dazu die folgenden drei Gesprächsausschnitte:

Keine Entscheidung ist auch eine Entscheidung
Anna: „Ich bin immer unruhig, weil ich mit Entscheidungen nicht zu Rande komme. Ich habe Angst, Entscheidungen zu treffen, und trau mich nicht, mein Leben aktiv in die Hand zu nehmen …
Therapeut: Was heißt das?
Anna: Ich denke …, je aktiver man ist, desto mehr muß man verantworten. Wenn man defensiv ist und etwas ist schief gelaufen, dann kann man immer noch sagen: „Die Situation war nicht richtig oder die anderen waren schuld" … Ich muß immer erst wissen, daß eine Entscheidung richtig ist, und vorher bin ich lieber ganz passiv. Ich tue nichts, denn wenn ich was täte, wäre das Risiko da …
Therapeut: Sie tun schon einiges …
Anna: Was?
Therapeut: Sie suchen nach der einen, richtigen Entscheidung, nach dem perfekten Weg …
Anna: Stimmt. Ich bin immer auf der Suche nach dem richtigen Weg. Ich denke viel darüber nach, was richtig und gut ist. Aber ich kann es nicht entscheiden.
Therapeut: Sie hätten gerne eine Garantie, bevor Sie losgehen …, handeln?
Anna: Ja. Obwohl ich weiß, daß es absurd ist. Aber ich fühle mich immer voller Zweifel …, es muß das Richtige sein. Irgendwann, denke ich, da muß ich doch mal wissen, was richtig ist und was ich

will … Damit mache ich mir das Leben schwer. Ich fühle mich ständig überfordert und weiß gar nicht, wovon eigentlich …
Therapeut: Vielleicht gerade von der Vorstellung, es gäbe einen richtigen, idealen Weg … Aber sobald man losgeht, macht man Fehler und Sachen, die nicht optimal sind. Erfahrungen sammelt man ja erst beim Gehen … Wie sollten Sie das vorher wissen? Aber möglicherweise ist es genau das, was Sie sich auferlegt haben. Das sind schon gnadenlose Maßstäbe, als müßten Sie hellsehen können …
Anna: Ja, aber den Wunsch habe ich schon. Und auch den Anspruch …, wenn ich auch im Kopf weiß, daß es so nicht geht. Und dann fühl ich mich schlecht und völlig daneben. Es macht mich traurig …
Therapeut: Und es ist wieder ein Grund, sich abzuwerten? Nach dem Motto: „Wenn ich den richtigen Weg nicht finde …, eins ist richtig, daß dann irgend etwas mit mir falsch sein muß!"
Anna: Ja, so denke ich …
Therapeut: Und das ist ein Dilemma. Letztlich müßten Sie ihr Leben schon fertig gelebt haben, um richtige Entscheidungen treffen zu können. Sie müßten die Entscheidung bereits getroffen und mit ihr gelebt haben. Wenn Sie sich heute für einen Mann oder ein Studium entscheiden, können Sie erst später sagen, ob es richtig war. Sie möchten gerne …, aber Sie können es nicht wissen. Nur im Rückblick kann man Bilanz ziehen. Man weiß nie, was rauskommt. Aber wenn man so gnadenlos denkt wie Sie, dann kommt man schon zu dem Schluß, daß man am besten gar nichts macht. Warum sollten Sie jetzt Zeit und Kraft ins Studium investieren, wenn Sie nicht sicher wissen, ob Sie eine Stelle bekommen werden? Erst später können Sie wissen ob es einen Sinn hat, heute etwas zu tun, zum Beispiel auch, mit der Bulimie aufzuhören … Eigentlich müßten Sie warten, bis Sie alt sind, und sich im Alter selbst fragen: „Wie soll ich mich heute, mit 25 Jahren, entscheiden?" … Und so haben Sie zur Zeit entschieden, sich nicht zu entscheiden. Aber auch das ist eine Entscheidung, und die hat ihren Preis. Denn wenn Sie mit 50 Jahren noch kein Studium haben, das kann ein hoher Preis sein …
Anna: Stimmt. Das ist es ja! Ich will auch nicht, daß alles so bleibt wie es ist. Ich will ja was ändern …
Therapeut: Dabei fragen Sie sich offensichtlich aber nicht: „Ist dies ein Weg, auf den ich mich einlassen möchte?" …, und es gibt Wege, die entstehen erst beim Gehen …, sondern es ist Ihr gnadenlos hoher Maßstab: „Entweder ich finde den richtigen Weg, oder ich gehe lieber gar nicht!"

Anna: Im Moment, da mache ich es so!

Therapeut: Und Ihr Problem scheint mir nicht nur zu sein, daß Sie immer schon vorher wissen müssen, ob etwas richtig oder falsch ist, sondern Sie müssen es auch für immer wissen. Es darf sich nicht entwickeln … Aber etwas, was heute gut ist, kann morgen weniger gut erscheinen … Aber Sie meinen, man dürfe nicht hin- und hergerissen sein. Man dürfe nicht mit sich im Kampf liegen …

Anna: Ja …, und mit dieser Haltung bin ich letztlich auch in diese Situation mit der Bulimie gekommen … Etwas Sanfteres wäre besser gewesen. Es ist dieser Leistungsdruck und die Angst vor Verantwortung. Wenn ich sagen könnte: „Ich bin ein fehlerhafter Mensch" …, oder wenn ich die innere Sicherheit hätte, mich auf Neues und Unsicheres einzulassen …, das wäre sicher besser für mich.

Therapeut: Aber bislang hatten Sie offensichtlich die Idee: „Da muß es einen, den genau richtigen Weg geben!" Und dann leuchtet eine Lampe auf und Sie wissen: „Da ist er. Genau der und alles andere gar nicht!"

Anna: Ja, so denke ich. Obwohl ich weiß, daß es verrückt ist …

Therapeut: Vielleicht wie der „verrückte" kleine Junge, dessen Geschichte ein Kollege kürzlich erzählte: Dieser Junge war am ersten Tag im Skikurs – und der erste Tag ist immer schrecklich! Man fällt hin, hat immer diese langen Stöcke, kann sich in den schweren Schuhen so schlecht bewegen … Und dieser Junge nahm am ersten Tag abends die Skier, schmiß sie weg und sagte: „Ich laufe erst Ski, wenn ich es kann!" … Und ein wenig erinnern Sie mich an diesen kleinen Jungen in dem Sinne, daß Sie sagen: „Ich nehme mein Leben erst in die Hand, wenn ich meine Lebenserfahrungen gesammelt habe …, ich gehe erst dann meinen Weg, wenn ich den richtigen gefunden habe!" Und womöglich entsteht er erst dabei, indem man ihn ausprobiert … Aber in diesem Sinne sind Sie radikal: Entweder ganz oder gar nicht! … Und es gibt viele Menschen die sagen: „Bevor ich das Ideale nicht gefunden habe und nicht die absolute Sicherheit habe, gehe ich nicht los." Und sie warten lebenslänglich …

Anna: Ja, das denke ich von mir auch. Dann hocke ich da mit meiner Bulimie, und das Leben geht an mir vorbei …

Therapeut: Und das Risiko bleibt … Selbst wenn Sie sich momentan entscheiden, sich nicht zu entscheiden, weil Sie kein Risiko wollen …, aber im Zweifelsfall haben Sie auch die Verantwortung dafür, wenn Sie die Zeit entscheiden lassen …

Selbstsicherheit statt äußere Sicherheit

Anna: Ich stehe nicht zu mir und mir ist klar geworden, daß ich immer erst die absolute Sicherheit brauche ..., haben muß, um etwas durchzuführen oder mich einzulassen. Daß ich von anderen Menschen die Sicherheit brauche ..., ich bin immer mißtrauisch!

Therapeut: Geht es darum, daß Sie eher anderen Menschen gegenüber mißtrauisch sind oder vielmehr sich selbst gegenüber? Müssen Sie Vertrauen entwickeln zu anderen Menschen oder zu sich selbst? Sie sagten: „Wenn ich mich auf einen Mann einlasse, dann wieder ganz ..., und schon stehe ich wieder am Bügelbrett und mache alles für ihn." Aber gegen Ihren Willen, da kann Sie doch niemand dort hinstellen? Zu wieviel Prozent haben Sie denn Vertrauen zu sich selbst?

Anna: Nicht allzu viel.

Therapeut: Im Minusbereich?

Anna: Ja, ziemlich weit unten.

Therapeut: Ihre Angst vor Beziehungen ..., Sie sagten, Sie müßten einen Mann erst ganz lange kennen, dann können Sie sich einlassen ... Unsinn, denke ich ..., man kennt sich selber am längsten ...

Anna: Dann muß ich erst genau wissen, was ich will und gefestigt sein und daß meine Entscheidungen richtig sind.

Therapeut: Das setzt ja voraus, daß Sie immer die Gleiche bleiben? Wer weiß schon, was er in ein paar Jahren genau will und was eine gute Entscheidung ist. Geht es darum, alles im vornherein und endgültig genau zu wissen, bevor Sie handeln? Dann warten Sie lebenslänglich ..., oder geht es eher darum zu sagen: „Ich kann zu mir stehen, was immer passiert, mir vertrauen und deshalb Dinge auf mich zukommen lassen. Ich kann nicht wissen, was passiert, und ob eine Entscheidung gut ist ..., aber ich habe das Selbstvertrauen, daß ich mit jeder Entscheidung leben und die Verantwortung tragen kann!"

Anna: Ja, darum geht es!

Therapeut: Zu wieviel Prozent nutzen Sie denn schon Ihr Vertrauen zu sich selbst? Wenn wir mal überlegen – vieles läuft ja gut: Sie essen, schlafen, sorgen für sich, leben, haben eine gute Ausbildung und Stelle ... Sie können sich zumindest soweit auf sich verlassen, daß Ihr Überleben gesichert ist, Ihr physisches zumindest. Also es gibt Bereiche, da können Sie sich auf sich verlassen, Vertrauen haben ...

Anna: Ja ..., das sind ungefähr 20 Prozent.

Therapeut: Und wo haben Sie die anderen 80 Prozent gelassen? Wie schaffen Sie es, die nicht zu nutzen, sich selbst immer wieder zu verunsichern?"

Anna: Vielleicht ein Bild: Ich fühlte mich immer wie auf einem Grad und hatte Angst, daß ich entweder zur einen oder anderen Seite abstürze durch irgendeine winzige Kleinigkeit ... Ich wollte, daß der Pfad breiter wird.

Therapeut: Woran haben Sie dann gemerkt, daß der Pfad breiter geworden ist?

Anna: Daß Menschen, die mir wichtig sind ..., daß ich heute nicht mehr darauf warte, daß sie alle nicken und sagen: Es ist gut und richtig, was du machst! Ich fand es sehr wichtig, als eine Freundin mir mal sagte: „Warum guckst du mich eigentlich immer so an, als ob du von mir hören mußt, daß es gut und richtig ist, was du tust oder sagst?" ... Ich habe den Menschen früher immer signalisiert, daß ich die Bestätigung, die absolute Sicherheit brauche, die ich selbst nicht hatte. Immer bevor ich etwas tat oder sagte und mich irgendwie bewegte ..., da wollte ich immer die absolute Sicherheit, daß es auch richtig ist ...

Therapeut: ... so daß Sie früher den Wunsch hatten, daß andere Ihnen den Pfad etwas breiter machen? Ihre innere Unsicherheit durch äußere Sicherheit ersetzen?

Anna: Einerseits ja. Aber ich habe dann gemerkt, daß das nicht geht. Ich wollte nicht mehr so darauf angewiesen sein ..., auf das Urteil und die Sicherheit der anderen. Das hat mich auf Dauer nur noch unsicherer gemacht. Für mich war es wichtig, irgendwann sagen zu können: „Okay, so verhalte ich mich jetzt!" Und ich habe es einfach gemacht, ohne daß ich gleich bewertet habe oder vorher wissen mußte, ob mein Verhalten nun gut oder schlecht ist, ob es auch wirklich richtig ist ...

Therapeut: Das bedeutet, daß Sie sich heute auch zugestehen, Fehler zu machen, ohne absolute Gewißheit zu handeln, das „Lebensrisiko", auch mal in Sackgassen zu geraten, auf sich genommen haben?

Anna: Ja, so könnte man das beschreiben ... Die Bereitschaft, sich überhaupt auf das Leben einzulassen und aus meiner Verschottung mit der Bulimie rauszukommen ... Für mich war es ein großer Erfolg, daß ich Entscheidungen treffen und zu ihnen stehen kann. Früher wollte ich keine Entscheidungen treffen, ohne vorher hundertprozentig sicher zu sein. Ich wollte immer die Erlaubnis von anderen, meinen Weg zu gehen ...

Therapeut: Welchen Zusammenhang sehen Sie mit der Bulimie?
Anna: Wenn ich gefressen und gekotzt habe, dann konnte ich nichts anderes mehr denken. Dadurch bin ich vor dem Leben geflohen. Ich hatte damals das Gefühl, daß ich mich einfach nicht konsequent für das Leben entschieden habe, Angst hatte, eigene, selbstständige Schritte zu machen. Früher, da war die warnende Stimme stärker: „Laß das, sei vorsichtig, lieber nicht verhalten, lieber mit Bulimie zufressen!" Jetzt gibt es auch schon eine andere Stimme, die sagt: „Was kann dir schon passieren, du kannst dich auf dich verlassen ..., sei wieder neugierig, laß dich ein ..."
Therapeut: Und die zweite Stimme, ist die neu?
Anna: Ja, die gibt es noch nicht so lange. Sie sagt: „Du kommst mit jeder Entscheidung klar, was soll dir schon passieren ...?" Ich habe mich zum Beispiel entschieden, zu kündigen und bin stolz auf meine Entscheidung! Und ich erlaube mir auch Zweifel und kleine Schritte ..."

4.2.9 Loyale Töchter

Kapitel II beschrieb die veränderten Lebensbedingungen, Anforderungen und Perspektiven junger Frauen sowie den daraus resultierenden Konflikt zwischen traditioneller Geschlechterrollenorientierung und neuen, teilweise dem herkömmlichen weiblichen Orientierungsrahmen entgegengesetzten Erwartungen. Es ist ein Sozialisationsprozeß, der in dieser Form erstmalig von der betroffenen Frauengeneration zu bewältigen ist. Eine Identifikation der Töchter mit ihren Müttern zur Entwicklung neuer Frauenrollen und Frauenbilder ist kaum möglich.

Dieser Veränderungsprozeß bedeutet gegenwärtig für alle Frauen eine Herausforderung. Bulimische Frauen erleben ihn deshalb zusätzlich als konflikthaft, da für sie die – für psychosomatische Familien kennzeichnende[1] – Prämisse gilt: „Mir darf es nur gut gehen, wenn es allen gut geht!" Oder umgekehrt formuliert: „Solange du leidest, leide ich auch!" Diese Prämisse prägt vor allem die Beziehung bulimischer Töchter zu ihren Müttern. Indirekt verbieten sie sich, neue Handlungsmöglichkeiten und Lebensräume zu nutzen, welche ihren Müttern in dem Maße noch nicht offenstanden. Bessere Chancen zu leben und zu genießen, scheint für sie gleichbedeutend mit Abwertung der Mütter und Verrat an ihnen. Die bulimischen Töchter erleben ihre Mütter eher als unzufrieden, als Frauen, die viel verzichtet und eigene Bedürfnisse zugunsten von Ehe und Familie zurückgestellt haben, gleichzeitig kaum Anerkennung dafür bekommen haben und mit ihrem Verzicht wenig ausgesöhnt scheinen ("Sie hätte gerne noch studiert, aber dann kamen die Kinder …"; "Sie hätte sich getrennt, wenn sie nicht die Sicherheit für uns Kinder gebraucht hätte …").

Gleichzeitig erklärt die Prämisse, weshalb bulimische Frauen häufig versuchen, ihre Mütter zu "emanzipieren", bevor sie sich eigene Entwicklungsschritte erlauben.

"Warum denkt sie nicht mal an sich; immer opfert sie sich für andere auf. Früher für uns Kinder, jetzt pflegt sie alte Menschen, und es geht ihr selbst nicht gut dabei. Sie wird krank, hat wieder Hautprobleme …, aber dann tut sie nichts für sich, sondern sagt: ‚Es ist doch nicht so schlimm, anderen geht es schlechter als mir!' Das ist ihre Strategie … Wenn es ihr besser ginge, wäre es leichter für mich … Aber sie hört nicht auf mich …"

"Sie trinkt, macht alles für ihren Freund …, nichts für sich; warum trennt sie sich nicht, ich sage es ihr immer wieder! So ist mein Blick immer unterschwellig auf die Mutter gerichtet, und es hält mich davon ab, meinen Weg zu gehen …"

"Früher mußte sie uns versorgen. Jetzt hat sie Zeit. Aber sie macht nichts für sich! Ich wünsche mir das oft …, auch, daß sie sich mal dem Vater gegenüber durchsetzt …, dann ginge es mir besser …"

Einerseits werten bulimische Frauen das Leben ihrer Mütter ab: "So leben wie meine Mutter, das möchte ich nicht! Das ist für mich kein Vorbild!" Vordergründig gestalten sie ihr Leben anders: Nach außen zeigen sie sich selbstsicher, beruflich erfolgreich, unabhängig. Auf einer anderen Ebene aber zeigen sie sich loyal mit den Müttern verbunden: "Wenn du leidest, leide ich auch!" Heimlich mit der Bulimie – so erleben es die Frauen – zeigen sie damit ihre Verbundenheit und Loyalität gegenüber den Müttern: "Ich bin auch nicht besser als Du!" Damit leben sie eine Bündnistreue, die auf Dauer niemandem nützlich ist, sondern den Familien und den Frauen selbst eher schadet und Entwicklung blockiert.

Ziel der therapeutischen Gespräche ist es, die "Verbundenheit der Frauen über gemeinsames Leiden" in Frage zu stellen und neue Sichtweisen über Loyalität zu entwickeln.

211

Besonders intensiv wird das Loyalitätsband von denjenigen Frauen erlebt, für die eine reale Auseinandersetzung mit der Mutter (sei es durch Kontaktabbruch nach der Scheidung der Eltern oder Tod der Mutter, was beides in Familien bulimischer Frauen gehäuft vorkommt) nicht mehr möglich ist oder wenn die Mütter krank sind oder selber Symptome zeigen:

Anna: Meine Mutter hat immer sehr viel ausgehalten in ihrer zweiten Ehe. Das war oft sehr schlimm! Meine frühere Therapeutin sagte, ob ich jetzt meiner Mutter Konkurrenz machen wollte mit dem Aushalten – jetzt in meiner Ehe …, daß ich da auch ziemlich viel schlucke und viel aushalten kann …

Therapeut: Wo sehen Sie da noch eine Parallele?

Anna: Ich versuche ja gerade, es nicht so zu machen wie die Mutter. Das ist mir schon eine Lehre, wie sie sich verhält, was sie so alles wegsteckt und schluckt …

Therapeut: Sie hat 100 Prozent weggesteckt und Sie „nur" 80 Prozent? Denn Sie trennen sich ja auch nicht von Ihrem Mann …

Anna: Ja … (weint). Ich schaffe die Trennung auch nicht, obwohl ich es will … Ich wollte es schon vor drei Jahren nach dem Klinikaufenthalt. Da war ich entschlossen. Aber da kam die Bulimie …

Therapeut: Die Mutter trennt sich nicht, sondern vernebelt sich den Blick und schluckt mit Alkohol … Sie haben die Bulimie und trennen sich nicht, sondern schlucken auch … Sie sagten, die Mutter hat viel weggesteckt … Was haben Mutter und Stiefvater Ihnen denn für eine Beziehung vorgelebt?

Anna: Geliebt hat sie den Stiefvater nie. Das war nur, um uns Kinder abzusichern … Sonst hätte sie das ganze Schlagen vom Stiefvater nicht auf sich genommen. Das war mehr als genug! Aber sie dachte, sie schafft es alleine nicht mit uns Kindern …

Therapeut: Was würde die Mutter Ihnen denn empfehlen im Moment?

Anna: Mit einer Scheidung wäre sie nicht einverstanden!

Therapeut: Also sie würde sagen: „Im Zweifelsfall mußt du, Tochter, eine ganze Menge schlucken?"

Anna: Ja, auch wegen meiner Tochter. Da würde ich bei ihr für eine Scheidung kein Verständnis finden!

Therapeut: Angenommen die Mutter hätte das Gespräch jetzt mitbekommen …, Sie sagten ja, die Mutter würde Ihre Scheidung nicht billigen und verstehen … Wenn wir sie fragen würden: „Soll Ihre

Tochter verheiratet bleiben, auch wenn sie das mit einem genauso hohen Preis wie Sie, einer ruinierten Gesundheit bezahlen muß?", was würde sie sagen?

Anna: Ich glaube schon, das würde sie verlangen. Sie fände es richtiger.

Therapeut: Auch um den Preis, die Bulimie zu behalten?

Anna: Ja!

Therapeut: Auch wenn Sie sich auf Dauer selbst zerstören?

Anna: Ja.

Therapeut: Ja ..., würde das tatsächlich den Wünschen der Mutter gerecht? Oder könnten Sie sich auch die Idee erlauben, daß die Mutter sich freuen würde, wenn es Ihnen besser geht als ihr? Wäre das denkbar?

Anna: Dann hätte ich ein ganz schlechtes Gewissen. Das geht nicht!

Therapeut: Sie erleben, daß die Entscheidung der Mutter einen hohen Preis bedeutet ..., und deshalb ist es verständlich, wenn Sie Ihr Leben anders gestalten wollen. Aber trotzdem scheint eine andere Stimme, eine andere Seite in Ihnen stärker, sie sagt: „Mach' es wie die Mutter ..."

Anna: Ja, so verhalte ich mich und so denke ich auch ..., obwohl ich es nicht will.

Therapeut: Ist das Ihre Art, Treue und Verbundenheit zur Mutter zu leben, die viel für Sie und die Geschwister getan und erduldet hat, wie Sie sagten?

Anna: (weint) ...

Therapeut: Wir haben hier schon mit vielen Müttern gesprochen ... Das wäre tatsächlich das erste Mal, daß eine Mutter verlangen würde von ihrer Tochter, „Selbstmord auf Raten" mit all ihren Symptomen zu begehen ... Alle Mütter, die wir bislang fragen konnten, die sagten in ähnlichen Situationen: „Das ist ein komisches Bild, was meine Tochter hat. Als Mutter, die ihr Leben auch ein Stück weit geopfert hat, damit es der Tochter gut geht, da ist es mir wichtig, daß sie lange und gesund lebt und es sich gut gehen läßt und ihre Chancen nutzt. Das ist eine viel bessere Anerkennung für den Preis, den ich gezahlt habe, als wenn sie sich jetzt ihr Leben schwer macht!" Es hört sich aber bei Ihnen so an, als würden Sie das genau andersherum sehen: „Wenn meine Mutter gelitten hat, da kann ich doch nicht so anmaßend sein und mir ein besseres Leben erlauben!"

Anna: Genauso geht es mir ...

Therapeut: Und viele Mütter sagen dann: „Genau das Gegenteil ist der Fall. Du bewahrst mein Andenken und ehrst mein Bemühen dann am besten, wenn du etwas aus deinem Leben machst! Das ist dann eine Anerkennung für mich als Mutter. Sonst wäre der Preis umsonst gewesen." ... Wenn Sie als kranke Tochter durchs Leben gehen, ist das tatsächlich ein Geschenk an die Mutter? Oder machen Sie der Mutter damit nicht nur zusätzliche Schuldgefühle?

Anna: Das stimmt!

Therapeut: Es ist nur eine andere Sichtweise ...

Anna: (weint) ... Jetzt, wenn Sie das so sagen, da glaube ich schon eher, daß sie Interesse daran hat, daß es mir gut geht ... Sie wollte immer nur das Beste für uns.

Therapeut: Sie haben ja auch selber eine Tochter und sind Mutter. Überlegen wir mal: Wie wäre es, wenn Ihre Tochter es sich schlechtgehen lassen würde? Aus Liebe und Loyalität zu Ihnen läßt sie sich hängen, entwickelt ein Symptom ... Wäre das angemessen für Sie als Mutter, wenn sie sagen würde: „Das, Mutter, ist mein Geschenk an dich. Ich lasse es mir schlecht gehen und mache es wie du ..., aus Loyalität zu dir! Ich möchte nicht so anmaßend sein, es mir gut gehen zu lassen!" Wäre das ein Geschenk für Sie? Oder würde es Sie als Mutter eher ehren, wenn sie ihre Chancen nutzt und ihren Lebensweg positiv gestaltet?

Anna: Ja. Letzteres.

Therapeut: Und das müssen Sie als Mutter gut nachempfinden können ... Was würde denn aus dieser Sicht Ihre Mutter jetzt sagen, wenn sie sich wünschen dürfte, wie Sie leben ...?

Anna: Dann glaube ich jetzt bestimmt, daß sie sagen würde, daß ich es mir so schnell wie möglich gutgehen lassen sollte ...

Anna: „In den letzten Wochen ging es mir nicht gut. Ich habe oft an meine Mutter gedacht.

Therapeut: Was heißt das?

Anna: Einerseits ist sie immer ein großes Vorbild für mich gewesen. Auch für meinen Vater war sie die ideale Frau. Sie hatte die Kinder, hat als Sprechstundenhilfe (obwohl sie Ärztin war), in der Praxis des Vaters mitgeholfen ... Aber andererseits merke ich, daß ich das Leben meiner Mutter als falsch abwerte. Sie hat immer nur an andere gedacht. Sie hat sich immer für andere aufgeopfert! Und deshalb war sie ständig krank. Sie hatte immer Herz- und Magenschmerzen und nahm Medikamente ... Ich habe das Gefühl, wenn ich alles nicht so schwer nehme und einen leichteren Weg wähle, daß ich dann ein total schlechtes Gewissen habe!

Therapeut: Ihre Idee ist, Sie müßten auch so „perfekt" sein wie die Mutter und Ihr Leben ähnlich gestalten?

Anna: Ja, das denke ich. Ich verlange von mir auch immer Höchstleistungen. Und ich glaube auch, daß mein Vater das von uns Kindern verlangt ... Es ist so schwierig, weil meine Mutter tot ist und ich mich nicht mehr mit ihr auseinandersetzen kann. Manchmal denke ich, ich würde ihr gerne sagen, daß ich es anders machen möchte ...

Therapeut: ... so daß es vielleicht eine Seite in Ihnen gibt, die meint, Sie müßten es genauso machen wie die Mutter mit Kindern, Erfolg im Beruf, Höchstleistungen, ideale Ehefrau, für andere da sein ..., und eine andere Stimme warnt sie: „Nein, der Preis ist zu hoch!"

Anna: Ja, genau ...! Sie ist eben doch nicht nur Vorbild ...

Therapeut: Denn die Mutter ist früh gestorben ... Sie war erst Mitte 40 ...

Anna: Ja, ich denke, es ging über ihre Kräfte ... und das will ich nicht! Aber dann kommt eine Stimme in mir, die sagt: Du mußt es so machen wie sie ...! Ich kann es mir irgendwie nicht gutgehen lassen. Es darf nicht sein, daß es mir besser geht als meiner Mutter ...

Therapeut: Als würden Sie sagen: „Wenn ich es mir gutgehen lasse, das wäre eine Abwertung der Mutter?"

Anna: Ja genau! Obwohl das absurd klingt. Ich bin ja für mein Leben verantwortlich und kann machen, was ich will. Aber irgendwie kann ich Glück nicht aushalten, oder ich gönne es mir nicht. Es ist so fremd.

Therapeut: Aber wenn Sie es sich dauerhaft schlecht gehen lassen, ist das nicht auch eine Abwertung der Mutter? Dann könnte man meinen, sie habe als Mutter versagt, weil es der Tochter schlecht geht ...

Anna: Ja ... Ich glaube, meiner Schwester geht es ähnlich. Sie hat auch Schwierigkeiten mit dem Essen. Sie ist fast magersüchtig ...

Therapeut: Was glauben Sie denn, wie sie beide das Andenken an Ihre Mutter eher ehren, indem Sie sich entscheiden, es sich dauerhaft schlecht gehen zu lassen, oder indem Sie ihr Leben gut gestalten und sich Glück und einen anderen Weg erlauben? Wie ehren Sie eher all das, was die Mutter für Sie getan hat ..., und sie hat ja viel getan, wie Sie sagten, sie hat sich sehr für die Familie und ihre Kinder aufgeopfert ...

Anna: Ja, ich denke schon, indem ich es mir eher gut gehen lasse ...

Therapeut: Und welche Rolle, denken Sie, spielt Ihre Bulimie dabei?

Anna: Ich glaube, daß sie schon etwas mit meinem Perfektionismus zu tun hat, daß ich immer Höchstleistungen von mir fordere ... und denke, ich müßte auch so perfekt sein wie meine Mutter ...

Therapeut: Und gleichzeitig wissen Sie, welchen Preis dieser Perfektionismus haben kann ...

Anna: Ja, genau. Ich will es auch wiederum nicht ..., aber ich kann mich kaum abgrenzen ...

Therapeut: Hilft Ihnen die Bulimie dabei?

Anna: Ja, es hört sich komisch an. Aber ich glaube schon ...

Therapeut: Inwiefern?

Anna: Mit der Bulimie ..., ich denke, da bin ich auch krank ...

Therapeut: Und wenn man krank ist, dann ist es erlaubt, die Ansprüche nicht so hoch zu setzen? Die Ansprüche zu reduzieren ...?

Anna: Ja, genau ... Ich glaube, ohne Bulimie würde ich noch mehr von mir verlangen.

Therapeut: Und hätten Sie sich ohne Bulimie erlaubt, das Studium abzubrechen und Ihre neue Ausbildung anzufangen?

Anna: Nein, bestimmt nicht. Ich hätte gedacht, das muß ich jetzt durchziehen! Weil mein Vater es auch so von mir verlangt. Und ich will ihn nicht enttäuschen.

Therapeut: ... so daß die Bulimie auch eine Hilfe ist, um sich abzugrenzen, sich zu erlauben, über eigene Wege nachzudenken ...

Anna: Ja, so kann man das sagen ... Sie zwingt mich mehr oder weniger dazu ...

Therapeut: ... Ich habe abschließend einen Vorschlag für Sie ...

Anna: Und?

Therapeut: Ich möchte Ihnen vorschlagen, daß Sie bis zum nächsten Mal einen Brief schreiben, einen Brief aus der Sicht Ihrer Mutter. Was würde Ihre Mutter Ihnen wohl schreiben, wenn sie noch leben würde? Was würde sie sich von Ihnen wünschen und was würde sie aus ihrer Lebenserfahrung rückblickend sagen und empfehlen, wie Sie Ihr Leben als Frau gestalten sollen? Sollten Sie es so machen wie sie ... mit allen Konsequenzen ..., oder anders? Würde die Mutter heute rückblickend selbst den gleichen Weg oder einen anderen wählen? Was gibt es da für Wünsche und Ideen?

Anna: Ja, ich glaube, das ist gut, wenn ich das mal versuche zu schreiben ...

Therapeut: Versuchen ..., oder werden Sie es tatsächlich tun?

Anna: Ja, ich schreibe ihn und bringe ihn nächstes Mal mit ..."

4.2.10 Symptom-Verschiebung oder Symptom-Fortschritt

Es kommt vor, daß Frauen während der therapeutischen Gespräche andere Symptome entwickeln. Ängste, Herzrasen, Sehstörungen und Gewichtszunahme sind typische Beispiele für weitere Symptome, die auf den ersten Blick völlig unvorhergesehen aufzutreten scheinen, und von denen die Frauen in der folgenden Sitzung meist sehr verstört und verzweifelt berichten. „Ich werde es wohl nie schaffen, ohne Symptome zu leben"; „Es wird alles nur noch schlimmer"; „Jetzt sind noch zusätzliche Beschwerden hinzugekommen" ist ihre Reaktion. Sie versuchen, nun gegen ihre Ängste, Herz- und anderen Beschwerden anzukämpfen, was sich aber als genauso wenig wirksam und sinnvoll erweist wie der Kampf gegen die Bulimie.

Bei genauerem Nachfragen stellt sich häufig heraus, daß diese Beschwerden zeitlich parallel mit einem deutlichen Rückgang des bulimischen Verhaltens auftraten. Diese positive Seite der Veränderung wird von den Frauen entweder gar nicht bemerkt oder als „Symptomverschiebung" abgewertet. Anstatt ihre Entwicklung und Reduzierung der Bulimie anzuerkennen, fokussieren sie lediglich auf ihre neuen Defizite, Schwächen und Beschwerden und verfangen sich damit in neue Kontrollkämpfe und Selbstabwertungsprozesse.

Diese Prozesse zu verhindern beziehungsweise aufzulösen ist eine wichtige therapeutische Aufgabe. Dazu werden dem Herzrasen, der Gewichtszunahme oder den Ängsten – wie zuvor der Bulimie – ebenfalls positive und wertschätzende Aspekte zugeschrieben und ihre Bedeutung als „sinnvolle Sicherheitshandlung" oder als „Zeichen für anstehende Entwicklung" anerkannt. Wie Symptomverschiebungen dabei als „Symptom-Fortschritte" umgedeutet werden können, zeigen exemplarisch die folgenden drei Transkripte:

Das Herz als „Bremse"

Frau N. berichtet, daß ihre Bulimie seit zwei Monaten weg sei. Sie ekele sich jetzt vor dem Erbrechen und den Heißhungeranfällen, statt dessen habe sie aber häufig Probleme mit ihrem Herzen, was sie sehr ängstige. Ihr Herzrasen entwickelte sie in dem Moment, als sie ihre Bulimie nicht mehr nutzte.

Anna: Das Herzrasen, das macht mir Angst. Früher, da habe ich mein Herz nie so gespürt …

Therapeutin: Solange Sie mit der Bulimie beschäftigt waren, da haben Sie Ihr Herz nicht so gespürt. Kein Wunder, da waren Sie immer so damit beschäftigt, was Sie im Kühlschrank haben, was Sie essen ...

Anna: Ja ..., und jetzt kommen immer mehr Gefühle und damit die Anspannung und das Herzjagen ..., auch Gefühle, was alles passieren könnte, oder daß mir etwas zustoßen könnte.

Therapeutin: Da haben Sie ja große Veränderungsschritte gemacht. Haben andere das auch gemerkt?

Anna: Ja, die merken auch, daß ich insgesamt offener geworden bin, in meinem ganzen Wesen. Aber auch ängstlicher ... Ja, dadurch, daß ich das Essen lasse, da hat sich viel verändert.

Therapeutin: Es kommen viele Gefühle und Bedürfnisse ... und das macht zunächst Angst. Aber ist es nicht auch ein Zeichen von Lebendigkeit, das Herz wieder mehr zu spüren?

Anna: Ja, die Bulimie, die war wie Beruhigungstabletten. Wie ein Leben unter der Glasglocke. Im Glashaus ..., da war ich ganz abgeschottet.

Therapeutin: Und das Herzklopfen ..., daran merken Sie, daß Sie sich die Dinge wieder mehr zu Herzen nehmen ... daß Sie offener geworden sind?

Anna: Ja, und zuerst hat mir das viel Angst gemacht. Aber es stimmt ..., ich wage mich jetzt weiter rein ins Leben und kann auch Gefühle zulassen. Früher, da habe ich immer nur von außen geguckt ..., wie betäubt ...

Therapeutin: ... so daß Sie jetzt mehr innere Sicherheit entwickelt haben müssen, daß Sie sich wieder einlassen auf das Leben und auf Beziehungen ..., und gleichzeitig „bremst" ihr Herz und sagt: es ist gut, sich einzulassen, sich Dinge zu Herzen zu nehmen ..., aber auch vorsichtig zu sein, langsam neue Wege und Entwicklungen zuzulassen. Das kann ich gut verstehen, wenn Ihnen das Herz klopft, wenn Sie Ihr Glashaus verlassen und neue Schritte wagen ...

Anna: Ja ..., ich möchte kein unberührbarer Klotz mehr sein, sondern mich schon mehr einlassen auf Beziehungen. Mir kommt es manchmal so vor, daß alles, was ich sonst runtergeschluckt und ins Klo gekotzt habe, daß das jetzt lebendig wird. Auch nachts in Träumen. Das ist manchmal ganz schön viel ...

Therapeutin: ... so daß Sie Ihre vertraute Beziehung zur Bulimie – und die war kontrollierbar und überschaubar, und es war vorherseh-

bar, was passiert – jetzt eintauschen in Beziehungen zu anderen Menschen? Dürfen die Ihnen jetzt näherkommen?
Anna: Ja, aber nicht zu schnell!
Therapeutin: Genau. Denn da können Sie nicht so vorhersehen und abschätzen, was sich entwickeln wird. Und dann ist es ja gut, wenn Sie immer in solchen Situationen auf Ihr Herz hören können. Und wenn Ihr Herz klopft, das ist ja ein Zeichen von Lebendigkeit, und es wird in manchen Situationen mehr klopfen als in anderen. Und es ist etwas ganz Normales, Herzklopfen zu haben, wenn man Neues wagt. Nur – wenn Sie auf Ihrem Entwicklungsweg anfangen zu rasen, also wenn es zu schnell geht, dann könnte auch Ihr Herz anfangen zu rasen ... Was denken Sie, wie lange Sie Ihr Herzklopfen noch nutzen werden als Zeichen oder Hilfe, daß es nicht zu schnell geht?
Anna: Ich denke, es ist ein Übergang. Das Herzrasen hat mir immer Angst gemacht. Aber wenn Sie das so sagen ..., das beruhigt mich, das als normales Zeichen von Lebendigkeit zu sehen ...
Therapeutin: ... und Schutz vor zu viel Lebendigkeit ...
Anna: Ja ..., und vielleicht brauche ich es noch ein paar Wochen.
Therapeutin: Sehen Sie die Ängste und das Herzklopfen eher als Fortschritt oder als Rückschritt?
Anna: Sie sind zwar nicht angenehm, und zuerst dachte ich, es sei ein Rückschritt und eine Verschlimmerung. Aber ich glaube jetzt, daß es insgesamt schon ein Fortschritt sein könnte. Die Ängste sind schon besser als die Bulimie. Sie sind ein Fortschritt, weil sie bremsen mich nur ..., aber sie schotten mich nicht mehr so ganz ab!
Therapeutin: ... so daß Sie sich nicht mehr ganz betäuben und den Blick mit der Bulimie vernebeln, sondern sich zu Hause schon neue Verhaltensweisen erlauben, neue Ideen, Wünsche und Vorstellungen entstehen ..., aber das Herz, das warnt Sie davor zu „rasen". Es bewahrt Sie davor zu meinen, Sie müßten nun gleich alle Ideen sofort umsetzen. Sie sind ja häufig sehr schnell nach dem Motto: „Wenn ich weiß, wo es langgeht, dann muß ich auch gleich loslaufen". Mich beruhigt es eher, daß Ihr Herz dabei bremst und Sie eher noch zurückhält ..., damit Sie in Ruhe nachdenken und überlegen können, was es bedeutet, wenn Sie Ihre Gefühle, Bedürfnisse und Wünsche leben ... Es hat ja immer Auswirkungen und Folgen für Beziehungen, wenn Sie etwas verändern und möglicherweise auch einen Preis. Ich rate Ihnen deshalb, weiterhin auf Ihr Herz zu hören ..., ob es klopft oder rast ..., es weiterhin als Gradmesser dafür zu nutzen, daß Sie sich

für Veränderungen die angemessene Zeit lassen. Und so gesehen ist das Herzklopfen – wie die Bulimie – eine Art körperliche Weisheit ...

Angst vor der Angst – oder ein Zeichen von Lebendigkeit

Frau M. ruft mit kaum hörbarer, verzweifelter Stimme an und berichtet von heftigen Angstzuständen. Sie habe das Gefühl, „total zu schwimmen", keinen Boden mehr unter den Füßen zu haben. Ihre Ängste seien nicht zu kontrollieren; sie habe jetzt schon Angst vor dem nächsten „Anfall". Sie traue sich kaum mehr aus dem Haus und könne nachts nur noch mit Licht schlafen. Sie sei verzweifelt, nun noch ein weiteres Symptom zu haben, und bittet deshalb um einen früheren Termin. Sie habe auch schon überlegt, zum Arzt zu gehen und sich Beruhigungstabletten verschreiben zu lassen. Aber das wolle sie eigentlich nicht, ein baldiges Gespräch sei ihr lieber. Erst auf genaues Nachfragen der Therapeutin sagt sie, daß die Bulimie seit dem letzten Gespräch nicht mehr aufgetreten sei.

Die Therapeutin sagt, sie wolle über das Anliegen bezüglich eines früheren Termins in Ruhe nachdenken und sich danach schriftlich oder telefonisch bei Frau M. melden.

Die Therapeutin schickt Frau M. noch am gleichen Tag folgenden Brief:

Sehr geehrte Frau M.,

nach Ihrem Anruf habe ich mich mit meinem Kollegen beraten, und wir haben beide noch einmal die bisherigen Gespräche mit Ihnen Revue passieren lassen, um Ihre Ängste, die Sie nach dem letzten Gespräch entwickelt haben, besser verstehen und auf Ihren Wunsch nach einem vorgezogenen Gesprächstermin antworten zu können. Dabei sind wir zu folgender Einschätzung gekommen:

Wir sind übereinstimmend der Meinung, daß Sie in den letzten Monaten sehr viel verändert haben. Sie haben eine neue Arbeitsstelle, es gab klärende Auseinandersetzungen mit der Mutter und viele Entwicklungen in der Beziehung zu Ihrem Freund. Und nun sagten Sie am Telefon, daß Sie seit dem letzten Gespräch vor drei Wochen Ihre Bulimie nicht mehr genutzt haben.

Das sind viele Veränderungen innerhalb kurzer Zeit, und wir haben uns als Therapeuten gefragt, ob diese Entwicklung nicht zu schnell gewesen ist und wir in den Sitzungen nicht mehr hätten bremsen sollen.

Sie sagten: „Ich schwimme, ich habe keinen Boden mehr unter den Füßen." Wenn man keinen Boden, keinen Halt mehr spürt, dann sind Angst und ein Gefühl von Bedrohlichkeit zunächst verständlich. Aber gleichzeitig sind diese Gefühle für uns auch ein Zeichen Ihrer Entwicklung. Denn wenn Sie sagen: „Ich schwimme", dann bedeutet das ja – um in Ihrem Bild zu bleiben – daß Sie den Beckenrand beziehungsweise das sichere Ufer losgelassen haben und den Mut hatten, sich wieder in den „Fluß von Entwicklungen und Veränderungen" einzulassen. Sie müssen in der vergangenen Zeit viel innere Stärke und Sicherheit entwickelt haben, um den äußeren Halt, den Beckenrand (u. a. die Bulimie) aufgeben zu können. Neben der Verunsicherung sehen wir daher in der Entwicklung Ihrer Ängste auch ein Zeichen von Fortschritt und innerer Stärke.

Nur waren Sie vielleicht etwas zu schnell, indem Sie die Bulimie gleich ganz weggelassen haben, und es war möglicherweise ein Fehler, daß wir vergessen haben, Sie genügend zu bremsen und vor zu schneller Entwicklung zu warnen.

Aus der Erfahrung mit anderen Frauen wissen wir, daß im Zusammenhang mit der Verabschiedung der Bulimie Ängste ein vorübergehendes Übergangsstadium darstellen können. Es ist wie ein Übergang zu „neuen Ufern". Ein Leben ohne Bulimie ist Neuland. Und wenn man neues Terrain, neues Land betritt, dann ist es verständlich und natürlich, vorübergehend Gefühle von Angst und Unsicherheit zu entwickeln. Denn in fremden Ländern, da weiß man nicht so genau, welche Regeln gelten, welche Verhaltensweisen angemessen sind, wie man sich schützen und sicher fühlen kann. Deshalb ist es nicht nur verständlich, sondern gut, ängstlich – im Sinne von vorsichtig – zu sein.

In diesem Sinne macht uns Ihre derzeitige Angst auch keine Angst, so daß sie Anlaß für ein vorgezogenes Gespräch wäre. Wir sehen Ihre Angst sowohl als Zeichen dafür, daß Sie bereit sind, sich in einen lebendigen Entwicklungsprozeß zu begeben, als auch als Bremse, um nicht zu schnell weitere Schritte und Veränderungen zu machen, sondern Ihren Entwicklungsweg, den Sie unumkehrbar schon beschritten haben, langsam weiterzugehen und in Ruhe zu experimentieren. Die Ängste – oder besser: Die Unsicherheit – hilft Ihnen, Ihren Lebensradius zur Zeit noch auf einen überschaubaren, weitgehend kontrollierbaren Bereich zu begrenzen. Sie haben den Effekt, daß sie vor zu viel Aktivität und vor zu schnellen Entscheidungen schützen.

Deshalb ist es in unseren Augen auch nützlich, wenn Sie Ihre Ängste noch etwas aufrechterhalten, um Ihr Tempo zu regulieren. Sollten Ihnen die

Ängste als Bremse zu bedrohlich erscheinen, dann möchten wir Ihnen raten, in solchen Situationen vorübergehend die Bulimie noch einmal zu nutzen. Wenn zu schnelle Entwicklung, zu viel Neues, zu viel an Gefühl, an Wünschen, an Ideen Sie ängstigen, dann ist es für uns in Ordnung, wenn Sie gelegentlich noch einmal auf das Hilfs- und Beruhigungsmittel Bulimie zurückgreifen.

Wir möchten – wie bereits oben erwähnt – in den laufenden Entwicklungsprozeß nicht mit einer früheren Sitzung eingreifen, sondern bleiben bei dem ursprünglich vereinbarten Termin in zwei Wochen.

Mit freundlichem Gruß,
Ihre Therapeuten

Zu dem nächsten Termin kommt Frau M. und sagt, daß Ihre Ängste inzwischen erheblich zurückgegangen seien. Der Brief habe sie zwar zunächst verunsichert, dann aber beruhigt. Sie habe es im ersten Moment merkwürdig gefunden, sich statt Beruhigungstabletten ihr bulimisches Verhalten verschreiben zu lassen, was sie doch unbedingt loswerden wolle. Doch dann habe sie akzeptieren können, daß gelegentliche Bulimie als Bremse und Beruhigungsmittel für sie in Ordnung sei. Sie habe sie im Gegensatz zu früher auch nicht mehr täglich genutzt, sondern in den zwei Wochen nur zweimal auf sie zurückgegriffen.

Gewichtszunahme: Kontrollverlust oder Zeichen zunehmender Verantwortung?

Frau S. berichtet in der sechsten Sitzung, daß ihre Bulimie seit zwei Monaten nicht mehr da sei. Sie habe zwar weiterhin Heißhungeranfälle, aber nicht mehr erbrochen. Davor ekele sie sich jetzt zu sehr. Sie habe aber seitdem drei Kilogramm zugenommen, und darüber sei sie verzweifelt. Ihrer Ansicht nach habe sich ihr Symptom nur verschoben. Die Bulimie sei zwar weg, aber statt dessen habe sie Angst, nun dick und übergewichtig zu werden und unkontrolliert weiter zuzunehmen. Dieser Gedanke sei ihr unerträglich, und sie sehe in der Entwicklung der letzten Wochen eine Rückschritt.

Therapeut: Ich verstehe Ihre Bedenken. Aber wie kommen Sie darauf, diese Entwicklung als Rückschritt zu bewerten? Ich sehe es aus einer anderen Perspektive: Die Gewichtszunahme, die könnte man doch auch so sehen, daß Sie sich selbst jetzt gewichtiger nehmen, mehr Gewicht im Leben beimessen …

Anna: Ich weiß nicht …
Therapeut: Lassen Sie uns überlegen – mal unabhängig vom Essen – wie sieht es denn aus, wie gehen Sie jetzt anders mit sich um?
Anna: … doch, das stimmt. Ich achte mehr darauf, was ich will, und sage eher jetzt mal meine Meinung.
Therapeut: Wann zum Beispiel?
Anna: Es gibt schon mehr Auseinandersetzungen mit meinem Freund. Früher hatte ich panische Angst davor, aber es geht ganz gut …, oder ich grenze mich mehr von meinen Eltern ab und mache, was ich für richtig halte …
Therapeut: Also doch wichtige Fortschritte?
Anna: So gesehen ja.
Therapeut: … indem Sie sich selbst gewichtiger nehmen, weniger schlucken …
Anna: Stimmt.
Therapeut: Außerdem …, die Bulimie war ja eine Möglichkeit, Dinge heimlich zu tun und wieder ungeschehen zu machen. Also viel zu essen, aber durch das Erbrechen die Verantwortung dafür nicht zu übernehmen …, für Ihr Verhalten, Ihre Entscheidungen und die daraus resultierenden Folgen.
Meine Erfahrung ist die, daß viele Frauen die Bulimie verabschieden, indem sie zunächst das Erbrechen lassen und später erst die Heißhungeranfälle. Das Aufgeben des Erbrechens ist ein erster wichtiger Schritt, ein Übergangsstadium. Für mich ist es ein positives Zeichen, daß Sie für Ihr Verhalten Verantwortung übernehmen. Sowohl Verantwortung dafür, was und wieviel Sie essen, indem Sie es nicht mehr erbrechen, als auch parallel dazu in Beziehungen, indem Sie Ihre Meinung nicht mehr runterschlucken, sondern sich auseinandersetzen, abgrenzen, sich selbst ernster und gewichtiger nehmen. In diesem Sinne sehe ich die Veränderungen, die Sie berichten, nicht als Symptomverschiebung, sondern als Zeichen des Übergangs und der Entwicklung. Entwicklung auch in dem Sinne, daß Sie dem Körper geben, was er braucht, und darauf vertrauen, daß er schon von alleine reguliert und sich meldet, wenn er genug hat. Er wird schon signalisieren, wann er „gewichtig" genug ist …, und dann können – als zweiter Schritt sozusagen – auch die Heißhungeranfälle gehen. … Diese drei Kilo, die sind doch ganz in Ordnung. Wie kommen Sie darauf, daß Sie deshalb gleich weiter und unbegrenzt zunehmen könnten?
Anna: Doch …, bislang dachte ich so!

Therapeut: Und jetzt?

Anna: Was Sie sagten, daß hat mir jetzt etwas Druck genommen ..., die Angst, daß ich aufgehe wie ein Hefekloß ...

Therapeut: Und daß Sie dann wieder anfangen zu kontrollieren ...

Anna: Ja. Und genau das möchte ich nicht!

Therapeut: Das haben Sie lange genug praktiziert und gemerkt, daß es keine Lösung ist. Aber wenn Sie sich jetzt zunehmend mehr und mehr erlauben, sich wichtiger zu nehmen, indem Sie Dinge oder Beziehungen so gestalten, wie es für Sie stimmig ist, wenn Sie zu Ihrer Meinung stehen, sich Grenzen erlauben ..., wenn Sie dem Körper gestatten, auch etwas zuzunehmen und gewichtiger zu sein ..., können Sie sich vorstellen, daß Sie dann die Heißhungeranfälle in absehbarer Zeit verabschieden werden, die Anfälle eines Tages einfach wegbleiben?

Anna: Ich glaube schon. Das ist der nächste Schritt ...

Wie die Transkripte zeigen, werden negative Deutungen und Bewertungen („Rückschritt", „Symptomverlagerung"), welche die Frauen mit vorübergehend auftretenden anderen Symptomen verknüpfen, in Frage gestellt und statt dessen alternative Sichtweisen angeboten, welche diesen Beschwerden und Symptomen positive und wertschätzende Aspekte hinzufügen und sie als Zeichen für Fortschritte und Entwicklung interpretieren:

- Die Angst wird in Zusammenhang gebracht mit der Fähigkeit, jetzt wieder Lebendigkeit und Gefühle zulassen und sich auf Entwicklungsprozesse einlassen zu können;
- das Herzrasen wird als körperliche Weisheit umgedeutet, als Fähigkeit, sich vor zu schnellen Veränderungen schützen zu können, welche die Frauen sich zu sehr zu Herzen nehmen könnten;
- aus der unkontrollierten Gewichtszunahme wird ein positives Zeichen dafür, daß die Frauen sich „gewichtiger" nehmen und gleichzeitig die Bereitschaft entwickelt haben, Verantwortung für die Folgen ihrer Handlung zu übernehmen.

Durch die Entwicklung alternativer Sichtweisen und die Umdeutung von „Symptomverschiebungen" zu „Symptomfortschritten" ändern sich die Reaktionen der Frauen auf diese Beschwerden, und es gilt auch hier wieder der systemische Grundsatz: Positiv konnotiertes Verhalten läßt sich leichter aufgeben!

Das Auftreten weiterer Symptome im Verlauf therapeutischer Gespräche stellt in der Regel keinen Grund für frühere oder häufigere Gesprächstermine dar. Das Eingehen auf entsprechende Wünsche der Frauen impliziert Verunsicherung und Skepsis der Therapeuten in den begonnenen Entwicklungsprozeß der Frauen. Die positive Intention,den Frauen sofort helfen und sie unterstützen zu wollen, kann die negative „Nebenwirkung" haben, daß sich die betroffenen Frauen zusätzlich verunsichert fühlen („Wenn die Therapeuten mir einen „Nottermin" geben, dann muß es ja wirklich einen besorgniserregenden Anlaß geben ...").

Indem die Therapeuten betonen, daß das Auftreten anderer Symptome nicht ungewöhnlich ist, sondern häufig ein notwendiges Übergangsstadium darstellt, vermitteln sie implizit Vertrauen in die Fähigkeiten und Ressourcen der Frauen und ihre Möglichkeiten, ihre begonnenen Entwicklungen und Veränderungen auf eine für sie stimmige Art und Weise weiterzuführen.

4.2.11 „Weniger desselben": Auch bei Therapie?

In den vorangegangenen Kapiteln wurde beschrieben, wie die Frauen selbst ihre Bulimie aufrechterhalten, indem sie ihrem Verhalten und Denken bestimmte Prämissen zugrunde legen. Weiterhin wurde aufgezeigt, wie konstruktive Lösungen ihrer bulimischen Eßprobleme durch spezifische Interaktionsmuster in den Familien oder Partnerschaften der Frauen verhindert werden. Der folgende Abschnitt macht deutlich, daß auch Therapie in bestimmten Situationen bulimisches Verhalten eher festschreiben kann, statt einer Lösung näherzukommen. Entsprechend kann es sinnvoll und nützlich sein, auch bezüglich therapeutischer Angebote „weniger desselben" zu machen:

Frau L. kommt nicht zu dem vereinbarten vierten Gesprächstermin und meldet sich auch in den kommenden Monaten nicht mehr. In dieser Situation besteht leicht die Tendenz, entweder sich selbst als Therapeut, oder aber die Frauen abzuwerten. Die negativen Zuschreibungen reichen von Erklärungen wie „Widerstand" und „Therapieresistenz" bis hin zu Selbstzweifeln über die eigene therapeutische Kompetenz. Die Beendigung der Gespräche durch Frau L. ist aber zunächst auch nur eine Tatsache, deren Sinn und Bedeutung erst durch ein gemeinsames Gespräch erfahrbar ist.

Die Therapeuten entscheiden sich deshalb dazu, Frau L. nach einem halben Jahr anzurufen und zu einem Bilanzgespräch einzuladen, um mehr über ihren Therapieabbruch und ihre weitere Entwicklung zu erfahren.

Therapeut: „Wir möchten gerne noch einmal Bilanz mit Ihnen ziehen ... Wie sieht es aus mit der Bulimie?

Anna: Die Bulimie ist noch da.

Therapeut: Unverändert?

Anna: Weniger als früher. Früher habe ich jeden Tag ungefähr drei Eßanfälle gehabt. Jetzt habe ich im Durchschnitt noch ein bis zwei Eßanfälle pro Woche. Mal mehr, mal weniger. Das hängt mit der Arbeit und den Prüfungen zusammen.

Therapeut: Das bedeutet, wenn man es mal genauer betrachtet, daß Sie die Bulimie ungefähr um 80 Prozent reduziert haben?

Anna: Ja, das stimmt. Obwohl ich bislang immer dachte, es hat sich nichts verändert, weil ich sie ja noch habe. Aber stimmt ..., die Besserung fällt mir jetzt erst auf.

Therapeut: ... und das Erstaunliche ist, daß Sie die Bulimie gerade in einer Zeit ohne Therapie reduziert haben! Das ist interessant. Deshalb möchte ich Sie fragen: Welche Auswirkungen haben Gespräche für Sie, wenn Sie gerade in einer Zeit ohne Gespräche so viel verändert haben? Ist es Ihr Weg, daß Sie die Bulimie eher allein, ohne Gespräche verabschieden? Ist Therapie dann überhaupt förderlich, oder kann sie auch hinderlich sein? ... Offensichtlich war es sinnvoll, daß Sie den letzten Termin nicht mehr wahrgenommen haben ...

Anna: Es war so: Ich hatte damals das Gefühl, daß ich meine ganzen Probleme hier gelassen habe, daß ich Sie damit beladen habe und dachte: Jetzt ist es gut, jetzt bist du es los, prima! Nur die Kotzerei, die ist weitergegangen. Ich habe mich in der Zeit gar nicht so unbedingt mit mir auseinandergesetzt. Ich wußte, demnächst ist wieder ein Termin – prima, dann gehst du dahin und erzählst ..., und es war eigentlich nicht so, daß ich mich mal selbst gefragt habe, was eigentlich mit mir los ist.

Therapeut: ... so daß Sie die Verantwortung für Veränderungen eher den Therapeuten zugeschoben haben? Die sollen mal machen ...?

Anna: Ja, so war es.

Therapeut: Was machen Sie heute anders?

Anna: In den letzten Monaten, als ich nicht hier war, da mußte ich mich halt zwangsläufig selbst mit mir auseinandersetzen. Sie hatte ich ja nicht mehr. Vielleicht habe ich mir da zum ersten Mal Gedanken über mich selbst gemacht. Und irgendwann kam dann der Punkt, an dem ich mir gesagt habe ..., es war so schlimm, daß es so nicht weiterging. Und ich habe mir gesagt: Du bist jetzt auf dich allein gestellt und niemand ist da, der was für dich lösen kann, der jetzt für dich in deiner Seele rumwühlt. Entweder du hilfst dir jetzt selbst, oder es ist aus und vorbei!

Therapeut: Das bedeutet, Sie haben mehr Verantwortung für sich übernommen?

Anna: Ja, genau!

Therapeut: Und dazu war es notwendig, daß es Ihnen erst ganz schlecht ging?

Anna: Ja ...

Therapeut: Dann hätten weitere Gespräche die Bulimie eher stabilisiert, weil wir Therapeuten immer versucht haben, daß es Ihnen möglichst besser geht? Ist das Ihr Lösungsmuster: „Erst muß ich ganz am Boden liegen, dann besinne ich mich auf meine Kräfte und Ressourcen und nehme die Sache selbst in die Hand?"

Anna: Ja, das scheint so zu sein. Ich bin ein Typ, der aus Trotz weitermacht. Da kommt der Dickkopf durch. Wenn es hart auf hart kommt, dann überlege ich weiter. Und ich war echt zu faul, mir Gedanken über mich selbst zu machen. Ich dachte immer: Laß die mal ackern, vielleicht finden die was!

Therapeut: Also wir haben geackert, und Sie haben gewartet?

Anna: Ja, ich habe erzählt ..., wunderbar ...

Therapeut: Wenn ich es mal zusammenfasse: Ist es so, daß Sie jetzt mehr Verantwortung für sich übernehmen? Früher, in den ersten Gesprächen, da sagten Sie ja auch: Mein Vater muß sich ändern, der muß was machen ..., von meiner Mutter will ich noch was, die soll etwas tun ... Da war die Verantwortung nicht bei Ihnen ... Und so ähnlich haben Sie ebenfalls gedacht: Die Therapeuten sollen mal machen ... und ich warte ab ... Es war, als hätten Sie sich selbst bei uns – wie ein kaputtes Auto – zur Reparatur abgegeben und gewartet ...

Anna: Ja, genauso war es!

Therapeut: Was ist es, was Sie jetzt anders machen?

Anna: Also, wenn ich jetzt merke, gleich geht es wieder los mit dem Kotzen, um den Frust abzulassen, dann überlege ich schon mehr: Muß das jetzt sein ... Du kannst es doch auch anders lösen! Früher war es ein blindes Fressen. Das war so eine Sache, daß ich mich mit anstehenden Problemen nicht auseinandersetzen mußte. Jetzt habe ich mich schon manchmal mit meiner Mutter statt dessen unterhalten, ich schreibe viel Tagebuch, oder ich rufe bei Freunden an.

Therapeut: Das bedeutet, Sie haben neue Wege ausprobiert, viel experimentiert und verändert. Sind dann Gespräche eher hinderlich oder förderlich für Sie?

Anna: Es war schon gut, die ersten Gespräche zu haben. Einen Anreiz sozusagen. Aber dann drehte es sich im Kreis, und es war nur Gewissensberuhigung, als Alibi für mich selbst und meine Eltern, daß ich etwas mache ... Aber eigentlich habe ich eher nichts gemacht und bin zu Hause in meinen Trott zurückgefallen ... Ich war einfach zu faul und habe die Probleme weggeschoben. Ich war hier passiv, wie ich es auch in meiner Sucht war.

Therapeut: Salopp gesagt, haben Sie Ihre Probleme hier „ausgekotzt"; das war kurzfristig nicht schlecht, aber langfristig hat es die Lösung eher verhindert. ... Angenommen wir würden Ihnen weitere Gespräche anbieten, würden Sie das wollen?

Anna: Nein, ich glaube, das wäre nicht gut.

Therapeut: Dann „kotzen" Sie uns nur hier Ihre Probleme vor die Füße und ...

Anna: (lacht) Ja, genau ... Dann schiebe ich alle Verantwortung wieder weg ..., es gäbe wieder eine Hintertür ...

Therapeut: Das ist ja gut für uns zu wissen, daß es nicht immer und in jedem Fall gut ist, Therapie anzubieten beziehungsweise fortzusetzen. Hätten wir denn eine Chance gehabt, das zu merken?

Anna: Nein, ich habe es auch erst später gemerkt. Vorher hatte ich ein schlechtes Gewissen, daß ich mich nicht mehr gemeldet habe. Erst später ist mir aufgefallen, daß es so besser war. Weil Sie mein Alibi waren und ich Ihnen den ganzen Müll nur aufgeladen habe und dann mit ruhigem Gewissen nach Hause gegangen bin. Und es hat gedauert, bis ich begriffen habe, daß ich ja nur allein was ändern kann, heute und für mich verantwortlich bin. Früher habe ich immer meine Eltern verantwortlich gemacht und danach Sie ... Ich habe Verantwortung immer abgegeben und gewartet, daß die Welt sich ändert ... Das ist jetzt anders.

228

Therapeut: War das ein wichtiger Schritt, um die Bulimie zu reduzieren?

Anna: Ja, auf jeden Fall!

Therapeut: Wenn Sie den Weg, den Sie jetzt eingeschlagen haben, so weitergehen, werden Sie dann eines Tages die Bulimie ganz verabschieden?

Anna: Ich denke, ja. Im Moment sieht es ganz gut aus.

Wie das Transkript zeigt, kann ein Therapieabbruch durchaus ein sehr stimmiger und sinnvoller Entscheidungsschritt sein und damit einen „therapeutischen Abbruch" darstellen, indem er – wie im Fall von Frau L. – die Übernahme von Eigenverantwortlichkeit, sowie die Mobilisierung und Nutzung eigener Fähigkeiten und Ressourcen signalisiert.

Zurückhaltung beziehungsweise „weniger desselben" bei therapeutischen Angeboten kann auch bei Frauen sinnvoll sein, die bereits jahrelange Therapieerfahrungen haben (Klinikaufenthalte, ambulante Therapie, Selbsthilfegruppen), bisher aber ohne größere Veränderungen oder Verbesserung ihrer Symptomatik. Ein Beispiel:

Frau N. leidet seit sieben Jahren unter bulimischem Verhalten. Seit über fünf Jahren macht sie durchgängig – in verschiedenen Settings – therapeutische Gespräche und nimmt zusätzlich an einer Selbsthilfegruppe teil. Sie kommt regelmäßig und sehr zuverlässig zu den (bisher fünf) Gesprächsterminen; alle verschriebenen Aufgaben und Experimente erledigt sie sofort – ihr Symptom ist jedoch weitgehend unverändert geblieben. Frau N. bittet deshalb um häufigere Sitzungstermine. Die Therapeuten zeigen sich diesem Anliegen gegenüber eher skeptisch und warten mit einer Antwort bis zum Ende der Sitzung. In der Stunde wird deutlich: Frau N. erzählt, daß sie die Bulimie gern vergessen wolle. Durch die jahrelange Therapie denke sie aber ständig über ihr Eßproblem nach. („Seit ich diese Krankheit habe, habe ich immer Therapie gemacht. Vielleicht stecke ich deshalb schon so tief drinnen, weil ich mich dauernd mit der Bulimie befasse.")
Sie versuche pausenlos, etwas zu verändern und strenge sich an, unter anderem auch deshalb, weil sie die Therapeuten nicht enttäuschen wolle. Ihr übertriebener Perfektionismus spiegelt sich in den therapeutischen Gesprächen: So wie sie versucht, „perfekte" Tochter,

Freundin, Frau zu sein, um Anerkennung, Liebe und Zuwendung zu bekommen, versucht sie „perfekte Klientin" zu sein. Sie versucht, vor allem den Therapeuten gerecht zu werden und verliert sich selbst dabei aus den Augen.

Erst vor kurzem sei ihr bewußt geworden, daß sie nonstop immer bei Therapeuten gewesen sei und sich bislang nie allein mit ihrer Bulimie auseinandergesetzt habe. Inzwischen wisse sie auch gar nicht mehr – vor lauter Anregungen, Ideen und Ratschlägen von Dritten – was ihr eigener Weg sei, welche Ideen und Ressourcen sie selbst habe. Ihre eigene Stimme sei ihr verloren gegangen, ebenso der Glaube an eigene Fähigkeiten. Die Gespräche hätten letztlich zur Folge, daß sie ernster und hoffnungsloser geworden sei.

Sie mache Therapie, weil sie nicht in Ordnung sei; gleichzeitig fühle sie sich deshalb nicht in Ordnung, weil sie Therapie mache. Solange sie zu Gesprächen komme, erkenne sie sich selbst nicht an; solange sie sich selbst nicht anerkenne, solange gelte auch die Anerkennung anderer nicht, welche sie sich so sehr wünscht. Frau N. möchte ihren Perfektionismus „außen vor lassen"; gleichzeitig macht sie die Therapie, um perfekt zu werden („eigentlich ist alles in Ordnung, nur die Bulimie muß weg, sie ist mein einziger Makel ...").

Entsprechend dem Informationsbegriff von Gregory Bateson (Information ist ein Unterschied, der einen Unterschied macht) würden weitere Gespräche in kürzeren Abständen nur „mehr desselben" aber keine neue Information bedeuten. In dieser Situation kann es nützlich sein, eine Therapiepause einzulegen oder die Therapie ganz zu beenden und erst nach einem längeren Zeitabschnitt zu einem Bilanzgespräch zusammenzukommen. Im Fall von Frau N. wurde die Entscheidung, vorerst keine weiteren Sitzungen zu vereinbaren und sich erst nach einer halbjährigen Pause zu einem gemeinsamen Bilanzgespräch zu treffen, folgendermaßen begründet:

- Die Therapeuten halten „weniger desselben", also keine Gespräche, für sinnvoll, um Frau N. die Möglichkeit zu geben, ihre eigene innere Stimme, ihre Wünsche und Anliegen wieder besser wahrnehmen zu können, statt weiterhin zu versuchen, es den Wünschen der Therapeuten recht zu machen.
- Ziel und Wunsch von Frau N. sei Anerkennung. Da sie sich selbst nicht anerkenne, solange sie Therapie mache, sei es konsequent, die Therapie abzubrechen, damit sie ihrem Ziel näherkommen könne.

– Ihr Wunsch sei, die Bulimie zu vergessen. Weitere Gespräche in kurzen Abständen könnten kontraindiziert sein, weil sie in ihrem Fall dazu führen, daß sie ständig über ihr Eßverhalten nachdenkt und grübelt. Möglicherweise könne sie die Bulimie eher vergessen, wenn sie durch die Therapie nicht ständig an sie erinnert würde.

– Frau N. sieht in ihrem Perfektionismus eine Grundlage ihres bulimischen Verhaltens und möchte lernen, wie sie selbst formuliert, „ihn außen vor zu lassen". Gleichzeitig macht sie Therapie, um „perfekt" zu werden. Dies ist ein Dilemma, welches auch nur durch Beendigung der therapeutischen Gespräche zu lösen ist (Beendigung der Gespräche = Verzicht auf Perfektionismus = Voraussetzung zur Verabschiedung der Bulimie).

Frau N. ist zunächst verunsichert, stimmt aber einer Beendigung der Gespräche und einer Bilanzsitzung nach einer längeren Pause zu.

Nach einem halben Jahr berichtet sie in dem vereinbarten Bilanzgespräch, daß die Pause für sie sehr wichtig gewesen sei. Ihr Symptom sei zwar noch da, aber es sei für sie eine wichtige Erfahrung gewesen, daß die Bulimie sich in der Zeit nicht, wie sie befürchtete, verschlimmert habe. Das habe ihr wieder mehr Mut und Glauben an ihre eigenen Fähigkeiten und Ressourcen gegeben. Diese Erfahrung hat – so stellt sich auf genauere Nachfrage der Therapeuten heraus – zu einer geringfügigen Besserung der bulimischen Eßanfälle geführt.

Frau N. möchte deshalb auch weiterhin ihren Weg allein gehen. Es falle ihr zwar nicht leicht, doch könne Therapie wieder dazu führen, daß sie ihre eigenen Ideen, Wünsche und Fähigkeiten aus den Augen verliere.

4.2.12 Rückfälle und Rückfallprophylaxe

Im Gegensatz zu anderen „Suchtmitteln" gehört das Essen unverzichtbar zum Leben. Tabletten, Alkohol, Zigaretten etc. kann ich aus meinem Umfeld verbannen, um nicht verführt zu werden. Eine Lösung nach diesem Muster ist für Frauen mit bulimischem Verhalten nicht möglich. Die Frage der Beschaffung, Zubereitung und Aufnahme von Lebens-Mitteln gehört – wie schon der Name sagt – zum Überleben. Ein Grund mehr, sich mit möglichen und wahrscheinlichen Rückfällen auseinanderzusetzen. Denn nicht nur bulimische, sondern auch andere Frauen (und Männer) werden gelegentlich dazu verführt, zu viel zu essen. Entscheidend ist wieder die Bewertung des Verhaltens: Ist es ein „Rückfall", eine Einladung, sich wieder am Anfang einer erneuten „Suchtkarriere" zu sehen (nach dem Motto: Einmal rückfällig = Freifahrtschein für die nächsten Rückfälle), oder ist es eine legitime Ausnahme?

Zwei Möglichkeiten des therapeutischen Umgangs mit sogenannten Rückfällen wurden bereits implizit in den vorangegangenen Kapiteln beschrieben: Die positive Konnotation und die detaillierte Befragung der „Scheiterstrategien" und bulimiefördernden Bedingungen.

Darüber hinaus hat es sich für den therapeutischen Prozeß als nützlich erwiesen, das Wort „Rückfall" möglichst weitgehend zu vermeiden. Es ist nicht nur mit vielen negativen Implikationen verknüpft, sondern verleitet auch zu sich selbst erfüllenden Prophezeiungen. Fragen wie beispielsweise:

„Wann rechnen Sie mit Ihrem nächsten Rückfall? Wie werden die Eltern auf den nächsten Rückfall reagieren? ..."

implizieren schon durch die sprachliche Formulierung, daß es Rückfälle geben wird; es ist nur noch eine Frage der Zeit.

Da Entwicklungen nur selten geradlinig verlaufen, ist es wahrscheinlich, daß die Frauen gelegentlich noch einmal auf ihr bulimisches Verhalten zurückgreifen. Um diesen Situationen ihren entmutigenden und bedrohlichen Charakter zu nehmen, Abwertungen und sich selbst erfüllende Prophezeiungen zu vermeiden, ist es günstiger, das Wort „Rückfall" durch die Bezeichnung „Vorfall" zu ersetzen.[1] Dazu folgendes Beispiel:

Frau L. kommt zur siebten Therapiestunde und berichtet auf die Nachfrage der Therapeuten, daß sie seit neun Wochen keine Bulimie mehr genutzt habe. Das würde sie zwar einerseits freuen, andererseits sei sie aber immer noch skeptisch und wisse nicht sicher, ob sie nun tatsächlich die Bulimie verabschiedet habe oder ob es sich nur um eine „gute Phase" handle.

Anna: Ich bin immer noch skeptisch. Weil ..., ich hatte ja schon einmal eine Phase ohne Bulimie. Damals waren es sechs Wochen. Und

deshalb warte ich jetzt immer, wann der nächste Freßanfall wieder-
kommt.

Therapeut: Haben Sie gemerkt, wie Sie eben selbst den nächsten
Anfall schon vorprogrammiert haben?

Anna: Nein …, wieso?

Therapeut: … durch Ihre sprachliche Formulierung wird es deutlich.
Sie sagten: „Ich warte, *wann* der nächste Anfall kommt". Das heißt, Sie
sind sich sicher, *daß* er kommt. Die Frage ist nur wann. Da Sie in
diesem Punkt so sicher sind, wird es mit großer Wahrscheinlichkeit
auch so kommen. Das ist wie eine sich selbst erfüllende Prophezeiung.
Mich würde deshalb interessieren: Angenommen Sie wollten bereits
möglichst bald einen Rückfall haben – ich weiß, Sie möchten es auf
keinen Fall –, aber mal angenommen, ich gäbe Ihnen den Auftrag,
einen Rückfall zu bauen –, was müßten Sie tun und wie müßten Sie
denken und fühlen?

Anna: Aber ich will es doch eigentlich gar nicht mehr …

Therapeut: Das glaube ich Ihnen, aber das ist eine andere Frage.
Können Sie sich dennoch eine Situation vorstellen, in der Sie wieder
Heißhungeranfälle entwickeln und Ihnen zum Kotzen ist?

Anna: Ja, wenn ich mich selbst wieder im Stich lasse.

Therapeut: Was heißt das? Wie sähe das aus und was müßten Sie tun?

Anna: Das geht eigentlich recht einfach. Ich müßte nur wieder
denken, daß ich es allen recht machen muß …, daß meine Bedürfnisse
nicht zählen …

Therapeut: Wieso wäre diese Art zu denken eine sichere Bedingung
dafür, einen Heißhungeranfall zu entwickeln? Was müßten Sie
tun?

Anna: Ich müßte zum Beispiel wieder ständig Überstunden machen …

Therapeut: Wie viele?

Anna: So jeden Abend ein bis zwei Stunden … und denken, daß ich
meine Arbeit trotzdem nicht schaffe!

Therapeut: Wie lange müßten Sie das tun?

Anna: Eine Woche würde reichen …, und wenn ich denke, daß ich
dann auch noch bei meinen Eltern vorbeifahren muß …

Therapeut: Wenn Sie versuchen, allen anderen gerecht zu werden
und sich selbst dabei verhungern lassen?

Anna: Ja, genau!

Therapeut: Ich habe noch eine andere Frage: Wie lange müßten Sie ohne Bulimie leben, bevor Sie sagen: „So, nun habe ich sie ganz verabschiedet"? Sind es Wochen, Monate, Jahre ...?

Anna: Das weiß ich nicht.

Therapeut: Angenommen Sie nutzen die nächsten drei Jahre kein bulimisches Verhalten. Dann aber – aus welchem Grund auch immer – kommt ein Heißhungeranfall und Sie erbrechen anschließend. Wie bewerten Sie das dann?

Anna: Ich hätte schon Angst, daß die Bulimie dann wieder da ist ... Ich würde denken, daß es ein Rückfall ist.

Therapeut: Und dann?

Anna: Ja, ich hätte schon große Angst und würde mich wieder mit dem Essen beschäftigen ...

Therapeut: Und wieder anfangen zu kontrollieren?

Anna: Ja ...

Therapeut: Und wäre das hilfreich?

Anna: Nein, ich denke nicht.

Therapeut: Angenommen eine andere Frau ..., die geht zu einem Fest, da ißt sie zu viel, und anschließend erbricht sie ... und das passiert ihr nach zwei oder drei Jahren noch einmal ..., hätte die auch eine Bulimie? Wäre das auch ein Rückfall?

Anna: Nein, natürlich nicht!

Therapeut: Wieso nicht? Auf der Handlungsebene tun sie doch beide genau das gleiche. Der Unterschied scheint mir nur, daß Sie die beiden Vorgänge unterschiedlich *bewerten*.

Anna: Ja, das stimmt!

Therapeut: Ich möchte an dieser Stelle gern einen Kollegen zitieren. Der fragt in einer solchen Situation: „Ist es ein Rückfall oder ist es ein Vorfall?" Und wenn ich Sie richtig verstanden habe, dann würden Sie Ihren Heißhungeranfall nach drei Jahren als Rückfall erleben; aber bei der anderen Frau würden Sie ihn als Vorfall ansehen?

Anna: Ja, so denke ich ...

Therapeut: Nun, angenommen Ihre Bulimie würde sich noch einmal melden in den nächsten Wochen und Sie würden sie nicht als Rückfall, sondern einfach als einen Vorfall ansehen – würde das einen Unterschied machen?

Anna: Ja, auf jeden Fall!

Therapeut: Welchen?

Anna: Ja ... ich hätte nicht so viel Angst und Druck ...

Therapeut: Wovor?

234

Anna: Ja, ein Vorfall ..., das passiert dann eben einmal ..., aber dann ist es gut. Bei einem Rückfall, da denke ich ..., jetzt mußt du aber aufpassen ... Und ich hätte Angst, wenn ich jetzt einmal wieder fresse und breche ..., dann kommt es gleich wieder jeden Tag, und ich stehe wieder ganz am Anfang!

Therapeut: Dann ist es ja ganz wichtig, noch einmal zu überlegen oder zu entscheiden, wie Sie es bewerten, falls Sie noch einmal Ihre Bulimie nutzen sollten ... Und es scheint mir umso wichtiger, weil das Thema „Essen" Sie ja immer begleiten wird ..., man kann es nicht wie Alkohol oder Rauchen ganz bleiben lassen ... Und ich weiß, daß es den meisten Menschen so geht, daß sie irgendwann einmal in ihrem Leben zu viel essen, so wie andere gelegentlich zu viel trinken ... und erbrechen. Deshalb ist es schon jetzt wichtig zu überlegen, wie Sie eine solche Situation bewerten. Wäre es für Sie denn beispielsweise in Ordnung zu sagen: „Nun gut, die Bulimie ist halt mein Ventil, so wie andere mal viel rauchen in Streßsituationen, und wenn ich alle zwei Jahre mal darauf zurückgreife, dann ist das ein Vorfall und in Ordnung"?

Anna: Ja, vielleicht. Das wäre auf jeden Fall weniger Druck ...

Therapeut: ... so daß man sagen könnte: Fünf Prozent der Bulimie dürfen bleiben? Oder muß sie hundertprozentig weg sein?

Anna: Wenn ich weiß, daß es bei den fünf Prozent bleibt, dann wäre das in Ordnung. Und es würde mich eher entlasten!

Therapeut: Und vielleicht reicht ja schon allein die Idee der fünf Prozent Bulimie, die Idee, daß Sie sie zur Not auch noch gelegentlich nutzen dürfen als Ventil – im Sinne eines Vorfalls."

Anna: Ab und zu tritt die Bulimie noch auf. Aber nicht mehr so, daß ich davon abhängig bin. Gelegentlich brauche ich sie noch als kleine Stütze. Aber ich lasse mich nicht mehr gehen, sondern habe sie im Griff ... Manchmal lasse ich mich vielleicht doch noch etwas gehen, aber dann weiß ich, daß ich die Kurve wieder bekomme.

Therapeut: Also früher hatte die Bulimie Sie im Griff, und jetzt ist es umgekehrt, daß Sie die Bulimie im Griff haben?

Anna: Ja!

Therapeut: Dann hat sich etwas Wesentliches verändert. Sie leiden nicht mehr so unter der Bulimie und sagen: „Es war schon wieder ein Rückfall, die Bulimie überkommt mich ... ", sondern Sie können Sie nutzen, wenn es für Sie wichtig ist in bestimmten Situationen?

Anna: Ja, und ich merke, daß ich da nicht von heute auf morgen ganz von loskomme. Ich lasse mir Zeit.

Therapeut: ... Und Sie sind nicht besorgt und sagen: „Oh, schon wieder ein Rückfall", sondern es ist ein Vorfall, und gelegentliche Vorfälle dieser Art sind zur Zeit noch wichtig und deshalb in Ordnung?

Anna: Ja, so ist es und die Vorfälle werden langsam weniger ...

Therapeut: In bestimmten Situationen, da nutzen Sie die Bulimie noch – aber es ist keine Krankheit mehr – „wie Sie sie früher definierten – die unvorhergesehen über Sie kommt, sondern bestenfalls eine Krücke in schwierigen Situationen. Oder ..., letztlich ist es auch etwas Normales, weil fast alle Menschen irgendwann dieses Verhalten zeigen ..., oder man müßte sagen: Alle Menschen haben zu ein bis zwei Prozent Bulimie!"

4.2.13 Aufgaben, Experimente, Geschichten und Symbole

Die vorangegangenen Kapitel beschrieben Ausschnitte aus dem therapeutischen Prozeß während des zirkulären Interviews. Dabei wurde deutlich, daß die Fragen mehr als nur Fragen sind. Mit ihren Implikationen stellen sie ein wirksames therapeutisches Mittel zur Veränderung der subjektiven Wirklichkeitskonstruktionen der Frauen dar. Insofern beinhaltet jedes Interview selbst bereits eine Fülle von Mikrointerventionen, so daß abschließende Kommentare oder Interventionen nicht mehr notwendig sind. Gute Aufgaben, Experimente, Geschichten oder Kommentare können jedoch, wenn sie dem Gespräch hinzugefügt werden, wie mehrere Medikamente wirken, die sich gegenseitig potenzieren.

Dieses Kapitel stellt exemplarisch eine Auswahl von Aufgaben, Experimenten und Geschichten vor, welche den Frauen (insbesondere jenen, die gerne aktiv etwas zur Problemlösung tun möchten und um Ratschläge oder Verhaltensanweisungen bitten), zusätzlich als Intervention für die Zeit bis zur nächsten Sitzung mitgegeben werden können.

a) Anleitung zur Selbstabwertung

Frau B. berichtet, daß sie ihre Bulimie damit in Verbindung bringt, daß sie sich selbst ständig abwertet. Um ihre Bulimie zu verstärken, müsse sie nur schlecht über sich denken, die Idee pflegen, daß sie wertlos, eine Versagerin und nicht liebenswert sei. Frau B. studiert im ersten Semester Erwachsenenbildung; sie schreibt viel und gerne. Aufgrund der Befragung ihrer „Scheiterstrategien" in der Sitzung und der weiteren Vorinformationen entstand die Idee zu folgender Aufgabe:

„Stellen Sie sich vor, Sie arbeiten bereits in der Erwachsenenbildung und bieten Kurse an. Ein Kurs hat das Thema: „Anleitung zur Selbstabwertung". Er ist gedacht für Menschen, die zu viel Selbstbewußtsein haben und die von Ihnen gerne lernen möchten, wie man sich selbst entwertet und klein macht.

Aus Ihrer Erfahrung wissen Sie sehr gut, was notwendig ist, um sich abzuwerten, minderwertig zu fühlen und schlecht über sich zu denken. Angenommen diese Menschen haben diese Fähigkeit alle nicht und möchten von Ihnen lernen, wie man sie am besten entwikkelt. Wie muß man denken, sich fühlen, verhalten …, welche Kontextbedingungen sind notwendig, um sich möglichst klein, schlecht und minderwertig zu fühlen?

Da Sie gerne schreiben, bitte ich Sie, Ihre eigenen Erfahrungen aufzuschreiben als eine Anleitung oder ein Kursprogramm, welches Sie zum nächsten Mal mitbringen. Falls Sie für diese Aufgabe noch Anregungen haben möchten, empfehle ich Ihnen das Buch „Anleitung zum Unglücklichsein" von Paul Watzlawick."[10]

Zum nächsten Gesprächstermin bringt Frau B. folgende „Anleitung" mit:

„Anleitung zur Selbstabwertung: Zu den entsprechenden Gedanken, die für das Unglücklichsein unentbehrlich sind, zählen als Hilfsmittel zur Unterstützung derselben Nebensächlichkeiten wie Musik, von der man sich ständig berieseln lassen muß und die exakt die düstere Stimmung widerspiegelt und vertieft (zum Beispiel Techno-Wave). Die Kleidung sollte grau oder schwarz sein und möglichst selten gewechselt werden. Das Äußere sollte die Ablehnung deines Körpers zum Ausdruck bringen. Eine entsprechende Körperhaltung beziehungsweise Gesichtsausdruck darf nicht fehlen. Soweit zum allgemeinen Teil.

Als erstes folgt nun die Einstellung zu dir selbst. Dabei solltest du eine Reihe von Mottos berücksichtigen, die grundlegend für deine Denkweise sein müssen. Zum Beispiel:
,Jeder ist sich selbst der Nächste!'
,Was dich nicht umbringt, macht dich stärker!'
,Live fast, die soon!' …

237

Du mußt dich selbst realistisch sehen, das heißt deine Labilität, Minderwertigkeit, Unattraktivität, Unsicherheit, Verwöhnung usw. in den Vordergrund stellen und es entsprechend hervorheben, wenn – wie so oft – wieder mal alles schief läuft. Da du nicht der ewige Versager bleiben willst, mußt du hart und kämpferisch mit dir vorgehen! Das was ist, mußt du ändern, und zwar radikal! Du mußt den lasterhaften Verführungen des Lebens – zum Beispiel Konsum – widerstehen und wenn dir das nicht gelingt, dann mußt du fressen und saufen, bis dir schlecht wird, und dich dann in Schuldgefühle über dein Versagen versenken. Wenn du es dir schlecht gehen läßt, hat du ein Alibi für alles, was schlecht läuft!

Bei allem, was Spaß macht, mußt du dir stets im klaren sein, daß du es im Grunde nicht verdient hast. Denke daran, daß das Leben eine schwere Bürde ist, ein ewiger Kampf gegen die lauernden Gefahren des Alltags!

Und du bist allein! Selbstverantwortlich. Stärke zeigt sich in Unabhängigkeit! Mache alles mit dir selbst aus, verlasse dich nie auf andere (Thema: Einstellung zu anderen). Öffnung bedeutet Distanzverlust. Du wirst angreifbar und verletzlich. Mißtrauen fördert Sicherheit! Halte dir immer vor Augen, daß du im Grunde eine Zumutung für die anderen bist.

Was Partnerbeziehungen anbetrifft: Wenn dich jemand aus Versehen für liebenswert hält, hat er sich eben geirrt. Zitat Watzlawick: „Praktisch verliebe man sich also hoffnungsloserweise zum Beispiel in jemanden wie P., in einen verheirateten Partner, in einen Priester oder Filmstar. Auf diese Weise reist man hoffnungsfroh, ohne anzukommen, und zweitens bleibt einem die Ernüchterung erspart, feststellen zu müssen, daß der andere durchaus bereit ist, in eine Beziehung einzutreten, womit er sofort unattraktiv wird."

Wenn sich jemand trotz deiner wirksamen Abschreckungsmanöver an dich klettet, mußt du zu drastischen Maßnahmen greifen. Einzelheiten bleiben dir überlassen. Das Thema „Beziehungen" wäre hiermit schon erschöpft, denn es versteht sich von selbst, daß der „Möchte-gern-Unglückliche" möglichst wenige und oberflächliche Beziehungen aufrechterhält.

Ein weiteres Thema ist das Thema „Leistung". Dein Motto ist hier: Das Beste ist nie gut genug! Du hast zwei Wahlmöglichkeiten: Perfektion oder Versagen! Sei zu keinem faulen Kompromiß bereit! Wenn du vorher weißt, du wirst nicht perfekt sein, laß' es ganz! Nimm Pannen als Bestätigung deines Versagerdaseins. Du mußt stets das anstreben und erreichen wollen, was du noch nicht erreicht hast und wahrscheinlich auch nicht erreichen kannst.

Bekommst du wider Erwarten mal Anerkennung und Lob, weißt du hoffentlich, daß alles unüberlegte Überbewertung darstellt. Die anderen sind unfähig, dich richtig einzuschätzen. Wenn du von den anderen als positiv deklarierte Leistungen vollbringst, dann war das bloßer Zufall, unverdientes Glück.

Wichtig ist auch das Grübeln. Richte deine Gedanken möglichst auf das, was war oder sein wird, nicht auf das, was ist. Versuche in allem, was schwierig ist, ein Problem zu sehen, um Betäubung zu rechtfertigen. Überhaupt solltest du mit der Betäubung möglichst gleich – schon nach dem Aufstehen – beginnen, damit der Tag dann gleich gelaufen ist. Alles, was dann kommt, kann nur noch schiefgehen."

b) Arbeiten und Essen für zwei oder:
Warum mit dem Geld nicht gleich ins Klo?

Frau S. kommt zur dritten Therapiesitzung. Schwerpunkt des Gesprächs ist es, Unterschiede herauszufinden, wann sie das bulimische Verhalten einmal mehr und einmal weniger nutzt. Durch das Aufzeigen von Unterschieden soll deutlich werden, welche Bedingungen eher bulimiefördernd, welche Kontextbedingungen dagegen eher hilfreich zur Verabschiedung der Bulimie sind.

Therapeut: Gibt es Unterschiede, das heißt Zeiten, in denen Sie die Bulimie mal mehr und mal weniger nutzen? Wann nutzen Sie sie vor allem?

Anna: Ja …, eigentlich vor allem abends. Wenn ich von der Arbeit komme. Dann gehe ich anschließend noch einkaufen … und dann ist sie eigentlich jeden Tag da …

Therapeut: Und am Wochenende?

Anna: Weniger …

Therapeut: Wie erklären Sie sich das?

Anna: Ich weiß nicht …, aber abends …, da bin ich so ausgepowert, wenn ich von der Arbeit komme. Und dann denke ich, jetzt muß ich mir auch noch was Gutes tun.

Therapeut: Was hat das mit Ihrer Arbeit zu tun?

Anna: Meistens mache ich noch Überstunden … es gibt so viel zu tun …, so viel Streß … .

Therapeut: *Es gibt* viel Streß, oder *Sie machen* sich viel Streß?

Anna: Ja, ich denke, ich mache ihn mir auch. Ich denke immer, ich muß alles noch erledigen und fertig werden …, damit mein Chef zufrieden ist … Aber die Zeit reicht nie, und dann bleibe ich länger, und wenn ich dann nach Hause komme, dann bin ich völlig fertig.

Therapeut: Ist das wieder Ihr gewohntes Muster: „Ich muß es allen recht machen – allen, außer mir?"

Anna: Ja, das stimmt. In Beziehungen ist das auch so … und bei der Arbeit letztlich auch …

Therapeut: Dann verhalten Sie sich ja sehr arbeitgeberfreundlich …

Anna: Ja, das stimmt. Ich versuche wirklich, mein Bestes zu geben.

Therapeut: Nur sich selbst nicht …, mit sich selbst gehen Sie stiefmütterlich um. Und kein Wunder, wenn Sie für zwei essen – Sie arbeiten ja auch für zwei!

Anna: Ja …

Therapeut: Und bekommen Sie dann wenigstens auch das doppelte Gehalt?

Anna: Wie? … Ach so … nein, natürlich nicht …

Therapeut: Dann zahlen Sie im Endeffekt eher noch drauf!

Anna: Wieso? Wie meinen Sie das?

Therapeut: Nun, ganz einfach. Sie machen Überstunden. Wie viele im Durchschnitt?

Anna: Ja, oft bleibe ich eine Stunde länger oder sogar noch mehr.

Therapeut: Und je länger Sie bleiben, um Ihre Arbeit perfekt zu machen und es dem Chef recht zu machen, desto eher nutzen Sie die Bulimie anschließend?

Anna: Ja, das kann man so sagen.

Therapeut: Nun, die Überstunden, die Sie machen, die bekommen Sie nicht bezahlt, sagten Sie. Dann kommt hinzu: Je länger Sie arbeiten, desto eher nutzen Sie Ihr bulimisches Verhalten. Und die Bulimie, die kostet ja einiges … So ein Einkauf, der ist ja teuer …, für den Hunger, den Sie durch die viele Arbeit bekommen, und der ja eigentlich Hunger nach Leben und Versorgt-Werden ist, so könnte man sagen.

Anna: Ja, das stimmt …

Therapeut: Nun, die Bulimie, die müssen Sie auch selber bezahlen …

Anna: Ja …

Therapeut: Ihre Idee, Sie müßten es allen recht machen und perfekt sein, die hat einen hohen Preis … Sie zahlen doppelt! Die unbezahlten Überstunden und die Kosten für die Bulimie; Ihren Heißhunger, der daraus entsteht … Daß das zum Kotzen ist anschließend, finde ich verständlich … Letztlich ist es, als würden Sie Ihr Geld zum Fenster herauswerfen …, nur daß Sie den Umweg über Ihren Magen machen. Warum spülen Sie Ihr Geld nicht gleich ins Klo und schonen wenigstens Ihren Magen, wenn Sie schon mit sich so schonungslos umgehen?

Anna: Wie …?

Therapeut: Ich habe einen Vorschlag für Sie. Wollen Sie ihn hören?

Anna: Ja … gerne.

Therapeut: Wie lange arbeiten Sie normalerweise?

Anna: Bis 17 Uhr.

Therapeut: Und wie lange sind Sie dann tatsächlich bei Ihrer Arbeit?

Anna: Oft bis 18 Uhr oder noch länger …

Therapeut: Gut. Ich möchte gerne mit Ihnen folgendes ausmachen. Bis 17 Uhr, da bekommen Sie Ihre Arbeit bezahlt. Und ich bin sicher …, Sie sind eine sehr pflichtbewußte Frau, daß Sie bis dahin Ihre Arbeit gut gemacht und Ihr Bestes gegeben haben. Aber alles darüber hinaus …, da bekommen Sie ja nichts bezahlt, und Sie gehen auch nicht zufrieden nach Hause. Denn es bleibt immer noch etwas zu tun, was Sie noch perfekter machen könnten. Statt dessen – weil Sie sinnbildlich gesprochen – den Tag über für zwei gearbeitet haben, kaufen Sie für zwei ein, essen für zwei, nutzen Ihre Bulimie … und die ist teuer …, und anschließend gehen Sie ins Bad und erbrechen sich.

Ich möchte mit Ihnen folgende Abmachung treffen: Wenn Sie länger arbeiten als bis 17.30 Uhr – eine halbe Stunde gibt es als „Puffer" – dann möchte ich, daß Sie folgendes tun: Legen Sie sich ein Bündel Zehn-Mark-Scheine ins Bad. Für jede halbe Stunde, die Sie länger als bis 17.30 Uhr arbeiten, nehmen Sie abends, wenn Sie nach Hause kommen, und bevor Sie wie üblich die Bulimie nutzen, einen Schein, zerreißen ihn und spülen ihn ins Klo. Letztlich ist es ja das gleiche, was Sie jetzt schon praktizieren: Mit sich selbst gehen Sie stiefmütterlich um, fühlen sich für alles und alle verantwortlich, nur für sich selbst nicht …, und zusätzlich werfen Sie Ihr Geld zum Fenster raus beziehungsweise spülen es ins Klo. Der Unterschied ist, daß Sie jetzt das Geld gleich ins Klo spülen und sich damit den Umweg über den Magen sparen … Es ist also ein magenschonender Vorschlag …"

Zum nächsten Termin kommt Frau S. und berichtet, daß sie zweimal einen Geldschein tatsächlich zerrissen und ins Klo gespült habe. Dabei sei ihr deutlicher geworden als bisher, wie sie mit sich selbst umgehe und wie wenig Abgrenzung sie sich auch in anderen Beziehungen erlaube. Die letzten drei Wochen habe sie mehr darauf geachtet, pünktlicher nach Hause zu kommen und mehr für sich zu sorgen. Das habe ihr gut getan und sich auch merklich – im positiven Sinne – auf ihr Eßverhalten ausgewirkt. Die Bulimie sei nicht weg, aber weniger gewesen, was sie als einen ersten Fortschritt bewerte.

c) Der Preis und der Vorteil eines Lebens mit „Bulli"

Frau N., 23 Jahre, kommt zum vierten Gespräch und berichtet, daß ihr bulimisches Verhalten unverändert sei. Sie habe die Bulimie nun schon seit drei Jahren und könne sich momentan gar nicht vorstellen, ihr Leben einmal ohne Bulimie zu gestalten. Sie sei zur Zeit so wichtig, so lebensgestaltend, daß sie glaube, sie werde die Bulimie lebenslänglich behalten. Ein Zukunftsbild ohne Bulimie habe sie nicht. Andererseits leide sie unter der Bulimie, deshalb sei sie auch zu den Gesprächen gekommen. Um noch einmal über die Vor- und Nachteile der Bulimie zu reflektieren und sowohl die Konsequenzen einer Symptomaufgabe wie einer Aufrechterhaltung der Bulimie zu reflektieren, bekommt Frau N. die Aufgabe, (sie schreibt gerne Tagebuch und Geschichten), bis zum nächsten Termin eine Geschichte zum Thema „Mein Leben mit der Bulimie – ein Rückblick" zu schreiben. Da sie keinerlei Zukunftsbilder und -vorstellungen über ein Leben ohne Bulimie habe, solle sie umgekehrt in der Geschichte ihre Phantasien und Ideen über ein weiteres Leben mit ihrer Bulimie beschreiben. In der nächsten Sitzung liest Frau N. folgendes vor:

Rückblick in die Zukunft
Heute, mit 40 Jahren, blicke ich auf erfüllte Jahre mit meiner Bulimie, zärtlich „Bulli" genannt, zurück.
Mein Körper ist ausgemergelt. Durch Abführmittel habe ich mir Magen und Darm ruiniert, so daß ich einen AP tragen muß. Mein Sodbrennen und Magendrücken gehören zum Alltag sowie mein insulinpflichtiger Diabetes (die Laxantien haben auch mein Pankreas zerstört). Wenn ich morgens in den Spiegel schaue, schaut mich eine alte, verbrauchte Frau an. Ringe und Tränensäcke unter den Augen, unreine fahle Haut und gläserige Augen sind Zeichen meiner langjährigen Treue zu Bulli. Oftmals verliere ich mich in Depressionen und erfrage immer wieder den Sinn des Lebens beziehungsweise meines Daseins. Aber dann wird mir klar, für wen ich doch da bin. Denn was wäre Bulli ohne mich?

Doch noch manchmal keimt da etwas in mir wie Unzufriedenheit in unserer Partnerschaft. Denn Bulli kann auch sehr egoistisch sein. Wenn er beachtet werden will, dann muß das aber auch sofort sein und bedarf möglichst keinen Aufschub. Dafür lasse ich schon einmal eine Verabredung sausen, was mich nach langen Jahren ein- beziehungsweise zweisam gemacht hat. Viele Freunde beziehungsweise – innen haben aufgegeben, weil sie gemerkt haben, wie viel wichtiger mir Bulli ist – kompromißlos. Welche gute Freundin macht das schon lange mit? (nur Annie = Anorexie, sie ist immer da, wenn Bulli gerade mal fort ist).

Durch Bulli sind wir auch in finanziellen Nöten. Er beansprucht einfach zu viel für sich. Aber ich gebe es ihm ja gerne – Hauptsache, er ist zufrieden. Ich habe ja schon einmal aufbegehrt und habe ihn verlassen. Doch ohne Bulli ist es verdammt einsam. Denn Bulli ist immer da, wenn ich ihn brauche. Er hilft mir, schwere Lebenssituationen besser zu überstehen (beziehungsweise zu verdrängen) und lenkt mich oftmals ab, wenn mich die Gedanken verrückt zu machen scheinen. Bulli hält zu mir, egal was auch passiert. Er ist zuverlässig und treu, hört mir zu, wenn ich mein Herz ausschütte, und wir verbringen viele schöne gemeinsame Stunden mit gammeln und faulenzen zusammen. Dann fühle ich mich geborgen. Außerdem kenne ich Bulli so gut, daß ich vor unliebsamen Überraschungen sicher bin; ich weiß eben immer, woran ich bin. Wenn ich mal nicht für meine Bedürfnisse sorgen kann, dann ist Bulli da.

Manch schöne Feste haben wir zwei gefeiert. Ob es ins Neue Jahr war oder unsere Geburtstagsparties, die wir beide zusammen genossen haben, denn zu zweit ist es doch am schönsten (oder?!).

Neulich hatten wir 20-jähriges Jubiläum. Wir haben eine richtige Orgie gefeiert. Danach war ich allerdings ein paar Tage krank; die Feier war doch recht „anstrengend".

Zu feierlichen Anlässen nehme ich Bulli aber nie mit. Auch mein Freundes- und Familienkreis haben ihn noch nie gesehen. Er paßt einfach nicht dazwischen. Er ist so ganz anders, eben etwas Besonderes. Wenn ich dann nach Hause komme, holen wir zwei „unsere" Feier nach.

Auch in den Urlaub mußte ich schon mal ohne ihn fahren. Er hat mir sehr gefehlt. Aber umso schöner war das Wiedersehen welch ein Fest!

Ehrlich gesagt hätte ich gerne Kinder gehabt, aber durch Bulli fehlt einfach das Geld, und außerdem würde das zu viel Unruhe in unsere Beziehung bringen. Also nehme ich die Pille (Abführmittel, so daß ich seit 15 Jahren keine Menses mehr hatte).

243

Auch wäre ich gerne öfter gereist, aber durch Bulli bin ich zu sehr
angebunden. Er ist eben so ein häuslicher Typ, und ohne ihn hatte ich keine Lust.
In unserer Beziehung geht es rauf und runter. Mal bin ich genervt und
deprimiert, wenn ich merke, wie sehr ich durch ihn leide, mal wieder Feuer
und Flamme, da ich seine guten Seiten kenne und nicht missen möchte.
Und nun mal ehrlich: Könnt Ihr Euch einen besseren Partner vorstel-
len? Und wie schon erwähnt, Hochs und Tiefs gibt es schließlich in jeder
Beziehung.

d) „So-tun-als-ob" (I):
Bulimie als Zeichen für Kontrollverlust oder Wohlfühlen?

Es ist eine der Paradoxien des Lebens, daß schlechte Absichten gute
Folgen und gute Absichten schlechte Folgen haben können. Ein
Beispiel ist die gut gemeinte Unterstützung der Frauen durch Partner
oder Eltern, indem diese versuchen zu kontrollieren, was die Bulimie
nur verschlimmert. Für diese Situationen, die durch die Bekanntheit
und hohe interaktionelle Bedeutung der Bulimie gekennzeichnet
sind, eignet sich die „So-tun-als-ob-Verschreibung".

Die „So-tun-als-ob-Aufgabe" bedeutet Einführung von Unklar-
heit, wo zu viel Klarheit ist. Sie ist eine Verschreibung für Familien,
in denen es fest eingeschliffene Beziehungsmuster gibt in dem Sinne,
daß Verhaltensweisen in hohem Maße festgefahren und für alle
vorhersehbar sind, also Familien, die so gut aufeinander eingestimmt
sind, daß die Lösungsversuche zum Problem werden: Die Eltern
versuchen fortwährend mit größter Anstrengung, die Tochter in
ihrem Eßverhalten zu kontrollieren, um Eßanfälle zu vermeiden. Die
Tochter produziert daraufhin aber mehr Anfälle, um ihre Autonomie
zu beweisen. Dadurch sind beide Seiten in einen symmetrischen
Kontrollkampf verwickelt. Die Verschreibung in dieser Situation
lautet folgendermaßen:

„Einmal in der Woche – und zwar gerade zu einer Zeit, wenn es der Tochter
gut geht und sie denkt, daß sie die Bulimie heute lassen könnte – soll sie so
*tun, **als ob** sie einen Eßanfall hat, das heißt den Kühlschrank wie sonst*
üblich plündern, sich im Bad zurückziehen, die Klospülung geräuschvoll
betätigen und so weiter. Die Eltern sollen raten, wann die Tochter tatsäch-
lich Eßanfälle hatte, und wann sie nur so tat als ob.

Und umgekehrt: Gerade in einer Situation, in der die Eltern so richtig
zufrieden sind mit der Tochter und der Ansicht sind, daß sie erwachsen und

vernünftig ist und sie sie nicht kontrollieren müssen, sondern sie so sein lassen können, wie sie ist, gerade in einer solchen Situation sollen sie so tun, als würden sie die Tochter kritisieren und kontrollieren."

Ziel der Aufgabe ist, die Unwillkürlichkeit festgefahrener Muster zu unterbrechen. Wenn die Eltern in der folgenden Woche ihre Tochter im Bad hören, bedeutet es nicht unbedingt ein Zeichen ihres vorhergegangenen Eßanfalls, es kann auch das Gegenteil bedeuten, daß es der Tochter gerade besonders gut geht. Und ebenso muß sich die Tochter jedesmal fragen, wenn die Eltern ihr Eßverhalten zu kontrollieren beginnen, ob dieses Verhalten tatsächlich Kontrolle bedeutet oder heute gerade ein Zeichen dafür ist, daß sie ihr besonders viel zutrauen. Die „So-tun-als-ob-Aufgabe" soll nicht nur dazu beitragen, die Unwillkürlichkeit sich ständig wiederholender Interaktionsmuster zu unterbrechen, sie impliziert außerdem, daß Einfluß auf das bulimische Verhalten (indem die Frauen es bewußt herbeiführen können) möglich ist.

Die Verhaltensverschreibung wird mit der strikten Auflage verbunden, bis zur nächsten Sitzung nicht über die Aufgabe zu sprechen, sondern sich nur heimlich Notizen zu machen. Die Aufgabe bleibt dadurch effektiv, unabhängig davon, ob alle Beteiligten sie ausführen oder nicht. Denn selbst dann, wenn sie von einem oder mehreren Beteiligten nicht ausgeführt wird, bleibt für die anderen immer unklar, ob Kontrolle auch Kontrolle bedeutet oder das genaue Gegenteil.

e) „So-tun-als-ob" (II):
„Angenommen, Sie wären als Mann auf die Welt gekommen"

Auf die Frage, ob sie die Bulimie auch entwickelt hätten, wenn sie als Sohn geboren worden wären, antworten die meisten bulimischen Frauen spontan: „Nein, natürlich nicht!"

Diese spontane Äußerung ist Anlaß, während der therapeutischen Sitzungen über unterschiedliche Rollenerwartungen, Bilder und Ansprüche an männliches und weibliches Verhalten zu reflektieren. Um zusätzlich zwischen den Gesprächen mit (traditionell eher) männlichen Verhaltensoptionen zu experimentieren, die sich bulimische Frauen nur begrenzt oder gar nicht erlauben, welche aber einen wichtigen Schritt in Richtung Lösung bulimischer Eßprobleme bedeuten („Als Mann hätte ich die Eßprobleme nicht!"), kann den Frauen folgende Verschreibung mitgegeben werden:

„Einmal in der Woche, an einem Tag Ihrer Wahl, tun Sie bitte so, als wären Sie ein Mann. Beobachten Sie genau, welchen Unterschied es in Ihrem Verhalten macht, ob und wie Sie sich anders fühlen, anders denken etc. Und achten Sie darauf, welche Auswirkungen es auf Beziehungen hat, ob andere es überhaupt bemerken. Schreiben Sie Ihre Beobachtungen auf, damit wir darüber in der nächsten Sitzung reflektieren können. Sollte Ihnen der Schritt zu groß sein, dann können Sie in der ersten Woche zunächst einmal Männer genau beobachten und überlegen, wie Sie in bestimmten Situationen während der Woche als Mann anders gehandelt hätten."

Im folgenden einige Äußerungen und Reaktionen der Frauen auf die Aufgabe:

*„Als Mann würde ich eher in Richtung meiner Wünsche gehen, mich genauer informieren und wäre risikofreudiger: Ich würde nicht fragen, **ob** ich etwas tun kann, sondern **wie** es tun kann."*

„Anerkennung und Beliebtsein ist mir immer total wichtig. Und für mich war wichtig, daß meine Beliebtheit an dem Tag nicht geringer war. Ich verliere nicht mein Gesicht, wenn ich klarer bin in meinen Aussagen und Meinungen. Das war ein ganz neues Gefühl von ‚in-der-Welt-Stehen'. Früher dachte ich: Zurückhaltung um jeden Preis. Aber das stimmt gar nicht! Ich kann meine Meinung sagen, und Beziehungen brechen nicht ab. Das war eine neue Erkenntnis – eine wichtige!"

„Es war ein gutes Gefühl. Ich wußte klarer, was ich kann. Und dadurch hatte ich auch eine andere Ausstrahlung, und die Kollegen waren anders. Jemand, der klar sagt, was er denkt und weiß, was er kann, das schätzen die anderen. Sonst denke ich immer, ich will nicht egoistisch oder überheblich sein und gucke eher, was ich nicht kann. Ich hatte an dem Tag mehr Zutrauen zu mir, mehr Spaß und war auch mutiger in Kontakten."

„Als Sohn wäre die Anforderung ‚Frau zu sein' weggefallen. Das heißt für mich, alles perfekt machen und für andere da sein. Ich hätte Probleme nicht verdrängt und geschluckt, sondern eher aktiv gelöst. Mehr abgegrenzt …, wäre Konflikten nicht aus dem Weg gegangen, hätte meine Meinung geäußert. Als Frau hatte ich immer die Devise: ‚Paß dich an um des lieben Friedens willen!'"

f) Symbole

Da es gerade bei Frauen mit Eßproblemen nicht ganz unproblematisch ist, das Symptom selbst zu verschreiben, kann es manchmal leichter sein, eine symbolische Repräsentation des Problems oder des Problemmusters zu schaffen und zu verschreiben.[8] Den folgenden Interventionen ist gemeinsam, daß für ein problematisches Muster eine symbolische Entsprechung in der Außenwelt geschaffen wird, indem man den Frauen einen Gegenstand gibt, der durch seine Isomorphie mit dem Problemmuster quasi „aufgeladen" wird. An dieses buchstäblich genommene, vergegenständlichte Symbol des Problems werden mehr oder weniger spezifische Instruktionen geknüpft. Dazu folgende Beispiele:

Symbolische Vergegenständlichung und unspezifische Beobachtungsinstruktion

Frau K., die ihre eigenen „kindlichen" Bedürfnisse nach Versorgtwerden, Anlehnung, Zuwendung ständig außer Acht läßt und sich statt dessen zu Höchstleistungen „anpeitscht", in der Hoffnung, über Leistung und Perfektionismus die gewünschte Anerkennung zu erhalten, erhält von den Therapeuten folgenden Vorschlag:

„Kaufen Sie sich einen Schnuller und eine kleine Peitsche – für die beiden Anteile in Ihnen – und tragen Sie beide Symbole bis zur nächsten Sitzung mit sich herum und beobachten Sie, was passiert."[9]

Symbolische Vergegenständlichung und Instruktion zur Entscheidung, ob Symptom oder neues Verhalten

Frau L.: „Ich bin so eingestimmt darauf, was andere möchten, daß ich schon meine Hilfe anbiete und springe, bevor die anderen mich überhaupt fragen und mich um Hilfe bitten. Die Bulimie kommt dann, weil ich ständig über meine Grenzen gehe und Dinge tue, die ich gar nicht tun möchte … Ich bin zwar sauer auf die anderen, aber letztlich ist es wohl mein Problem. Ich bin wirklich ein Schaf!"

Frau L. erhält folgende Aufgabe:

„Gehen Sie in die Stadt in eine Spielwarenabteilung und besorgen Sie sich als Symbol ein kleines Schaf, welches Sie in der nächsten Zeit mit sich herumtragen. Und beobachten Sie bis zum nächsten Mal, was passiert. Sie

können sich auch jeden Abend kurz einige Minuten mit dem Schaf unterhal-
ten und überlegen, ob Sie sich am nächsten Tag eher wie ein Schaf verhalten
möchten oder mit neuen Verhaltensweisen experimentieren …"

Symbolische Vergegenständlichung und Instruktion zu einem Umgang mit diesem Gegenstand, der das Problemmuster widerspiegelt

Frau M. erzählte in einer Stunde, wie sehr sie Blumen liebt. Ihr Problem, welches Ihrer Meinung nach der Bulimie zugrunde liegt ist, daß sie mit ihrer Aufmerksamkeit zwanzigmal mehr bei anderen ist, und sich selbst gar nicht mehr im Blickfeld hat. Emotional läßt sie sich selbst verhungern und sorgt nicht gut für ihre eigenen Bedürfnisse. Die Therapeutin schlägt ihr folgendes Experiment vor:

„Kaufen Sie sich eine schöne teure Blume mit vielen großen Blüten, die viel Wasser braucht. Alle drei Tage ziehen sie Bilanz: Wenn Sie gut für sich und Ihre Bedürfnisse gesorgt haben – Sie sagten, daß Sie mindestens eine halbe Stunde zum Beispiel gerne für sich hätten am Tag – dann dürfen Sie auch für die Bedürfnisse der Blume sorgen und sie gießen und sich an ihren Blüten erfreuen. Wenn Sie sich selber wieder haben emotional verhungern lassen und sich die Zeit für sich nicht genommen haben, dann muß auch die Blume verdursten. Wenn Sie sich im Stich lassen, muß auch die Blume langsam vertrocknen."[10]

Verschreibung der symbolischen Repräsentation einer Lösung
Frau P.: „Ich bin durch Fragen, Blicke oder Kritik so leicht aus der Fassung zu bringen, so leicht umzupusten …, ich nehme mich selbst und meine Meinung so wenig wichtig …"
Die Empfehlung der Therapeutin für Frau P. lautet:

„Dinge, die wenig wiegen, müssen beschwert werden, um nicht wegzufliegen … So lange Sie sich selber so wenig gewichtig nehmen, schlage ich Ihnen vor, daß Sie einen schweren Stein suchen und mit sich herumtragen, damit Sie – sinnbildlich gesprochen – nicht so leicht in Ihrer Meinung, in Ihren Wünschen und Standpunkten umzupusten sind. Später können Sie den Stein neben die Haustür legen und immer, wenn Sie das Haus verlassen und zur Arbeit oder zu Freunden gehen, dann fragen Sie sich kurz – mit dem Blick auf den Stein: ,Werde ich mich heute in der Situation gewichtig genug nehmen, oder brauche ich heute den Stein als Unterstützung, das heißt zum

Beschweren, um meiner Meinung, meinem Standpunkt und Wünschen das nötige Gewicht zu verleihen?'"

Verschreibung der symbolischen Repräsentation einer Intensivierung und Übertreibung des Problemmusters

Frau N.: „Innerlich bin ich mit meinen Gefühlen immer viel mehr bei den anderen als bei mir. Ich frage immer, was meine Eltern oder mein Freund brauchen ... Dann gehe ich über meine Grenzen, verliere mich selber, und dann kommt die Bulimie ..."

Die Aufgabe bis zur nächsten Sitzung lautet:

„Dieses Verhalten wird einen guten Grund haben; irgendwann haben Sie die Idee entwickelt, daß es wichtiger ist, alle anderen im Blick zu haben und deren Bedürfnissen gerecht zu werden. Machen Sie das deshalb demnächst so weiter wie bisher, nur schlage ich Ihnen vor, daß Sie sich zusätzlich von all den Menschen ein Foto besorgen und daß Sie diese Fotos abends kurz vor sich ausbreiten, jedes Bild anschauen und die Person jeweils fragen: ‚Was muß ich morgen tun, wie soll ich den Tag gestalten und mich verhalten, damit ich Dir gerecht werde?'"[11]

Symptomkontingente Verschreibung der symbolischen Repräsentation des Problemmusters in Verbindung mit einem Ordeal oder der Lösung eines anderen Problems

Die Anweisung für Frau G., die aus Angst vor möglichen Konflikten oder Ablehnung kaum Grenzen setzt, ihre Meinung lieber runterschluckt und schweigt, lautet:

„Basteln Sie eine Art Spardose, die Sie immer mit sich herumtragen in der nächsten Zeit. Auf die Dose schreiben Sie: „Reden ist Silber – Schweigen ist Gold. Schweigen kostet doppelt!" Nehmen Sie zusätzlich eine Rolle 5 DM-Stücke mit. Und jedesmal, wenn Sie sich in einer Situation entscheiden zu schweigen, wenn Sie nichts sagen, obwohl Sie etwas hätten sagen oder fragen wollen, dann kostet es Sie 5 DM. Denn, das ist ja auch Ihre Erfahrung, Schweigen hat seinen Preis! Das gesparte Schweigegeld werden Sie dann einer Partei oder Institution spenden, von der Sie annehmen, daß sie die öffentliche Meinung am besten unterdrückt. Oder als Variante: Da Sie sich bislang immer stiefmütterlich behandelt haben und sich wenig gegönnt haben, sind Sie verpflichtet, sich für das Geld etwas zu gönnen."[12]

g) Schätzen und Skalieren

Manche Frauen erleben beziehungsweise beschreiben ihr bulimisches Verhalten so, daß ihr Verhalten „wie aus heiterem Himmel über sie kommt". Ihnen kann folgende Aufgabe für die Zeit zwischen den Sitzungen mitgegeben werden:

„Wir schlagen vor, daß Sie sich abends immer ganz kurz hinsetzen und einschätzen, zu wieviel Prozent der nächste Tag von Ihnen gestaltet wird, und zu wieviel Prozent Sie die Bulimie gestalten lassen. Am nächsten Abend vergleichen Sie dann Ihre Prognose mit dem Tagesresultat und stellen eine neue Prognose auf."

Die Aufgabe eignet sich für Situationen, in denen die Bulimie scheinbar ohne Regel und unbeeinflußbar auftritt. Vordergründig liegt die Aufgabe in der Richtigkeit der Vorhersage, implizit vermittelt sie die Idee, Einfluß auf das Symptom zu haben, und lenkt die Aufmerksamkeit auf die Rahmenbedingungen bulimischen Verhaltens und die Unterschiede zwischen Tagen mit oder ohne Bulimie.

h) Metaphern/Geschichten

Metaphern und Geschichten beinhalten eine weitere Möglichkeit, auf indirekte Weise oder auf einer unbewußten Ebene Botschaften zu geben sowie alternative Verhaltensmuster und Lösungsmöglichkeiten anzuregen. Der therapeutischen Kreativität sind an diesem Punkt keine Grenzen gesetzt. Videos und Comics lassen sich ebensogut nutzen wie Tierfabeln oder Märchen. Hier nur ein Beispiel:[13]

Therapeutin: Sie haben einen schweren Job. Denn einerseits merken Sie genau, was Sie brauchen und was gut für Sie ist. Das ist nicht das Problem. – Das Problem scheint eher zu sein, daß eine andere Seite in Ihnen sagt: „Deine Wünsche und Bedürfnisse haben keinen Platz hier; schminke sie dir ab, schlucke sie runter! Du mußt für die anderen Verständnis haben, mußt gucken, daß den anderen ja nichts Belastendes passiert und deswegen darfst du es nicht für dich in Anspruch nehmen, auf dich zu gucken. Gewöhne dir das ab! Das Beste wäre, du würdest überhaupt keine Bedürfnisse mehr haben! Wenn du bedürfnislos wärst, das wäre optimal!" So klingt diese innere Stimme für mich …, oder ist das abwegig?
Anna: (nickt mit dem Kopf)

Therapeutin: Wie geht es nun dieser Seite, die Bedürfnisse hat? Die gibt es doch, oder? Wie geht es der? Wird die ganz lustig und erfreut, wenn die das hört ... und sagt, das gibt mir Kraft? Oder guckt sie so traurig, wie Sie jetzt gerade und sagt: „Das ist zum Kotzen!" ... Und sie guckt traurig und verhungert und ist hoffnungslos? Ist das eher die Reaktion?

Anna: (nickt wieder)

Therapeutin: Und ist das gut für Sie?

Anna: (schüttelt den Kopf)

Therapeutin: Ja, was ist die Lösung?

Anna: (schweigt)

Therapeutin: Kennen Sie die Geschichte mit der Kuh?

Anna: Nein.

Therapeutin: Darf ich sie erzählen?

Anna: Ja (gehaucht).

Therapeutin: Da kommt der Bauer zu seinem Nachbarn und ist ganz traurig, verzweifelt und hat Tränen in den Augen. Er ist aber auch wütend und durcheinander. Und der Nachbar sagt: „Mensch, was ist denn los mit Dir? Das Wetter ist gut, die Ernte ist gut und eigentlich ..., alles liegt vor der Tür, und man muß es nur holen ..., was ist denn?" Sagt der Bauer: „Ach, hör auf, ich bin ganz durcheinander." – „Warum?", fragt der Nachbar. „Ja, ich hatte diese Kuh. Und das war eine Kuh, da habe ich gedacht, das ist eine kluge Kuh, die kann es lernen ..." – „Ja, was denn?", fragt der andere. „Ja ..., ich wollte ihr etwas ganz Zentrales beibringen und habe gedacht: Endlich, mit der habe ich eine Chance! ... Ich wollte ihr beibringen, wie sie eine gute Kuh ist, ohne zu fressen. Und da habe ich ein systematisches Trainingsprogramm mit ihr gemacht. Und sie hat es trainiert, und ich habe es ihr beigebracht, und sie hat es kapiert. Und jetzt, wo sie es kapiert hat, die blöde Kuh, da verreckt sie mir!" ... Ich weiß auch nicht, wie ich gerade jetzt auf diese Geschichte komme ..., haben Sie eine Idee?

Anna: Ja, ich versuche es allen recht zu machen und gehe dabei selber kaputt.

Therapeutin: Ah ja. Man kann eben nicht allen gerecht werden. Aber ..., das stimmt auch nicht. Sie sagten, Sie versuchen es allen recht zu machen. Das stimmt nicht: Allen außer sich selbst! Das muß man schon einmal betonen! Denn wenn Sie kaputt gehen, machen Sie es sich dann recht?

Anna: Nein.

Therapeutin: Also müßte man den Satz schon differenzieren: „Ich habe es allen recht zu machen, außer mir!" ...

Die Intention aller Aufgaben, Verschreibungen, Geschichten und Symbole ist die gleiche, wie bei der zirkulären Interviewbefragung:

- Festgefahrene Verhaltensabläufe und redundante Muster, die üblicherweise im bulimischen Eßritual enden, zu verstören;
- Rückkopplungskreise (z. B. Kontrollkämpfe) zu unterbrechen, welche bedingen, daß sich die Bulimie – unabhängig von ihren Entstehungsbedingungen – stabilisiert;
- bisherige Interpretationsschemata und Prämissen in Frage zu stellen und neue Informationen einzuführen;
- Vor-und Nachteile der Bulimie, Ambitendenzen und Ambivalenzen zu verdeutlichen;
- Scheiterstrategien und bulimiefördernde Bedingungen bewußt zu machen;
- Unterschiede, die einen Unterschied machen (Information) einführen: Tage mit und ohne Bulimie; Unterschiede der Selbstdefinition: Mann-Frau;
- zum Experimentieren mit bisher nicht genutzten Fähigkeiten anzuregen, insbesondere mit sogenannten instrumentellen Eigenschaften und Fähigkeiten.

4.2.14 Therapeutische Dilemmata

Die „innere Landkarte" bulimischer Frauen, das heißt die Prämissen, welche ihren Gefühlen, Denk- und Verhaltensweisen zugrundeliegen, prägen nicht nur die Beziehungen der Frauen zu sich selbst und ihren Partnern/Familien, sondern ebenso die therapeutische Beziehung. Konkret bedeutet dies beispielsweise:

- Ausgehend von der Kontrollprämisse und ihren Lösungsversuchen nach dem Muster „Mehr desselben" wünschen sich die Frauen – nachdem ihre eigenen Kontrollbemühungen und die ihrer Familien gescheitert sind – in der Person des Therapeuten beziehungsweise der Therapeutin Bundesgenossen im „Kampf gegen die Bulimie". Sie fragen nach Diätmaßnahmen, Verhaltensvorschriften, häufigen Gesprächsterminen und Ratschlägen, um die Bulimie mit therapeutischer Unterstützung möglichst bald „in den Griff zu bekommen". Das therapeutische Dilemma, welches aus diesen zunächst verständlichen Anliegen und Wünschen resultiert, wurde bereits im Kapitel III beschrieben.

– Auch im therapeutischen Kontext neigen bulimische Frauen dazu, sich nach außen stark und autonom zu zeigen und dem Bild der perfekten, bedürfnislosen Frau zu entsprechen. Therapeuten können sich leicht irritiert fühlen, wenn die Frauen zwar einerseits Hilfe durch therapeutische Gespräche wünschen, gleichzeitig aber wenig konkrete Bedürfnisse oder Anliegen (außer demjenigen, die Bulimie zu kontrollieren), äußern beziehungsweise die Idee haben, alle Probleme letztlich allein lösen zu müssen.

– Die Angst der Frauen davor, daß Beziehungen abbrechen könnten, wenn sie sich so zeigen, wie ihnen wirklich zumute ist, und ihr Wunsch nach Anerkennung führen häufig dazu, daß sie auch im therapeutischen Kontext dazu neigen, eher auf die vermeintlichen Wünsche und Anforderungen der Therapeuten einfühlsam zu reagieren und es ihnen möglichst recht zu machen (was die Bulimie eher aufrechterhält), statt sich an eigenen Bedürfnissen, Wünschen, Sehnsüchten und Zielen zu orientieren.

Diese Dilemmata können dadurch verstärkt werden, daß therapeutische Systeme dazu neigen – wie oft von systemischen Therapeuten beobachtet und beschrieben – den Familien beziehungsweise Glaubenssystemen ihrer Klienten isomorph zu werden[14].

Isomorphie (= Strukturgleichheit oder -ähnlichkeit) bedeutet, daß Therapeuten, welche mit bulimischen Frauen und ihren Partnern/Familien arbeiten, leicht dazu verführt werden, sich den Regeln, Prämissen und Verhaltensmustern ihrer Klientinnen entsprechend zu verhalten und sich von den gleichen impliziten Denkweisen und Organisationsprinzipien leiten zu lassen, welche bulimisches Verhalten eher aufrechterhalten als zu dessen Überwindung beizutragen. Übertragen auf die therapeutische Arbeit mit bulimischen Frauen sind dies beispielsweise folgende Erfahrungen und Beobachtungen:

- Die Versuchung, das Beziehungsangebot der Frauen, „Helft mir, die Bulimie zu kontrollieren", angesichts der leidvollen Aspekte der Symptomatik anzunehmen, und die Tendenz der Therapeuten, die (vergeblichen) Kontrollbemühungen der Frauen und ihrer Partner/Familien fortzusetzen. Dabei ist nicht ihre Intention entscheidend, sondern die Wirkung ihres Verhaltens, das heißt das Gefühl der Frauen, kontrolliert zu werden. Selbst wenn die Therapeuten die Bulimie akzeptieren, können andere gut gemeinten Vorschläge und Ideen von den Frauen als implizite Kontrolle erlebt und entsprechend abgewertet werden.
- Die Bereitschaft der Therapeuten, ein hohes Maß an Verantwortung für die Frauen und ihre Entwicklung zu übernehmen, das Überschätzen ihrer Möglichkeiten der Einflußnahme (Allmacht) und die anschließende Erfahrung der Begrenztheit ihrer Handlungsoptionen (Ohnmacht).
- Die Tendenz, auch im therapeutischen Setting Lösungen nach dem Muster „Mehr desselben" zu gestalten (Verlängerung der Therapie; mehr „Hausaufgaben" oder Experimente; häufigere Sitzungen; die Empfehlung zusätzlicher Teilnahme an Selbsthilfegruppen etc.).
- Das Bemühen der Therapeuten, alles richtig machen zu wollen, ein hoher Leistungsanspruch und die Suche nach dem „richtigen therapeutischen Weg".
- Die Befürchtung, daß die therapeutische Beziehung abbrechen könnte, wenn in den Gesprächen bestimmte (heikle) Themenbereiche angesprochen werden, und die Tendenz, einzelne Themen lieber außen vor zu lassen und Fragen deshalb lieber „zu schlucken", das heißt nicht zu stellen.

Wenn aber Erklärungskonzepte, Verhaltensmuster und Lösungsstrategien des therapeutischen Systems mit dem bulimischer Frauen und ihrer Familien weitgehend übereinstimmen, dann besteht die Gefahr, daß sich die Prämissen der Frauen eher erhärten und Beziehungsmuster sowie Lösungsversuche, welche die Bulimie aufrechterhalten, noch mehr festfahren. Die Therapie macht dann keinen Unterschied mehr, der einen Unterschied macht, das heißt, es entsteht keine neue Information. Die therapeutischen Bemühungen können so dazu beitragen, daß sich de facto nichts verändert, und zu einem zusätzlichen chronifizierenden Faktor werden.

Um die angedeuteten „therapeutischen Sackgassen" zu vermeiden, haben sich folgende Vorgehensweisen als nützlich erwiesen:

Berücksichtigung und Einbindung der Beziehung zwischen Therapeuten und Klientinnen in die zirkuläre Befragung – Fragebeispiele

– *„Sie sagten, daß Sie dazu neigen, immer zuerst Verantwortung für andere zu übernehmen statt für sich selbst. Was bedeutet das für diesen Kontext? Fühlen Sie sich auch hier mehr verantwortlich für das Wohlergehen der Therapeuten als für Ihr eigenes? Und wenn ja, was hat das für Konsequenzen? Ist es eine nützliche Haltung zur Verabschiedung der Bulimie? ... Woher haben Sie die Idee, daß Sie sich für uns verantwortlich fühlen müßten? Was glauben Sie, was wir Therapeuten darüber denken?"*

– *„Was ist mit Ihrer Angst davor, daß Beziehungen abbrechen könnten und andere sich abwenden, wenn Sie zu Ihren Wünschen, Bedürfnissen und Forderungen stehen? Gilt das auch für die therapeutische Beziehung? Erlauben Sie sich hier, Ihren Wünschen und Anliegen genügend Raum zu geben und für sie einzutreten, oder werden sie hier auch ,runtergeschluckt'? – Angenommen Sie äußern Ihre Wünsche und Anliegen – was könnte schlimmstenfalls hier passieren? Und umgekehrt: Angenommen Sie verzichten darauf – was wäre der Vorteil und was der Preis? Was glauben Sie, was uns Therapeuten lieber ist? ... Was müßten Sie tun, damit sich – Ihrer Einschätzung nach – Therapeuten von Ihnen abwenden?"*

– *„Sie sprachen von Ihrem Bemühen, alles gut, richtig, möglichst perfekt machen zu wollen. Gilt das auch hier? Haben Sie Ihren Leistungsanspruch und Perfektionismus hierher mitgebracht und versuchen Sie nun, eine perfekte Klientin zu sein? (Nach dem Motto: ,Eigentlich muß ich mein Problem erst gelöst haben, bevor ich Therapie machen darf?' oder ,Ich darf erst antworten, wenn ich sicher bin, daß ich die richtige Antwort weiß?')."*

– *„Sie sagten, daß Sie sich nach außen lieber stark, autonom und bedürfnislos zeigen und Ihre schwachen, bedürftigen Seiten verstecken – aus Angst, verletzt zu werden. Deshalb geben Sie lieber wenig von sich preis. Was bedeutet das für unsere gemeinsamen Gespräche?*

Welches Verhalten müßten die Therapeuten zeigen, damit Sie sich verletzt fühlen? Was könnte schlimmstenfalls passieren, wenn Sie Ihre schwachen Seiten zeigen? Was wären die Auswirkungen auf die Bulimie, wenn Sie sie zeigen beziehungsweise weiterhin verstecken?"

Metagespräche, das heißt Gespräche über die therapeutischen Gespräche gemeinsam mit den Frauen

Wenn in der systemischen Therapie davon ausgegangen wird, daß die bulimischen Frauen im Prinzip über alle Fähigkeiten und Ressourcen verfügen, die sie für ihre Entwicklung brauchen (und sie nur zur Zeit in bestimmten Beziehungen oder Kontexten nicht zeigen), dann lassen sich diese Ressourcen und Kenntnisse auch für den therapeutischen Prozeß nutzbar machen. Es hat sich als hilfreich erwiesen, regelmäßig gemeinsam mit den Frauen ggf. ihren Partnern/Familien über den Gesprächsverlauf zu reflektieren und ein Metagespräch über den bisherigen Therapieprozeß zu führen:

- *„Waren wir in dem heutigen Gespräch dem Ziel (Verabschiedung der Bulimie) dienlich? Haben die bisherigen Stunden Sie diesem Ziel nähergebracht?"*
- *„Was konkret war bisher an unserer Zusammenarbeit nützlich? Wovon sollten wir Therapeuten mehr beziehungsweise weniger machen? Was würden Sie uns empfehlen?"*
- *„Welche Themen sollten noch besprochen beziehungsweise keinesfalls angesprochen werden? Welche Personen könnten noch hilfreich sein beziehungsweise sollten keinesfalls eingeladen werden?"*

Rückmeldungen bezüglich des Therapieverlaufs („Supervision" durch die Frauen) und eine komplementäre Haltung der Therapeuten vermeiden nicht nur symmetrische Eskalationen und mögliche Macht- und Kontrollkämpfe, sondern entsprechen auch dem Grundsatz, daß die Frauen im Prinzip selbst am besten wissen, was sie zur Lösung ihres Problems brauchen, und macht sie gleichzeitig für den gemeinsamen therapeutischen Prozeß mitverantwortlich.

4.2.15 Ende der Therapie

„Gesund ist daher nicht derjenige, der keine Probleme hat, sondern derjenige, der in der Lage ist, mit ihnen fertig zu werden."

Nossrat Peseschkian

Eine Grundannahme der systemischen Therapie ist – wie bereits beschrieben –, daß die betroffenen Frauen bereits über alle notwenigen Ressourcen und Fähigkeiten für eine positive Entwicklung ohne Bulimie verfügen, diese also vorhanden aber zur Zeit blockiert sind.

Entsprechend bedeuten die therapeutischen Gespräche nicht das Durcharbeiten von Problemen oder Aufarbeiten von Defiziten, sondern die gemeinsame Entwicklung von Anregungen und Denkanstößen, um neue Prozesse der Selbstorganisation zu ermöglichen. Diese Sichtweise setzt das Vertrauen voraus, daß die Frauen anschließend ihren eigenen Weg in ihrem eigenen Rhythmus finden werden.

Auf das therapeutische Setting übertragen bedeutet dies, daß wenige Sitzungen genügen, in denen Anregungen gegeben werden, die zu weiteren Anstößen und Entwicklungen zwischen den Sitzungen, also im konkreten Lebenskontext der Frauen im Sinne eines sich selbst vorantreibenden Veränderungsprozesses führen.

Dementsprechend werden die therapeutischen Gespräche oft schon beendet, wenn deutliche Veränderungen im Verhalten der Frauen und ihrer Art der Beziehungsgestaltung erkennbar sind, obwohl die bulimische Symptomatik noch besteht. Wichtige Anhaltspunkte für Veränderungen sind dabei:

Daß die Frauen Verantwortung für ihr bulimisches Verhalten übernehmen (Verhalten statt Krankheit), auf weitere Kontrollversuche nach dem Muster „Mehr desselben" verzichten (Hungern, Diäten, Wiegen) und damit aus dem Kampf gegen sich selbst aussteigen, und daß sie sich erlauben, Grenzen zu setzen, eigene Bedürfnisse, Interessen und Ziele zu formulieren und durchzusetzen (instrumentelle Fähigkeiten nutzen), und sie Verantwortung für eigenständige Entscheidungen und deren Konsequenzen übernehmen (statt jede Verantwortung an Dritte abzugeben oder sich in Ideen der All-Verantwortlichkeit für andere zu verstricken).

Voraussetzung für eine Beendigung der Therapie ist also nicht die völlige Symptomfreiheit der betroffenen Frauen, entscheidend ist vielmehr der Beginn neuer Entwicklungsprozesse im obigen Sinne, welche dazu führen, daß die Bulimie sich letztlich „von selbst ausschleicht". Dazu folgendes Beispiel:

Anna: Wenn ich mich heute verabschiede ..., dann ist das Wichtigste in den Gesprächen gewesen, daß sich meine Grundeinstellung geändert hat. Als ich kam, zu den ersten Sitzungen, da kam ich als Kranke ... Und da hatte ich ein Alibi, nichts zu tun.

Therapeut: Da haben Sie sich als „krank" definiert ..., und krank sein bedeutet, „Schonraum" und „Schonzeit" ..., da liegt man im Bett oder hängt über dem Klo ..., aber da ist nichts zu machen ...?

Anna: Genau!

Therapeut: Und wie sehen Sie es heute?

Anna: Ich fühle mich immer noch nicht ganz gesund ..., aber mit mehr Optimismus und dem Wissen, daß es letztlich auch an mir liegt, was zu tun. Und daß ich auch bereit bin, was zu tun!

Therapeut: Ist es das Wissen, daß Sie Einfluß nehmen können?

Anna: Ja, genau. Und das ist ein gutes Gefühl. Aber damit fangen auch die Probleme an ...

Therapeut: Weil es auch ein Stück Arbeit und Risiko bedeutet?

Anna: Ja ... Manchmal sage ich schon meine Meinung und bin erstaunt, wenn die Welt nicht untergeht. Aber manchmal schlucke ich auch wieder oder gehe über meine Grenzen und verliere mich, und dann ist auch automatisch die Bulimie wieder da.

Therapeut: So daß ein langsames Experimentieren angesagt ist? Mit Verantwortung, zur eigenen Meinung stehen, sich Abgrenzung erlauben ...?

Anna: Ja, in kleinen Schritten schaffe ich das schon ... Früher hatte ich immer die Idee, daß mit der Bulimie alles einfacher ist. Das stimmt auch irgendwie. Verantwortung abschieben und sich abschotten ... Plötzlich wurde mir klar, daß es aber nur eine kurzfristige Lösung ist ..., eigentlich nur Zeitverlust und totale Kraftverschwendung ...

Therapeut: Weil es die anstehenden Probleme doch nicht löst?

Anna: Ja ..., nur verschiebt ...

Therapeut: Und was ist heute anders?

Anna: Ich übernehme schon mehr Verantwortung für mein Verhalten ... Dafür, was ich sage, was ich tue ..., wenn ich zum Beispiel auch mal „nein" sage, also meine Grenzen zeige nach außen und klar mache, was ich auch mal nicht will. Ich merke, daß mein Verhalten, wenn ich offener auf andere zugehe oder auch mal die Tür dicht mache, daß das Konsequenzen hat. Das spüre ich schon deutlich.

Therapeut: Und sind es tragbare Konsequenzen?

Anna: Ja, insgesamt bestimmt!

Therapeut: ... denn Konsequenzen hat ja jedes Verhalten. Sie können sich nicht nicht verhalten und alles hat seinen Preis. Die Frage ist, ob der Preis annehmbar ist, den Sie jetzt zahlen?

Anna: Eigentlich ja. Ich erlebe es in den Beziehungen zu Freunden positiv. Bei den Eltern ist es noch zweigleisig. Mir geht es besser, wenn ich jetzt mehr auf mich achte und tue, was ich wirklich möchte und nicht mehr so nach außen gerichtet bin ... Die Bulimie ist dann viel weniger. Dafür gibt es andere Probleme ...

Therapeut: Das Ziel von Therapie kann ja auch nicht ein für immer problemfreies Leben sein ..., sondern eher, daß man mit anstehenden Problemen fertig wird – ohne Symptome! Aber es gilt, was die Therapeutin in dem bekannten Film zu ihrer Klientin sagte: „Ich habe dir nie einen Rosengarten versprochen!" ... Denken Sie, daß wir in diesem Sinne die Therapie beenden können?

Anna: Ja. Die Bulimie ist zwar nicht ganz weg, wenn ich mich heute verabschiede. Aber ich glaube, die wichtigsten Schritte sind getan, und ich stehe nicht mehr am Anfang. Denn ich verurteile mich nicht mehr so sehr dafür ..., sehe in ihr nicht mehr einen so großen Makel. Ich kann sie zulassen, und manchmal brauche ich sie schon nicht mehr.

Therapeut: Das bedeutet, im Prinzip wissen Sie, wie Sie die Bulimie lassen können. Sie nutzen Sie zur Zeit noch gelegentlich ..., und Sie werden sie irgendwann allein, in Ihrem Rhythmus verabschieden. Den Weg wissen Sie, die Fähigkeiten haben Sie ..., die Frage ist nur, wann der richtige Zeitpunkt für Sie ist.

Anna: Ja, eigentlich bin ich optimistisch. Es ist gut, daß ich sie noch haben darf, und irgendwann wird sie sich von allein ausschleichen ... Denn mir ist klar geworden, daß ich eigentlich nicht meinen Magen, sondern meine Seele füttere ..., denn ich habe so direkt keinen Hunger.

Therapeut: Es geht also darum, wie Sie Ihren „Seelenfrieden" haben? ... Und wenn Sie sich erlauben, sich selbst die Treue zu halten, gut mit sich umgehen ..., wertschätzend und achtend ..., stolz auf sich sind ..., dann haben Sie das Problem mit dem Essen gelöst ...?

Anna: Ja, ich glaube, das ist der Weg. Und ich bin ihn auch schon ein Stück gegangen …, und den Rest, den schaffe ich allein. Die Therapie ist damit für mich abgeschlossen, auch wenn die Bulimie manchmal noch da ist. Aber die nötigen Anstöße sind da … Und ich sehe die Jahre nicht nur negativ. Ich habe viel über mich gelernt. Jetzt brauche ich Zeit …, es ist gut, es sich langsam entwickeln zu lassen …"

Das Ziel verantwortungsbewußter und realistischer Therapie kann nicht die Utopie eines für immer konfliktfreien Lebens sein, sondern die Befähigung, die immer bestehenden Lebensprobleme hinlänglich – das heißt ohne Symptome – bewältigen zu können. Die Lebensprobleme bulimischer Frauen lassen sich nicht endgültig „behandeln" und überwinden. Systemische Therapie bedeutet, die Entwicklungstendenzen der einzelnen Frauen und ihres sozialen Systems zu entdecken und so zu stärken, daß sie anstehende und immer wieder neu entstehende Probleme konstruktiv lösen können. Sie kann neue Entwicklungen anregen, Mut machen, Risiken einzugehen und wieder Vertrauen in die eigenen Fähigkeiten, Ressourcen und Handlungsmöglichkeiten zu gewinnen. In diesem Sinne bedeutet Therapie, „den Schlüssel zur Lösung zu finden, um dann selbst die Tür zu öffnen und von da aus selbständig weiterzugehen."[15] Die Aufgabe der Therapeuten auf das Finden eines „Schlüssels" zu begrenzen und danach die Therapie zu beenden, heißt auch, die Autonomie der Frauen zu respektieren und Vertrauen in ihre Fähigkeiten zu haben, ihren weiteren Weg allein zu entwickeln und konstruktiv zu gestalten.

V. Schlußbemerkung

Die Bulimie als ein Symptom vorwiegend junger Frauen in den letzten zwei Dekaden verweist auf die Geschlechtsbezogenheit unseres Denkens und Handelns. Wirklichkeiten werden von Frauen und Männern unterschiedlich konstruiert, und ebenso gibt es verschiedene Konstrukte darüber, wie eine Frau/ein Mann ihr beziehungsweise sein Leben gestalten muß, um Anerkennung, Wertschätzung und Sicherheit zu erfahren. Hinter der bulimischen Symptomatik steckt deshalb auch immer die Frage: „Wie gestalte ich mein Leben als Frau?"

Diese Frage stellt sich für Frauen heute umso dringlicher, als weibliche Lebensräume und Lebensperspektiven in den letzten beiden Jahrzehnten deutliche Veränderungen erfahren haben. Mit der Orientierung an Beruf und Karriere sind zunehmend außerfamiliäre Lebenswelten für Frauen wichtig geworden. Das eröffnet nicht nur mehr Möglichkeiten, sondern bedeutet auch veränderte Ansprüche, die neue Bewältigungsstrategien erfordern. Andere Wege müssen entwickelt und erschlossen werden: Die veränderte Landschaft benötigt neue Landkarten! Diese Entwicklung ist eine grundsätzliche Herausforderung für alle Frauen, und wie alle Veränderungsprozesse ist sie nicht ohne die ihr eigene Dialektik.

Zum einen fehlen vielen Frauen für diese Schritte Erfahrungen und Orientierungspunkte. Sie können sich oft weder an Frauentraditionen und Frauenvorbildern in ihren Herkunftsfamilien orientieren, noch auf positiv definierte gesellschaftliche Konstrukte von „Frau-Sein" zurückgreifen. Auf der Suche nach neuen Wirklichkeitskonstruktionen, Landkarten und Lebenswegen sind sie damit weitgehend auf sich selbst zurückgeworfen.

Zum anderen läßt sich bei der Entwicklung neuer Wege, Handlungsoptionen und Bewältigungsstrategien immer erst im Rückblick sagen, ob diese Strategien hilfreich und der Weg gangbar waren und ans Ziel führten. Deshalb kann letztlich niemand, keine Frau, die Erfahrung umgehen, auch Irrwege zu beschreiten, Umwege zu machen oder in Sackgassen zu geraten. Solche Momente werden dann als Krise erlebt. Bulimische Eßstörungen können als Ausdruck und Lösungsversuch einer solchen Krise verstanden werden. Sie deuten an, daß die Frauen bei der Suche nach neuen Landkarten und Lebenswegen in eine Sackgasse beziehungsweise auf einen Irrweg geraten sind.

Zur Erklärung, weshalb die betroffenen Frauen in solche Krisen geraten, wurde in dieser Arbeit auf das systemisch-konstruktivistische Therapiemodell zurückgegriffen. Die vorangehenden Kapitel beschreiben die epistemologischen Irrtümer im Denken und Handeln der Frauen, welche dazu führen, daß vorübergehende Lebenskrisen zu chronischen Krisen und Problemlösungsversuche selbst zum Problem werden:

- Die Idee, daß das Gegenteil von „schlecht" „gut" und daß Vernunft immer vernünftig sei,
- Handlungsmuster nach dem Prinzip „Mehr desselben",
- das Pendeln zwischen Allmacht und Ohnmacht sowie
- der Versuch der einseitigen Kontrolle in Beziehungen, verbunden mit der Trennung zwischen Geist und Körper,

führen bei den betroffenen Frauen zu Lösungsversuchen, die das bulimische Verhalten eher aufrechterhalten, stabilisieren oder sogar verstärken.

Gleichzeitig wurde in den ausgewählten Transkripten aber auch deutlich, daß die Frauen die Lösung ihrer bulimischen Eßprobleme bereits selbst schon wissen. Die Befragung von Ausnahmesituationen – Zeiten, in denen sie auf ihre Bulimie verzichtet haben – zeigen, daß sie im Prinzip über alle Ressourcen und Fähigkeiten verfügen, um ihr Leben ohne Eßstörungen zu gestalten und diese aus unterschiedlichen, oft sehr verständlichen Gründen nur nicht nutzen. Sie müssen also nicht dazulernen, und es gibt auch keine Defizite auszugleichen. Vielmehr geht es darum, daß die Frauen sich *erlauben*, eigene Ideen zu formulieren, Interessen durchzusetzen, sich abzugrenzen, die eigene Meinung wertzuschätzen und zu vertreten sowie eigene Bedürfnisse ernst zu nehmen und zu äußern; kurz, daß sie sich erlauben, auch traditionell männliche Verhaltensoptionen zu nutzen. Was die Frauen brauchen, ist somit in erster Linie nicht eine Lösung, sondern die *Bestätigung*. Sie sind auf der *Suche nach Konsens und Unterstützung* für ihre Entwicklung und ihre Wünsche sowie für ihre Lebensgestaltung und ihren Weg als Frau. Dabei geht es vor allem auch um den Austausch über Lebensbereiche – wie die Selbsteinschätzung und Selbstwertproblematik –, die vergleichsweise selten Gegenstand öffentlicher Gespräche sind. Dieser Wunsch nach Austausch und Konsens wurde in den Einzel- und Familiengesprächen und besonders auch in den Gruppen immer wieder deutlich, wenn die Frauen von ihrer Sehnsucht nach Anerkennung und Bestätigung durch ihre Familien, Partner, Freunde oder auch andere betroffene Frauen sprachen. Systemische Therapeuten und Therapeutinnen haben deshalb neben der Entwicklung alternativer Sichtweisen und Konstruktionen von Wirklichkeit sowie neuer Handlungsoptionen auch immer die Aufgabe, gleichzeitig über Geschlechterrollen, Frauenbilder und -vorbilder mit zu reflektieren.

Sobald sich die Frauen erlauben, ihren eigenen Weg zu gehen, ihren „Hunger nach eigenem Leben und Lebendigkeit" zu stillen, geht auch der Heißhunger. Und damit wird deutlich: Die Antwort auf die Probleme bulimischer Frauen kommt nicht von außen (durch Diätwerbung etc.), sondern von innen. Die Antwort gibt der Körper: Die Bulimie geht, wenn sie sich ein Leben erlauben, das nicht mehr „zum Kotzen" ist!

Anmerkungen

1.1 Bulimie: Definition, Symptomatik und Epidemiologie

1 Vgl. hierzu: B. Jäger et al. 1993, 2.
2 G. F. M. Russel 1979: Bulimia nervosa: an ominous variant of anorexia nervosa? Psychol. Med. 9, 429–488.
3 Die Übersetzung der 1987 im DSM-III-R festgelegten diagnostischen Kriterien wurde entnommen: J. Vandelinden, J. Norre , W. Vandereycken, R. Meermann 1992.
4 Vgl. hierzu: C. G. Fairburn 1980, 193–197.
5 Vgl. hierzu: H. Feiereis 1990, 616.
6 Vgl. hierzu: B. Jäger et al. 1993.
7 Ebd., 2.
8 Vgl. hierzu: C. G. Fairburn, P. J. Cooper 1984, 238–246.
9 Vgl. hierzu: T. Habermas, M. Müller 1986, 323.
10 Vgl. hierzu: B. Jäger et al. 1990, 8.
11 Vgl. hierzu: B. Jäger et al. 1993, 4 und Feiereis, H. 1990, 618.
12 Vgl. hierzu: Paul, T. 1984 in: Feiereis, H. 1990, 615.
13 Vgl. hierzu: M. M. Fichter 1985 in: H. Feiereis 1990, 615.
14 Ebd.
15 Vgl. hierzu: R. L. Palmer 1979, 187–190.
16 Vgl. hierzu: G. F. M. Russel 1979; C. G. Fairburn und P. J. Cooper 1984; R. Liedke et al. 1990b.
17 Vgl. hierzu: H. Feiereis 1990, 616.
18 Vgl. hierzu: B. Jäger, et al. 1993, 8.
19 Ebd.
20 Zit. nach: H. Feiereis 1990, 621.

1.2 Literaturüberblick

1 W. Bräutigam, zit. in: B. Jäger et al. 1992, 1.
2 Die folgende Übersicht ist im wesentlichen eine verkürzte und ergänzte Zusammenfassung der ausführlichen Darstellung und Diskussion verschiedener Behandlungsmodelle der Bulimie in: J. Vanderlinden, J. Norre, W. Vandereyken R. Meermann 1992, 9–23.
3 Vgl. hierzu: R. Laessle et al. 1987 und 1988.
4 Vgl. hierzu: W. Cooper und C. Fairburn 1986; D. Garner et al. 1990.
5 Vgl. hierzu: M. Bachmann, H. P. Röhr 1983; K. M. Bemis 1985 und W. Vandereyken 1990.
6 Vgl. hierzu: C. Fairburn 1985 und J. Lacey 1985.

7   Vgl. hierzu: „Das alltägliche Suchtverhalten bulimischer Frauen – die Bezie-
    hung zwischen Bulimia nervosa und anderen Formen der Abhängigkeit", in:
    B. Jäger et al. 1992, 57–63.
8   Vgl. hierzu: J. Rosen, H. Leitenberg 1982 und H. Leitenberg, J. Rosen 1989.
9   Zit. nach: J. Vanderlinden et al. 1992, 16.
10 Vgl. hierzu: C. Fairburn, in: D. Garner und P. Garfinkel 1985; J. Schneider; L.
    HSU 1990.
11 Zit. nach: B. Jäger 1993.
12 Ebd.
13 Vgl. hierzu: T. Ettl 1988.
14 Im Vergleich zu der großen Anzahl verhaltensmedizinischer Ansätze zur
    Behandlung bulimischer Eßstörungen gibt es nur wenige klinische Arbeiten
    mit neuen theoretischen Beiträgen zur Bulimie aus psychoanalytischer Per-
    spektive. Ausnahmen sind die Arbeiten von L. Wurmser (1986), welcher
    bulimische Eßstörungen im Zusammenhang seiner Ausführungen zum
    Scham-Syndrom behandelt und sie den Impulshandlungen zurechnet, und
    die Arbeit von H. Schwartz (1985), welcher sich nach einer Übersicht über das
    psychoanalytische Verständnis von Eßstörungen auf die Pathologie früherer
    Objektbeziehungen und auf spätere inzestuöse Phantasien konzentriert.
    Insgesamt, so die Schlußfolgerung von W. Senf (1989), kämen eine Reihe von
    Autoren zu der eher resignativen Feststellung, daß sich die Bulimie durch ein
    rein psychoanalytisches Vorgehen nur schwer beeinflussen lasse.
15 Vgl. hierzu: S. Dalvit-McPhillips 1984.
16 Vgl. hierzu: H. Culloris, W. C. Redmann 1982.
17 Vgl. hierzu: M. Selvini Palazzoli 1984; S. Minuchin et al. 1978; G. Weber, H.
    Stierlin 1989.
18 Vgl. hierzu: G. Schmidt, in: A. Kämmerer; B. Klingenspor 1989; R. Schwartz
    et al. , in: D. Garner; P. Garfinkel 1985.
19 Der Begriff „Familientherapie" suggeriert häufig eine Einheitlichkeit des
    Vorgehens, die in der therapeutischen Praxis so nicht gegeben ist. Es gibt
    beispielsweise erhebliche Unterschiede zwischen strategischer, wachstums-
    orientierter, systemischer und struktureller Familientherapie.
20 Vgl. hierzu: J. Vanderlinden et al. 1992; Wooley et al. 1985.
21 Vgl. hierzu: G. Russel et al. 1987.
22 Vgl. hierzu: S. Orbach 1978; B. Dolan und I. Gitzinger 1991; N. Wolf 1992.
23 Vgl. hierzu: S. Orbach 1978.
24 Vgl. hierzu: W. White; M. Boskind-Lodahl 1981.
25 Vgl. hierzu: M. P. P. Root et al. 1986.
26 Vgl. hierzu: S. Wooley und O. Wooley 1985.
27 Vgl. hierzu: A. Andersen 1985.
28 Vgl. hierzu: J. Lacey 1985.
29 Vgl. hierzu: S. Abraham et al. 1987.

2.1 Grundlagen der systemischen Therapie

1   Vgl. hierzu: C. B. Broderick ; S. S. Schrader 1981, 5–35.
2   Vgl. zu dieser Entwicklung die ausführliche Darstellung in: L. Hoffmann
    1984, 2 ff. und ebenso F. B. Simon 1988a, 134 ff.
3   Zit. nach: L. Boscolo, G. Ceccin, L. Hoffman, P. Penn 1988, 14.
4   Als Beispiel hierfür kann die Einführung des Begriffes der „schizophreno-
    genen Mutter" stehen (vgl. hierzu: F. B. Simon, H. Stierlin 1984, 305 f.). Dieses

und ähnliche Konzepte führten zu einer Reihe negativer Affekte den Familien gegenüber: Patienten wurden von ihren Angehörigen getrennt und die Therapeuten bemühten sich, „bessere Eltern" zu sein.

Daß diese Sichtweise „Schuld hat die Familie" auch bei uns heute noch weit verbreitet ist, deckt sich ebenfalls mit den Projekterfahrungen an der Medizinischen Hochschule Hannover: Viele Frauen standen Familiengesprächen zunächst sehr skeptisch gegenüber und kamen deshalb allein zu ersten therapeutischen Sitzungen. Sie gaben an, daß sie auf alle Fälle vermeiden wollten, daß ihre Angehörigen sich „wie auf einer Anklagebank" fühlen. Die Einbeziehung der Familie und/oder Freunden war häufig erst nach mehreren Einzelsitzungen möglich, nachdem den Frauen deutlich geworden war, daß sie mit dem Verzicht auf gemeinsame Gespräche mit wichtigen Bezugspersonen auch gleichzeitig auf wertvolle Informationen und Unterstützung verzichten würden.

5 Zit. nach: L. Hoffman 1984, 349.
6 Zit. nach: L. Boscolo, G. Cecchin, L. Hoffman, P. Penn 1988, 68.
7 Zit. nach: L. Hoffman 1984, 349.
   Epistemologie = Erkenntnistheorie, Erkenntniswissenschaft. Sie untersucht, „auf welche Art und Weise und auf welcher Grundlage Organismen erkennen, denken und verhaltensbestimmende Entscheidungen treffen." (zit. nach: F. B. Simon; H. Stierlin 1984, 83).
8 Als Anthropologe und Kommunikationsforscher hatte G. Bateson bereits Anfang der fünfziger Jahre damit begonnen, die der klassischen Psychotherapie zugrundeliegende Auffassung linearer Kausalität durch eine anthropologische, zirkuläre Sichtweise zu ersetzen. Statt zu fragen „warum, d. h. aufgrund welcher determinierender Ursachen in seiner individuellen Vergangenheit, verhält sich dieser Mensch heute in dieser irrationalen Weise?" fragte G. Bateson: „Welche Wirkungen der Wirkung beeinflussen ihre eigene Ursache?". Oder anders formuliert: „Wie muß der gegenwärtige, zwischenmenschliche Kontext beschaffen sein, in dem das gezeigte Verhalten sinnvoll und angepaßt oder sogar die einzig mögliche Reaktion ist?". Mit dieser grundsätzlichen Frage war G. Bateson einer der ersten, der kommunikationstheoretische und folglich systemische Auffassungen in den Bereich der Psychotherapie einführte.
   Batesons Impulse auf die Entwicklung der systemischen Therapie lassen sich schwer in einigen Sätzen zusammenfassen. Seine grundlegenden Ideen wirkten fort in der Arbeit des „Mental Research Institut" in Palo Alto, welches in den sechziger Jahren aus der Arbeitsgruppe um Bateson hervorging und vor allem durch P. Watzlawick und seine Veröffentlichungen über menschliche Kommunikation bekannt wurde.
9 Zit. nach: J. Duss-von Werdt 1987, 129.
10 Begriffe wie „Zirkularität", „Regelkreise" weisen darauf hin, daß soziale Ereignisse, Erfahrungen, Ideen usw. mehr tun, als sich lediglich in lineare Zeit zu erstrecken. Wann immer ein Prozeß auf sich selbst zurückfällt, spricht man von Rekursion (lat. : recurrere = zurücklaufen). Dabei ist das Bild von einem Kreis „wahrscheinlich nicht die beste Möglichkeit, sich Rekursion vorzustellen, da wir uns nicht eigentlich auf die Rückkehr zu einem ursprünglichen Anfangspunkt in Zeit beziehen. Jede rekursive Schleife impliziert durchaus einen neuen Anfang, obwohl sie im Sinne des Organisationsmusters einfach wieder zyklisch von vorn beginnt" (zit. nach: B. P. Keeney 1987, 77).

11 Die Modelle der Kybernetik und Systemtheorie haben in der Zeit nach dem Zweiten Weltkrieg in nahezu allen – sowohl den Geistes- als auch den Naturwissenschaften – große Beachtung und Anwendung gefunden. Sie können weniger als neue Wissenschaften, sondern als eine neue Sichtweise betrachtet werden. Nach A. Rappaport ist „die Allgemeine Systemtheorie eher eine Weltsicht als eine Theorie. Sie ist eine Weltsicht, welche die weitreichenden Verkettungen gegenseitiger Interdependenzen unterstreicht" (zit. nach: A. Rappaport, in: J. Duss-von Werdt 1987, 127).

Die für die weitere Entwicklung von Theorie und Praxis der Familientherapie wichtigen Einsichten und Ergebnisse aus diesen Wissenschaftsbereichen lassen sich folgendermaßen zusammenfassen:

„Die Verhaltensweise lebender Systeme wirkt auf sie selbst zurück. Wir sprechen auch von ihrer Selbstreferenz bzw. Selbstrückbezüglichkeit. Die Aufrechterhaltung der Organisationsformen solcher Systeme, ihre Stabilität und Kohärenz ebenso wie ihre Veränderung und ihr Wachstum sind nur aufgrund zirkulärer, auf sich selbst zurückwirkender Ursache-Wirkungs-Mechanismen möglich und verständlich. Interaktionsprozesse organisieren sich kreisförmig. Die Zuschreibung von Ursache und Wirkung zu jeweils einem der Elemente der Organisation ist eine Interpunktion, die der Beobachter vornimmt und damit ein Charakteristikum der Beschreibung, nicht jedoch des beobachteten Prozesses. ‚Ursachen' und ‚Wirkungen' stehen somit in einer unauflösbaren Wechselbeziehung, die ‚Wirkung' schafft sich sozusagen ihre eigene ‚Ursache' und umgekehrt" (zit. nach: H. Stierlin, F. B. Simon 1986, 261 f.)

12 Der Begriff der „Interpunktion von Ereignisfolgen" geht zurück auf P. Watzlawick und seine Kollegen des „Mental Research Instituts". In seinen Veröffentlichungen („Menschliche Kommunikation" 1969 und „Wie wirklich ist die Wirklichkeit" 1976) legt er anhand vieler Beispiele dar, wie die Anordnung, beziehungsweise Interpunktion von Ereignisabfolgen auf unterschiedliche Weisen etwas schafft, was als verschiedene Realitäten bezeichnet werden kann.

Die Frage nach der Ursache, die Frage, warum ein Symptom – beispielsweise die Bulimie entstanden ist – läßt sich deshalb nicht endgültig entscheiden. Sie gehört – nach H. von Foerster – zur Kategorie der prinzipiell unentscheidbaren Fragen, die er von den entscheidbaren Fragen unterscheidet. Zur Verdeutlichung des Unterschiedes dieser beiden Kategorien wählt er folgendes Beispiel: Ob eine beliebige Zahl, beispielsweise 2938574630698, durch 2 teilbar ist, läßt sich sofort und eindeutig entscheiden. Es gibt in dieser Kategorie auch eine Menge anderer Fragen, die vielleicht länger brauchen, um entschieden werden zu können, wobei aber der Rahmen, in dem diese Fragen entscheidbar sind, eindeutig ist.

Ganz anders verhält es sich mit der Frage danach, wie das Universum entstanden ist. Je nachdem, ob ich einen Physiker frage, einen Balinesen, einen gläubigen Christen …, es wird die verschiedensten Antworten darauf geben, wie die Welt entstanden ist. Zu diesem Beispiel gibt H. von Foerster folgenden Kommentar:

„Wenn immer man sich mit Fragen beschäftigt, die im Prinzip unentscheidbar sind, dann – behaupte ich – wird man ein Metaphysiker. Also, die Metaphysik besteht darin, daß man sich entscheidet und gewisse im Prinzip unentscheidbare Fragen beantwortet. Was entsteht, wenn man eine solch' unentscheidbare Frage beantwortet? Man übernimmt die Verantwortung für diese Entscheidung. Und so habe ich das Gefühl, daß, wenn man sich direkt an solche unentscheidbare Fragen richtet, daß man damit eine Basis für eine Ethik bestimmt: Nämlich daß man sagt: ‚Ich habe mich dafür entschieden'" (zit. nach: H. von Foerster, in: P. Krieg 1991, 4).

13 Doch wenn auch Ursache-Wirkungs-Beziehungen im herkömmlichen Sinn nicht möglich sind, so ist es doch statt dessen möglich, logische Verknüpfungen und Gesetzmäßigkeiten zu beschreiben (wenn … dann …). Dabei wird im Unterschied zur kausalen Erklärung „nicht einem Ereignis oder Zustand oder auch dem Verhalten eines Elements des untersuchten Systems als Ursache die Verantwortung oder Schuld für andere Ereignisse und Zustände oder die Verhaltensweisen der anderen Elemente eines Systems zugeschrieben. Es wird eine Ganzheit betrachtet, deren Elemente in einem Netzwerk von Wechselbeziehungen miteinander verbunden sind, in dem *jedes* die Bedingungen aller anderen bestimmt. Untersuchungsgegenstand sind dementsprechend Strukturen und Funktionen, die Beziehungen von Elementen innerhalb eines Gesamtgefüges, die Regeln der Interaktion, die Umwandlungen und Veränderungen von Systemzuständen und -strukturen" (zit. nach: F. B. Simon 1990, 26).

14 Damit verbunden ist die – allen systemtheoretischen Überlegungen zugrundeliegende – Erkenntnis, daß ein System sich in seiner Ganzheit qualitativ neu und anders verhält als die Summe seiner isoliert betrachteten Einzelelemente. Als Beispiel: Die spezifischen Eigenschaften des Wassers – naß, flüssig, durchsichtig – lassen sich nicht durch die Einzelanalyse der beiden Elemente Wasserstoff und Sauerstoff erklären (vgl. hierzu: P. Watzlawick 1988, 16).

15 In diesem Zusammenhang ist es wichtig, darauf hinzuweisen, daß in der Wissenschaft nur allzu leicht zwei Sprachen verwechselt werden: Die Sprache, die sich auf Objekte bezieht, und jene, in der *Beziehungen* beschrieben werden. Den Unterschied zwischen beiden Sprachen hat Bertrand Russel schon vor über siebzig Jahren an einem Beispiel verdeutlicht: „Wenn ich sage, dieser Apfel ist rot, dann habe ich eine Aussage über dieses Objekt Apfel gemacht. Sage ich dagegen: Dieser Apfel ist größer als jener, dann habe ich eine Aussage über eine Beziehung zwischen den beiden gemacht. Und jeder Versuch der Rückführung der Eigenschaft ‚größer als' ‚kleiner als' auf eines der beiden Objekte wäre Unsinn. Die Aussage ‚größer als' existiert sozusagen im Raum zwischen den beiden Objekten und muß daher als ein Phänomen sui generis in Betracht gezogen werden" (zit. nach: P. Watzlawick 1984b, 4 f.).

16 G. Bateson, zit. in: J. Duss-von Werdt 1987, 129.

17 Dies gilt auch für die Beziehung Therapeut – Klient. Wenn ich beispielsweise das Wort „widerständig" verwende, kann damit nicht eine Charaktereigenschaft des Klienten gemeint sein, sonder ein Muster aus dem gemeinsamen Prozeß von Therapeut und Klient.

18 Zit. nach: P. Watzlawick 1988, 16.

19 Zum Begriff „Systemisch" (griech. systema = Zusammengesetztes): „In allgemeinster Definition ist ein ‚System' eine aus irgendwelchen Elementen (materieller oder geistiger Art geordnet zusammengesetzte Ganzheit … Allen systemtheoretischen Überlegungen liegt die Erkenntnis zugrunde, daß ein System in seiner Ganzheit sich qualitativ neu und anders verhält als die Summe seiner isoliert betrachteten Einzelelemente. Der im Rahmen der Familientherapie verwendete Systembegriff ist mit dem der Kybernetik identisch" (zit. nach: F. B. Simon, H. Stierlin 1984, 355).

Es sei an dieser Stelle noch einmal darauf hingewiesen, daß oft „System" zur Bezeichnung der Größe der Betrachtungseinheit verwendet wird. Aus der Perspektive der kybernetischen Epistemologie hat jedoch „die Größe einer sozialen Einheit nicht notwendigerweise etwas mit der Definition eines kybernetischen Systems zu tun. Die Erkennung und Behandlung von Paaren, Familien, Nachbarschaften oder sogar ganzen Kulturen ist für sich genommen noch kein Erkennungszeichen für einen kybernetisch ausgerichteten Therapeuten. Die Kybernetik schreibt lediglich vor, Ereignisse als von rekursiven Feedbackprozessen organisiert anzusehen" (zit. nach: B. P. Keeney 1987, 145).

20 Zit. nach: F. B. Simon, H. Stierlin 1984, 198.

21 F. B. Simon hat den Unterschied zwischen einem Verhaltensmuster und Interaktionsregeln in einem bestimmten Kontext betrachtenden Konzept und einem nach Ursachen fragenden Konzept anhand eines Alltagsbeispiels anschaulich verdeutlicht:
Die konkreten Verhaltensweisen eines Schiedsrichters während eines Fußballspiels sind nicht zu verstehen, wenn man vom Kontext dieses Verhaltens abstrahiert. Würden wir uns – als Gedankenexperiment – alle Mitspieler als unsichtbar wegdenken und nur ihn allein betrachten, dann würden seine Verhaltensweisen (mit kurzen Hosen wild gestikulierend herumlaufen, bunte kleine Fahnen schwenkend, gelegentlich auf einer Trillerpfeife pfeifend ...) jegliche Sinnhaftigkeit verlieren. Er würde von einem Beobachter als völlig verrückt, chaotisch und irrational diagnostiziert werden. Die Ursache könnte in einer intraindividuellen Funktionsstörung, einer zu eingeengten Kindheit (deshalb heute dieser Bewegungszwang ...) vermutet werden.
Durch die Erweiterung des Blickfeldes auf die Interaktionen aller Mitspieler und auf den Kontext gewinnt das Verhalten des Schiedsrichters eine neue, soziale Bedeutung; ein anderes Erklärungsmodell für die gleichen Verhaltensweisen wird möglich. (vgl. hierzu ausführlicher: F. B. Simon 1990, 41).

22 Es würde wieder den Rahmen dieser Arbeit sprengen, die grundlegenden Ideen und Erkenntnisse von H. R. Maturana und F. J. Varela zu referieren, weshalb an dieser Stelle nur auf ihre grundlegenden Werke („Erkennen: Die Organisation und Verkörperung der Wirklichkeit" 1985; „Der Baum der Erkenntnis" 1987) hingewiesen werden kann.

23 Der Konstruktivismus stellt eine Erkenntnistheorie dar, die die traditionelle Frage nach den Gegenständen von Wahrnehmung und Bewußtsein durch die Frage nach den Vorgängen, Ergebnissen und Wirkungen von Wahrnehmungs- und Bewußtseinsprozessen ersetzt. Er vollzieht einen erkenntnistheoretischen Sprung, indem er die Theorie des Seins (die Frage: „Was erkennen/wissen wir?") durch eine Theorie des Wissens („Wie erkennen/wissen wir?") ersetzt: Konstruktivistische Neurophysiologen und Kognitionstheoretiker betrachten das Problem von Wahrnehmen und Erkennen vom Standpunkt des Gehirns aus und eröffnen damit eine neue Perspektive. Diesen Perspektivenwechsel begründen sie damit, daß unsere Wahrnehmung sich – entgegen unserer Alltagsvorstellung – nicht in den Sinnesorganen vollzieht, sondern im Gehirn: Die herkömmliche Idee, über unsere Sinnesorgane sei uns „die Welt da draußen" zugänglich und über unsere Augen und Ohren kämen Informationen in unser Gehirn herein, bezeichnen sie als wissenschaftlich nicht mehr haltbar. Das menschliche Gehirn besitzt gerade keine „offenen Fenster und Türen" zur Außenwelt, sondern ist

funktional geschlossen und auf sich selbst bezogen (selbstreferentiell). Es hat nicht die Möglichkeit, Reize direkt und unverändert aus der Außenwelt aufzunehmen, sondern das Nervensystem kann nur mit seinen eigenen inneren Zuständen umgehen, nur „seine eigene Sprache" verstehen. Es reagiert ausschließlich nach seinen eigenen inneren Maßstäben. H. Maturana spricht in diesem Zusammenhang von einem „geschlossenen neuronalen Netzwerk".

Daraus folgt: Das, was wir tagtäglich als Wirklichkeit, als Erlebenswelt um uns herum erfahren, ist nicht das Ergebnis einer gleichsam photographischen Abbildung, sondern ausschließlich das Ergebnis systeminterner Verrechnungen der von den Sinneszellen gelieferten Signale. (Vgl. hierzu ausführlicher: H. von Foerster 1985a und „Funkkolleg Medien und Kommunikation" 1990.)

24 Dazu folgende Analogie von E. von Glasersfeld (ebd., 51): „Ein blinder Wanderer, der den Fluß jenseits eines nicht allzu dichten Waldes erreichen möchte, kann zwischen den Bäumen viele Wege finden, die ihn an sein Ziel bringen. Selbst wenn er tausendmal liefe und alle gewählten Wege in seinem Gedächtnis aufzeichnete, hätte er nicht ein Bild des Waldes, sondern ein Netz von Wegen, die zum gewünschten Ziel führen, eben weil sie die Bäume des Waldes erfolgreich vermeiden. (...) Von Hindernissen, zwischen denen alle diese erfolgreichen Wege liegen, sagt das Netz ihm nichts, als daß sie sein Laufen hier und dort behindert haben. In diesem Sinn ‚passt' das Netz in den ‚wirklichen' Wald, doch die Umwelt, die der blinde Wanderer erlebt, enthält weder Wald, noch Bäume, wie ein außenstehender Beobachter sie sehen könnte. Sie besteht lediglich aus Schritten, die von Hindernissen vereitelt wurden."

25 Daß Menschen als lebende Systeme mit anderen lebenden Systemen kommunizieren müssen, um sich entwickeln zu können, d. h. soziale Austauschprozesse überlebensnotwendig sind, weil sonst unser Organismus nicht lebensfähig wäre, ist bekannt durch die Ergebnisse der sensorischen Deprivationsforschung.

Auf dramatische Weise zeigt es das bekannte historische Experiment Friedrichs II. : „Nach der Chronik des Fraters Salimbene von Parma (1926) wollte Kaiser Friedrich II. die Ursprache des Menschen dadurch feststellen, daß er mehrere Kinder von Geburt auf von Ammen aufziehen ließ, die den Auftrag hatten, sich der Kinder in jeder Weise anzunehmen, doch nicht zu ihnen oder in ihrer Gegenwart zu sprechen. Auf diese Weise hoffte der Kaiser herauszufinden, ob sie spontan hebräisch, griechisch oder lateinisch zu sprechen beginnen würden. Leider führte das Experiment trotz der vorzüglichen Versuchsanordnung zu keinem Ergebnis, ‚es war verlorene Mühe, denn die Kleinen starben alle'" (zit. nach: P. Watzlawick 1988, 19).

26 Max Frisch, zit. in: J. Henningsen 1981, 34.

27 Zit. nach: B. Scheffer, Funkkolleg „Medien und Kommunikation" Heft 2 1990, 71.

28 Dieser Ausdruck geht zurück auf den Satz von Korszybsky, daß der Name nicht das Ding und die Landkarte nicht die Landschaft ist. (vgl. hierzu ausführlicher: P. Watzlawick1988, 78).

29 Zit. nach: F. B. Simon 1990, 269.

30 K. Kraus, zit. in: F. B. Simon 1988a, 101.

31 Diese Erkenntnisse sind nicht neu: Interessanterweise hat diesen „naiven Realismus" – die Idee, es gäbe „da draußen" und unabhängig von uns als

Beobachtern objektiv etwas zu entdecken – jenes Fach als erstes aufgegeben, welches als das strengste gilt: die Atomphysik. Die von Heisenberg formulierte „Unschärferelation" verunsicherte endgültig den Glauben an die absolute Neutralität des Beobachters und an wissenschaftliche Objektivität und Allwissenheit: Statt dessen betont er, wie der Beobachter durch den Akt des Beobachtens und die Art seiner Fragestellung schon verändert und mitbestimmt, was er beobachtet. Ein sehr eindrucksvolles Beispiel dafür, wie die Art der Fragestellung und Beobachtung das Beobachtete beeinflußt, haben die Psychologen R. Rosenthal und L. Jacobsen in ihrem Buch „Pygmalion im Unterricht" (Weinheim 1976) gegeben: Sie beschreiben ein Experiment, in dessen Rahmen den Lehrern einer Schule mitgeteilt wurde, daß die – ihnen derzeit noch unbekannten – Schüler des nächsten Schuljahres einem ganz neuartigen Intelligenztest unterzogen worden seien. Dieser Test ermögliche es angeblich, diejenigen Schüler herauszufinden, von denen ungewöhnliche und schnelle Lernerfolge zu erwarten seien.

Die Namen der Schüler waren aber der vorliegenden Schülerliste nur nach dem Zufallsprinzip entnommen worden. Das bedeutet: Der Unterschied zwischen diesen und allen anderen Schülern bestand lediglich in den Erwartungen der Lehrer und Lehrerinnen.

Das Ergebnis: Am Ende des Schuljahres wurde nachgewiesen, daß tatsächlich die Leistungen der wahllos ausgewählten Kinder sich wesentlich von denen der anderen Schüler abhoben, und sie wurden außerdem von den Lehrern als lebhafter, intelligenter, eifriger und freundlicher beschrieben. Deshalb dürfte wohl kaum Zweifel darüber bestehen, daß genau die Erwartungen und Einstellungen der Lehrer diesen Schülern gegenüber die Ursache und nicht die Folge ihrer schulischen Erfolge waren, daß also die Art der Beobachtung und Fragestellung das Beobachtete wesentlich beeinflußt hat.

Es ließen sich mit Sicherheit auch weitere Beispiele dafür finden, wie sich auch negative Erwartungen, Überzeugungen und Fragestellungen ebenfalls in dem Beobachteten wiederfinden ließen.

32 H. von Foerster (mündliche Mitteilung).

33 Eben diesen Hinweis auf Verantwortung sieht H. von Foerster als einen der wichtigsten Gründe für die Ablehnung des konstruktivistischen Ansatzes. Denn, so führt er aus: „Objektivität ist die Selbsttäuschung des Subjekts, Beobachtung sei ohne es möglich. Die Anrufung der Objektivität ist gleichbedeutend mit der Abschaffung der Verantwortlichkeit; darin liegt ihre Popularität begründet" (it. in: Funkkolleg „Medien und Kommunikation" 1990, Heft 1, 55).

34 Diese Tatsache, daß die Strukturen von Interaktionspartnern – hier Therapeuten und Klienten/Familien – sich wechselseitig beeinflussen, hat H. Maturana als „strukturelle Kopplung" beschrieben; als einen Prozeß der „Kon-versation", des gegenseitigen Drehens und Wendens, bis die Partner zueinander passen. Es ist ein Prozeß, in dem jeder die Strukturen und Bedingungen des anderen mitbestimmt. (Vgl. hierzu ausführlicher: H. R. Maturana 1985.)

35 Zit. nach: M. C. Bateson, in: B. P. Keeney 1987, 114.

36 Was wir „wissen", führt zu einer Konstruktion und das, was wir konstruieren, führt zu Wissen. Damit wird unser „Wissen" in einer fortwährenden (Re-) Konstruktion einer Welt aufbereitet. Was wir sehen, ist gekennzeichnet von unserem Verhalten; wie wir uns verhalten, ergibt sich aus unseren Wahrnehmungen.

271

Zum Verständnis des Begriffs „Wissen" führt F. B. Simon weiter aus: „Es ist ein fataler Irrtum anzunehmen, Wissen sei so etwas wie ein Abbild, ein Foto, das in einer Schublade landet und dann keinen Schaden (oder höchstens Nutzen) anrichten kann. (…) Daß menschliche Erkenntnis Rückwirkungen auf das hat, was erkannt wird, scheint auf den ersten Blick unserem alltäglichen Verständnis von Erkennen und Wissen zuwiderzulaufen. Wenn jemand weiß, daß er einige hundert Meter geradeaus fahren und dann nach rechts abbiegen muß, um zum Bahnhof zu kommen, so verändert dies Wissen nicht die Lage des Bahnhofs. Anders stellt sich die Situation dar, wenn er weiß, welchen Weg er zu nehmen hat, um zu einem einsamen Strand zu gelangen. Wissen erst genügend Leute von diesem einsamen Strand, dann bleibt seine Lage zwar dadurch auch unberührt, aber einen einsamen Strand wird es dort nach einiger Zeit nicht mehr geben" (zit. nach: F. B. Simon 1990, 34 f).

37   Vgl. hierzu: H. R. Maturana 1982.

38   Zum Begriff der „Autopoiese" vgl. ausführlicher: H. R. Maturana, V. J. Varela 1987; sowie H. J. Maturana 1985, 170 ff.

39   Autopoietische Systeme sind zwar energetisch offen, aber operational geschlossen. „Organisatorische Geschlossenheit impliziert ein Netzwerk von miteinander verbundenen Feedback-Schleifen, ein geschlossenes Netzwerk, das weder input noch output von bzw. zu einer äußeren Umgebung hat. Es ernährt sich statt dessen von sich selbst wie die rekursive Schlange, die ihren eigenen Schwanz frisst" (zit. nach: B. P. Keeney 1987, 107).

40   Zit nach: Idries Shah 1984, 63.

41   Zum Begriff „Strukturdeterminiertheit" vgl. ausführlicher: H. R. Maturana 1985, 242 f.

42   Es ist nicht möglich, in ein Lebewesen Informationen einzugeben und festzulegen, wie beispielsweise bei einem Computer: Computer sind nach dem Prinzip Input-Transformation-Output konstruiert. Diese Art der Interaktion läßt sich am besten mit dem Begriff „Instruktion" kennzeichnen. Lebende, strukturdeterminierte Systeme sind in diesem Sinne nicht instruierbar. Das Eigenverhalten des Systems legt fest, was aus der Umwelt welche Bedeutung erlangt.
      Als Metapher für eine nichtinstruktive Form der Interaktion zwischen Umwelt und einem System nennt F. B. Simon das Kaleidoskop: Das Kaleidoskop ist gegenüber der Umwelt abgeschlossen. Damit neue Muster entstehen, können keine neuen Glassteinchen hinein. Doch die entstehenden Muster und Strukturen entstehen nicht unabhängig von der Umwelt. Durch das Schütteln des Kaleidoskops, einer Perturbation, verändern sich die Anordnungen und Muster der Glassteinchen zwar einerseits in nicht vorhersehbarer Weise, andererseits auch nicht beliebig. Gemäß den systeminternen Möglichkeiten, Notwendigkeiten und Begrenzungen sind dem Zufall bei der Mustergestaltung auch Grenzen gesetzt. Diese Metapher ist allerdings auch nur von begrenzter Gültigkeit, da Glassteinchen mechanisch reagieren und damit andere Grenzen bestehen als bei der Selbstorganisation des Nervensystems (nach: F. B. Simon 1990, 81 f.).

43   Zum Begriff der „trivialen Machine" vgl. ausführlicher: H. von Foerster, in: F. B. Simon 1988a, 19 ff.

44   Wenn lebende Systeme nicht instruiert werden können, sondern bestenfalls zu Eigenreaktionen veranlaßt werden, d. h. dazu angeregt werden, selbst Informationen zu bilden, dann ist damit nicht vorhersehbar, auf welche Art

und Weise lebende Systeme auf Perturbationen bzw. Verstörungen reagieren. Die Wirkungen und Anregungen und Beunruhigungen von außen, ihre Qualität und Quantität, sind durch das selbstreferentielle System bestimmt. Wie und ob Ereignisse und Angebote von außen auf das System einwirken, und wenn ja, in welcher Weise und Stärke, legt das System fest. Es kann sein, daß Verstörungen zu Veränderungen führen, die sich ausweiten (Domino-Effekt). Es kann aber ebenso gut sein, daß durch rekursive Mechanismen die Veränderungen zurückgeführt bzw. kompensiert werden (wie beispielsweise eine Delle, die in einen Ball gemacht wird und einfach hinterher wieder herausgeht).

45 In den 70er Jahren glichen systemische Therapeuten in ihrem Denken und Verhalten eher noch Stierkämpfern oder Mechanikern: Man mußte stark sein, Struktur setzen, in der Hierarchie oben sein, das Steuer in der Hand haben ... Inzwischen sind sie in ihren Ansprüchen und Beschreibungen bescheidener geworden und haben mehr Respekt vor der Selbstorganisation und der Autonomie der lebenden Systeme, mit denen sie arbeiten.

44 Zit. nach: H. Stierlin, in: F. B. Simon 1988b, 55.

Genau genommen geht das systemische Modell von drei miteinander verbundenen Ebenen aus:

innerseelisches Erleben/ 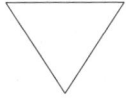 Bedeutung; das Programm
intrapsychische Dynamik/ die handlungsanleitenden
Wahrnehmen/Denken/ affektiv-kognitiven Sche-
Fühlen mata, „innere Landkarte";

Verhalten;
Interaktionsmuster

Diese drei rekursiv verknüpften Ebenen sind nicht voneinander zu trennen; sie werden als ein Kreislauf gesehen, als ein affektlogisches Bezugssystem mit Wahrnehmen, Erleben, Denken, mit Verhalten, Interaktionsmustern und Bedeutungssystemen.

Wenn die intrapsychische Dynamik im systemischen Therapieprozeß weitgehend unberücksichtigt bleibt, dann nicht deswegen, weil Systemiker der Ansicht sind, diese Ebene existiere nicht oder sei weniger wichtig, sondern weil sie sich in ihrer Arbeit aus methodischen Gründen auf die beiden anderen Dimensionen begrenzen. Es ist an dieser Stelle wichtig zu betonen, daß diese methodische Abstinenz nicht die Leugnung einer Wirklichkeitsdimension meint (vgl. hierzu: G. Weber, B. Schmid, in B. Schmidt 1986, 151).

47 Vgl. hierzu: B. P. Keeney 1987, 155.

48 Diese Formulierung geht zurück auf V. von Weizäcker; nach N. von Rad, in: P. Hahn 1979, 182–190.

49 Zit. nach: G. Weber, H. Stierlin 1989, 78.

50 Zit. nach: T. Weiss 1988, 34.

51 Zit. nach: G. Cecchin 1988, 192.

Exkurs eflexionen über Sprache

1 Wertvolle Anregungen zu diesem Kapitel verdanke ich Manfred Prior und Ortwin Meiss, von der Milton-Erickson-Gesellschaft, Hamburg.

2   Zum Thema „Sprache und Orientierung" vgl. ausführlicher: H. R. Maturana 1985, 55 ff.

3   Anregungen zum Bereich „Sprache und therapeutische Veränderungs-prozesse" bekamen systemische Therapeuten vor allem durch die Berücksichtigung und Integration hypnotherapeutischer Konzepte nach Milton Erickson. (Vgl. hierzu: G. Schmidt 1985, 241–264.)

4   Zit. nach: G. Schmidt 1991, 151 f.
Das bedeutet keinesfalls, daß systemische Therapeuten individuelles Leid nicht berücksichtigen und ernstnehmen. Es bedeutet, sowohl Symptome und Probleme zu sehen, aber gleichzeitig auch die Ressourcen, Fähigkeiten und Kreativität von Patienten anzuerkennen. Nur die Defizitseite zu sehen, wäre eine implizite Abwertung. Auch traumatische Erlebnisse und leidvolle Erfahrungen werden ausführlich befragt, aber vor allem unter dem Blickwinkel, wie sie von Patienten zu Lernchancen gemacht wurden, indem sie sie überlebten und gelernt haben, mit ihnen umzugehen.

5   Da wir über keine entsprechende rekursive Sprache verfügen, müssen wir unsere sprachlichen Beschreibungen und Beobachtungen sorgfältig konstruieren: Um zu einer annähernd angemessenen Beschreibung von Beziehungsphänomenen zu gelangen, hat G. Bateson die „Doppelbeschreibung" vorgeschlagen. Damit meint er, daß wir Regelkreise in der Sprache in einer ganzen Sequenz von linearen Aussagen konstruieren müssen, damit wir in unserem sprachgebundenen Denken nicht die Abhängigkeiten, Gleichzeitigkeiten und Wechselbeziehungen aus den Augen verlieren.
G. Bateson vergleicht die Doppelbeschreibung mit dem binokularen Sehen: „Es ist richtig, ... wenn man anfängt, sich die beiden an der Interaktion beteiligten Parteien als zwei Augen zu denken, wobei jedes einzelne eine monokulare Sicht von dem, was vor sich geht, vermittelt, und beide zusammen eine binokulare Sicht mit Tiefenwirkung ergeben. Diese Doppelsicht ist Beziehung" (zit. nach: B. P. Keeney 1987, 52).

6   Zit. nach: B. P. Keeney 1987, 47.
Ähnliche Pseudoerklärungen ergeben sich beispielsweise, wenn als Erklärung für Aggression der „aggressive Instinkt" herangezogen wird, wenn die Depression als Ursache für die momentane Traurigkeit gesehen wird oder psychotische Verhaltensweisen auf „Verrücktheit" zurückgeführt werden.

7   Auch hier sind andere Sprachen wieder sehr viel differenzierter und präziser. So gibt es beispielsweise in der spanischen Sprache zwei Worte für das Wort „haben": „Ich habe eine Bulimie" oder: „Ich habe grüne Augen" wird unterschiedlich übersetzt. Für „ewige" Eigenschaften, wie grüne Augen, wird das Verb „ser" benutzt. Veränderbare, kontextabhängige Eigenschaften wie bulimisches Verhalten werden übersetzt durch das Wort „estar".

8   Vgl. hierzu auch ausführlicher: F. B. Simon, G. Weber1988a, 57–61 sowie H. Stierlin 1990, 266–275.

2.2 Gesellschaftliche und soziokulturelle Aspekte der Bulimie

1   Vgl. hierzu: T. Habermas 1990, 15.

2   B. Klingenspor, in: A. Kämmerer, B. Klingenspor 1989, 72.

3   Vgl. hierzu: T. Habermas1990, 16.

4   Vgl. hierzu: B. Dolan, I. Gitzinger 1991; ebenso: S. Menell. , K. Simons, in: A. Kämmerer, B. Klingenspor 1989, 12.

5   Vgl. hierzu: M. P. P. Root, P. Fallon, W. N. Friederich 1986, 28.
6   Zit. nach: B. Klingenspor, in: A. Kämmerer, B. Klingenspor 1989, 78.
7   Vgl. hierzu: S. Menell, K. Simons, in: A. Kämmerer, B. Klingenspor 1989, 12.
8   Zit. nach: B. Klingenspor in: A. Kämmerer, B. Klingenspor 1989, 75.
9   Ebd.
10 Zit. nach: S. Menell, K. Simons, in: A. Kämmerer, B. Klingenspor 1989, 12.
11 S. Orbach, zit. in: B. Dolan, I. Gitzinger 1991, 10 (Übersetzung durch die Verfasserin).
12 Zit. nach: M. P. P. Root, P. Fallon, W. N. Friedrich 1986, 25 (Übersetzung durch die Verfasserin).
13 Zit. nach: H. Stierlin, F. B. Simon 1986, 273.
14 Zit. nach: T. Habermas 1990, 188.
15 Zit. nach: T. Habermas 1990, 192.
16 Ebd. 193.
17 Zit. nach: S. Orbach 1987, 28.
18 Vgl. hierzu: M. P. P. Root, P. Fallon, W. N. Friedrich 1986, 25 f. Ebenso Selvini Palazolli 1984.
19 Zit. nach: B. Klingenspor, in: A. Kämmerer, B. Klingenspor 1989, 80.
20 Vgl. hierzu: M. P. P. Root, P. Fallon, W. N. Friedrich 1986, 25 f.
21 Zit. nach: B. Klingenspor, in: A. Kämmerer, B. Klingenspor 1989, 84.
22 Ebd. 82; vgl. hierzu auch: S. C. Wooley, D. W. Wooley, in: D. M. Garner, P. E. Garfinkel 1985.
23 Vgl. hierzu: B. Klingenspor, in: A. Kämmerer, B. Klingenspor 1989, 84.
24 Zit. nach: E. Beck-Gensheim 1983, 307.
25 I. K. Brovermann et al. 1970 und 1972, zit. in: A. Kamerer, B. Klingenspor 1989, 81.
26 Wie früh diese Festlegung beginnt, wird durch eine Untersuchung der Psychologieprofessorin R. Freedmann aus New York deutlich: „In einer Umfrage wurden Eltern 24 Stunden nach der Geburt ihrer Kinder gebeten, den Sohn oder die Tochter nach bestimmten Kriterien einzustufen. Mädchen wurden als schön, sanft, hübsch, zart und klein beschrieben. Jungen wurden stramm, stark, lebhaft und robust genannt. „(zit. nach: R. Freedman 1989, 38).
27 Vgl. hierzu: M. P. P. Root, P. Fallon, W. N. Friedrich1986, 21.
28 Vgl. hierzu: N. Wolf 1991.
29 Vgl. hierzu: D. M. Garner, P. E. Garfinkel 1980; sowie: J. Polivy, C. P. Herman 1985.
30 Vgl. hierzu: M. M. Fichter 1985.
31 Zit. nach: S. Menell, K. Simons, in: A. Kämmerer, B. Klingenspor 1989, 25.
    An dieser Stelle kann nur darauf hingewiesen werden, daß eine der schwierigsten Fragen darin besteht, weshalb in unserer gegenwärtigen Gesellschaft Schlankheit so hoch bewertet wird und die extremen Maßnahmen zur Erlangung dieses Schönheitsideals nicht nur geduldet, sondern durch entsprechende Medien eher noch verstärkt werden. Für feministische Autorinnen ist es kein Zufall, daß die Forderungen nach extremen Schönheitsidealen zeitlich parallel immer wieder mit Errungenschaften der Frauenemanzipation zusammenfallen. In dem jeweils geforderten „Schönheitsmythos" sehen sie ein wirksames Mittel, die Energie der Frauen zu binden und sie damit von der Verwirklichung anderer Ziele, beispielsweise Durchsetzung einer beruflichen Karriere, eher abzuhalten. Vgl. zu diesem Thema ausführlicher: N. Wolf 1991; K. Chernin 1981; L. A. Brown 1985.

III. Wenn Leben und Logik nicht passen

1 Dabei ist die bewußte Kenntnis dieses Weltbildes, seiner impliziten Prämissen, Handlungsmuster und Verhaltensregeln nicht Voraussetzung ihrer Befolgung. Das Bild, welches zum großen Teil unser Verhalten wie auch unsere Deutung der Verhaltensweisen anderer bestimmt, muß uns nicht notwendigerweise immer bewußt bzw. präsent sein. So beweisen wir durch unser fehlerfreies Sprechen unserer Muttersprache, daß wir deren Regeln und Grammatik beherrschen, auch wenn wir diese Regeln auf Nachfrage hin nicht unbedingt benennen können.

2 Epistemologische Fragen brachte vor allem G. Bateson in die familientherapeutische Forschung und Praxis ein; er hat als erster die Beziehung zwischen interaktionellen Phänomenen innerhalb von Familien und Irrtümern der Epistemologie in den Mittelpunkt familientherapeutischen Interesses gerückt. Dabei geht es ihm darum, epistemologische Prämissen im Hinblick auf ihre spezifischen Konsequenzen kritisch zu untersuchen, Prämissen, die zu Schmerz, Leiden, Chaos und Symptomen führen können, und zwar nicht nur im individuellen oder familiären Bereich, sondern ebenso in anderen gesellschaftlichen, soziokulturellen oder politischen Kontexten. Von daher war es Bateson's dringendstes Anliegen, die epistemischen Grundlagen, die unseren Handlungs- und Wahrnehmungsmustern zugrunde liegen, explizit zu machen und zu verstehen. Von familientherapeutischen Autoren wird der Begriff „Epistemologie" häufig synonym mit „Modell der Welt" bzw. „innerer Landkarte" gebraucht (vgl. hierzu: F. B. Simon, H. Stierlin 1984, 83 f.)

3 Als ein Bild: Eine europäische Straßenkarte kann ein nützliches Werkzeug sein, wenn ich sie in Europa nutze und sie nicht zu alten Datums ist. Versuche ich aber, mit einer hundert Jahre alten Karte Europa zu bereisen, oder aber, mit einer neuen Europakarte die Wüste zu durchqueren, dann kann dieses Unternehmen – trotz oder gerade wegen der besten Bemühungen – verwirrend oder gefährlich enden.
Das bedeutet aber gerade nicht, daß die jeweiligen Karten an sich schlecht oder fehlerhaft wären. Der Fehler liegt vielmehr in der Anwendung: Im richtigen Kontext und zur richtigen Zeit benutzt, erweisen sie sich als sehr hilfreich und stimmig.

4 Zur Illustration folgendes Beispiel: In unserem Kulturkreis ist es durchaus angemessen, als höflicher Gast den Teller leer zu essen. In einer anderen Kultur wird die Annahme, daß dies eine höfliche Verhaltensweise sei, problematisch. Sie kann dort ein Zeichen dafür sein, daß ich noch nicht gesättigt bin und mehr zu essen wünsche. Wenn es mir nicht gelingt, meine Prämissen entsprechend dem Kontext zu überprüfen und gegebenenfalls zu verändern, werde ich schließlich nicht als „höflicher", sondern als ein „unmäßiger" Gast erscheinen.

5 B. P. Keeney erläutert dies mit folgender Geschichte über die Anschaffung eines Eisbären im Zoo von Denver: „Der Zoo hatte bis zur Fertigstellung der ‚natürlichen' Umgebung des Eisbären einen Behelfskäfig gebaut. Dieser Käfig war gerade groß genug, um dem Bären einige Schritte in einer Richtung zu gestatten, sich umzudrehen, einige Schritte in die entgegengesetzte Richtung zu tun usw. Als das Bärengehege schließlich fertiggestellt und der Käfig entfernt worden war, trottete der Bär weiterhin genauso auf und ab wie innerhalb seiner alten Interpunktion" (zit. nach: Keeney, B. P. 1987, 65).

276

6   Die Unterscheidung von Veränderungen erster und zweiter Ordnung ent-
    spricht der Unterscheidung zwischen „Notstand" und „Krisen", wie Linde-
    mann sie in seiner Krisentheorie definiert. Ein Notstand kann mit herkömm-
    lichen, bewährten Mitteln beseitigt werden, indem quantitative Veränderun-
    gen vorgenommen werden: verfügbare Verhaltensweisen werden entweder
    verstärkt oder abgeschwächt. Eine Krise erfordert neue Verhaltensweisen.
    Eine qualitative Veränderung ist notwendig; neuartige Verhaltensmuster
    müssen kreativ entwickelt werden (Lindemann, zit. in: F. B. Simon 1985, 459).
    Zur Verdeutlichung zwei Analogien:
        Wenn ich beim Autofahren die Geschwindigkeit erhöhen will, betätige
    ich dazu das Gaspedal (Lösung erster Ordnung). An einem bestimmten
    Punkt jedoch ist es notwendig, in den nächsthöheren Gang zu schalten
    (Lösung zweiter Ordnung) (vgl. hierzu: L. Hoffman 1984, 203.).
        Bei einem Alptraum, einer geträumten Gefahr, führen Handlungsweisen
    innerhalb des Traums wie z. B. Fortlaufen, Kämpfen, Schreien etc. nicht zur
    Beendigung des Alptraums. Eine wirkliche Veränderung, die einzige Mög-
    lichkeit, dem Traum ein Ende zu bereiten, besteht in dem Heraustreten aus
    dem Traum. In diesem Fall wäre das Aufwachen eine Veränderung zweiter
    Ordnung.

7   Dabei folgt die Darstellung den Ausführungen von F. B. Simon über „Die
    epistemischen Bedingungen psychischer Krankheit", in: F. B. Simon 1988a,
    327–342.

8   Vgl. hierzu: P. Watzlawick 1986, 7.

9   Vgl. hierzu: G. Weber, H. Stierlin 1989, 68 f.; T. Habermas 1990, 21; T.
    Habermas, M. Müller 1986, 324 f.

10 Vgl. hierzu: G. Reich 1992, 125.

11 Der Begriff „Individuation" beschreibt einen Vorgang der Selbstdifferen-
    zierung und Selbstabgrenzung, der folgende Ebenen umfaßt:
    „1. die Fähigkeit und Bereitschaft, differenzierende innere und äußere
    Grenzen zu bilden, also etwa meine Wahrnehmung, meine Wünsche, meine
    Phantasien, meine Rechte, meine Pflichten ... von den Wahrnehmungen,
    Wünschen, Phantasien, Rechten, Pflichten anderer abzugrenzen.
    2. verstehen wir unter Individuation die Fähigkeit und Bereitschaft,
    eigene Ziele zu definieren und durchzusetzen, die sich von denjenigen
    unterscheiden, welche die Umgebung vorgibt.
    3. rechnen wir zur Individuation die Fähigkeit und Bereitschaft, sich eine
    Spanne von widersprüchlichen und zum Teil schmerzhaften Aspekten sei-
    ner selbst zu eigen zu machen und die Spannung der Ambivalenz zu
    ertragen.
    4. ist mit Individuation eng verbunden die Fähigkeit und Bereitschaft,
    Verantwortung für eigenes Verhalten zu übernehmen." (zit. nach: G. Weber,
    H. Stierlin 1989, 32 f.).

12 Die Prämisse beispielsweise, „sich warm anzuziehen ist gut", bezieht sich auf
    die Wintermonate. Sie im Sommer zu befolgen, wäre unsinnig. Ein paar
    warme Socken sind bei Kälte gut; daraus abzuleiten, daß mehr Socken besser
    wären, ist ebenfalls unsinnig; von einem bestimmten Punkt an würde sich die
    Vernunft in Unvernunft verkehren ...

13 Vgl. hierzu: P. Watzlawick, J. H. Weakland, R. Fisch 1979, 51 f. sowie P.
    Watzlawick 1986, 23 ff.

14 Zit. nach: B. P. Keeney 1987, 153 und 157.

15 Vgl. hierzu: G. Reich 1992, 125.

16 Vgl. hierzu: T. Habermas 1990; A. Kämmerer, B. Klingenspor 1989. Die genannte Häufung von Süchten und anderen Krankheiten fand sich auch bei der Auswertung von 43 Familiengenogrammen im Rahmen des genannten Forschungsprojektes.

17 Triviale Maschinen sind dadurch gekennzeichnet, daß auf jede Eingabe eine entsprechende voraussagbare Reaktion erfolgt. Vgl. hierzu: Teil I, Anmerkung 43.

18 Zur Verdeutlichung das oft zitierte Beispiel: Wenn ich gegen einen Stein trete, läßt sich berechnen, was passieren wird. Trete ich einen Hund, so ist nicht voraussagbar, ob dieser den Schwanz einzieht, wegläuft, mich angreift oder beißt.

19 Dazu folgende Analogie von F. B. Simon (mündl. Mitteilung): Die Kontrolle bulimischen Eßverhaltens gleicht – metaphorisch ausgedrückt – dem Bemühen: „Ich möchte mal meine Körpertemperatur von 37 auf 24 Grad herunterkühlen", um dann nach dem Motto „immer cool bleiben" mit einem Eisbeutel herumzulaufen …

20 Vgl. hierzu: T. Habermas, M. Müller1986, B. Jäger et al. 1992.

21 Eine Situation, die dem bekannten Dilemma des Tausendfüßlers gleicht: Nachdem ein Tausendfüßler viele Sommer lang unbeschwert durch die Welt gelaufen war, wurde er eines Tages von einem Regenwurm gefragt: „Wie um alles in der Welt schaffst du es bloß, mit so vielen Beinen zurechtzukommen? Wie kommt es, daß sich Bein 289 und 290 nicht verheddern und du auf der linken Seite das erste Bein vorsetzen kannst und gleichzeitig das 999. Bein so problemlos nachziehst?" Der Tausendfüßler dachte nach, wollte es dem Wurm gern erklären – und konnte sich von diesem Moment an nicht mehr fortbewegen … (nach: Watzlawick, P. 1986, 14).

22 Vgl. hierzu: F. B. Simon 1988a, 337 ff.

23 Zit. nach: F. B. Simon 1990, 241.

24 Zit. nach: G. Reich 1992, 125.

25 Ebd.

26 Vgl. hierzu: G. Schmidt in: A. Kämmerer, B. Klingenspor 1989, 56 f. ebenso: T. Habermas 1990, 21.

27 Zit. nach: F. B. Simon 1988a, 333.

28 Zit. nach: R. Striegel-Moore, in: A. Kämmerer, B. Klingenspor 1989, 146.

29 Zit. nach: B. Klingenspor, in: A. Kämmerer, B. Klingenspor 1989, 76.

30 Vgl. hierzu S. 43.

31 Zit. nach: C. Cecchin, in: L. Boscolo et al. 1988, 243.

32 Zit. nach: F. B. Simon 1990, 274.

4.1 Grundlagen der Therapie

1 Zit. nach: Hoffman, L. 1984, 289.

2 Die Erfahrungen systemischer Therapeuten zeigen, daß Vereinbarungen über eine begrenzte Therapiedauer bei den Klienten bzw. Klientinnen eher eine aktive Einstellung zur Therapie und damit die Bereitschaft für Veränderungen fördern. Demgegenüber kann eine Therapie ohne klare Zielformulierung und zeitlicher Begrenzung eher eine regressive Haltung fördern und impliziert, daß Veränderungen viel Zeit und häufige Sitzungstermine benötigen und für den Veränderungsprozeß vor allem die Therapeuten als „Fachleute" verantwortlich sind.
Vgl. hierzu auch: T. Weiss 1988; M. Selvini Palazolli et al. 1984 und L. Boscolo et al. 1988.

3   Nach: Selvini Palazolli, M. in: S. E. Barrows 1983, 265.
4   Da eine solche personelle Ausstattung nur im Idealfall zu verwirklichen ist,
    haben sich als Alternativen Video- und Audioaufzeichnungen bewährt, die
    ebenfalls die Möglichkeit bieten, die therapeutischen Gespräche noch einmal
    aus der Außenperspektive (mit Kollegen oder mit zeitlicher Distanz) anzu-
    schauen.
5   Obwohl auch die Therapeuten versuchen, das Klientensystem von einer
    Außenperspektive zu beobachten und zu beurteilen, bleibt ihnen dieses doch
    erschwert: Sie werden zwangsläufig als „Mitspieler" im therapeutischen
    Gespräch in die Interaktionen des Klientensystems einbezogen. Darüber
    hinaus bleibt immer die Gefahr, daß ein einzelner Therapeut in seinen
    eigenen Hypothesen verfangen bleibt und damit anfängt, die Klienten/
    Familien gemäß seiner eigenen Sichtweise zu formen und damit seine eigene
    Ansicht zu bestätigen. Um also – mit den Worten von G. Bateson – eine
    monokulare Sicht zu vermeiden und statt dessen zu einer binokularen Sicht
    oder Doppelbeschreibung zu gelangen, die seiner Meinung nach die Voraus-
    setzung einer angemessenen Beschreibung von Beziehungsphänomenen ist,
    ist das Team von großer Bedeutung.
6   Zur Erstellung von und Arbeit mit Genogrammen vgl. ausführlicher: M.
    MacGoldrick, R. Gernson 1990.
7   So wie es nicht möglich ist, nicht zu kommunizieren, so ist es unmöglich,
    keine Hypothese zu haben. Jede Frau bzw. jede Familie kommt selbst bereits
    mit bestimmten Hypothesen (beispielsweise über die Ursache der Bulimie)
    zu den therapeutischen Gesprächen. Genauso haben Therapeuten schon vor
    jedem Gespräch eigene Hypothesen (beispielsweise aufgrund bestimmter
    Basisdaten oder nonverbaler Mitteilungen wie Körperhaltung, Sitzordnung,
    etc.). Für die Arbeit ist es nützlich, sich diese impliziten Hypothesen bewußt
    zu machen und mit ihnen während des Gesprächs zu arbeiten.
8   Wenn es auch keine „richtigen" Hypothesen gibt, so lassen sich doch auf der
    praktischen Handlungsebene „bessere" von „schlechteren" Hypothesen
    unterscheiden. Es ist, mit den Worten von C. Cecchin (Vortrag Karlsruhe
    1989: „Exercices in systemic thinking"), der Unterschied zwischen „dead end
    stories" und „open end stories":
    „Bessere" Hypothesen führen zu neuen Sichtweisen und Erklärungen,
    machen neugierig und erleichtern die Entwicklung neuer „open end stories".
    „Schlechte" Hypothesen sind sogenannte „letzte Wahrheiten" („Ihre Ängst-
    lichkeit hat sie von der Mutter geerbt, das wird wohl immer so bleiben",
    „Bulimie ist eine Sucht, und Süchte bleiben lebenslänglich"). Es sind Hypo-
    thesen, die schon alles beantworten, weshalb alle anderen Erklärungen
    aufhören und schon alles klar ist. „Alles klar" bedeutet aber implizit: „Ich
    weiß, was richtig ist, wo es langgeht und wie die Realität wirklich ist, und ich
    muß nur die anderen, die Dummen davon überzeugen und ihnen den
    richtigen Weg zeigen …". Deshalb entstehen viele Probleme dort, wo „alles
    schon klar ist".
9   Zit. nach: G. Weber, H. Stierlin 1989, 80.
10 Vgl. hierzu die Beiträge von P. Penn aus New York 1983 und 1986; die
    grundlegenden Artikel von K. Tomm aus Kanada 1988 und 1989a, sowie die
    Arbeiten von K. Deissler 1986 und 1987.
11 Die Kategorisierung der unterschiedlichen Formen von zirkulären Fragen
    wurde weitgehend übernommen von F. B. Simon 1988a, 188–193.

12 Die Befragung auf der konkreten Verhaltensebene sowie Kontextualisierung haben darüber hinaus auch die Funktion, „dormitive Prinzipien" („Ich esse und erbreche, weil ich eine Bulimie habe ...") und ähnliche Formulierungen zu vermeiden.

13 Zit. nach: G. Weber, Heidelberg (mündliche Mitteilung).

4.2 Therapeutisches Vorgehen

1   Zum Thema „Umdeuten" und „positive Konnotation" vgl. ausführlicher: P. Watzlawick et al. 1979, 116–135.

2   Damit gemeint sind körperliche Reaktionen, die mit bestimmten Gefühlen und inneren Bildern verknüpft sind.

3   Vgl. hierzu: O. Meiss, M. Prior: „Nicht-Formulierungen" in der Psychotherapie. Unveröffentlichtes Seminarpapier, Hamburg 1992.

4   Diese Formulierung stammt von G. Schmidt, Heidelberg (mündliche Mitteilung).

5   Vgl. hierzu ausführlicher: S. De Shazer 1988.

6   Vgl. hierzu: O. Meiss, M. Prior: Strategische Therapie. Unveröffentlichtes Seminarpapier, Hamburg 1992.

7   Vgl. hierzu: G. Weber 1992.

8   Eine präzise Beschreibung dieser Strategie findet sich bei C. Madanes 1989, 149 ff.

9   Diese Verschreibung geht zurück auf eine Anregung von G. Schmidt, Heidelberg.

10 Die Anregung zu dieser Verschreibung stammt von Annette Schubert-Dremel, Holzminden.

11 Ähnliche Beispiele hierzu finden sich bei M. Prior 1992, 164 ff.

12 Diese Verschreibung geht zurück auf eine Anregung von O. Meiss, Hamburg. Vgl. hierzu auch: J. Haley 1989.

13 Das Transkript stammt aus einer Supervisionssitzung mit G. Schmidt, Heidelberg.

14 Vgl. hierzu: L. Boscolo et al. 1988.

15 L. Wynne, zit. in: S. De Shazer 1989, 203 f.

280

Literatur

Abraham, S. F., C. Mason u. M. Mira (1987): Treatment of bulimia. In: S. W. Touyz, P. J. V. Beumont (Hrsg.): Eating disorders. Prevalence and treatment. Sydney (Williams & Wilkins).

Andersen A. E. (1985): Practical comprehensive treatment of anorexia nervosa and bulimia. Baltimore (John Hopkins University Press).

Bachmann, M., H. P. Röhr (1983): Alkoholismus-Eßsucht-Magersucht. Ein Vergleich. *Psychother. Med. Psychol. 33:* 111–116.

Barrows, S. E. (1982): Interview mit Mara Selvini Palazzoli und Giuliana Prata. *Familiendynamik 8.*

Bateson, G. (1981): Ökologie des Geistes. Frankfurt (Suhrkamp).

Bateson, G. (1982): Geist und Natur. Frankfurt/Main (Suhrkamp).

Beck-Gernsheim, E. (1983): Vom „Dasein für andere" zum Anspruch auf ein Stück „eigenes Leben". *Soziale Welt 34:* 307–340.

Bemis, K. M. (1985): „Abstinence" and „non abstinence" models for the treatment of bulimia. *Intern. J. Eat Dis. 4:* 407–438.

Boskind-Lodahl, M. (1976): Cinderellas Stepsisters: A Feminist Perspective of Anorexia Nervosa and Bulimia. *Signs 2:* 342–356.

Boskind-Lodahl, M., J. Stirlin (1979): Frauen zwischen Fress- und Magersucht. *Psychologie Heute,* März 1979.

Boscolo, L., G. Cecchin, L. Hoffmann, P. Penn (1988): Familientherapie – Systemtherapie. Das Mailänder Modell. Systemische Studien Bd. 4. Dortmund (neues lernen).

Broderick, C. B., S. S. Schrader (1981): The history of professional marriage and family therapy. In: A. Gurmann, D. Kniskern (Hrsg.): Handbook of Family Therapy, 5–35, New York (Brunner & Mazel).

Brotmann, A. W., D. B. Herzog, S. W. Woods (1984): Antidepressant treatment of bulimia: The relationship between bingeing and depressive symptomatology. *J. of Clinic Psychiatry 45:* 7–9.

Brovermann, I. K., D. M. Brovermann, F. E. Clarkson, P. Rosenkrantz, S. R. Vogel (1970): Sex-role stereotypes and clinical judgement of mental health. *J. of Consulting and Clinical Psychology 34:* 1–7.

Brovermann, I. K., S. R. Vogel, D. M. Brovermann, F. E. Clarkson, P. S. Rosenkrantz (1972): Sex stereotypes. A current appraisal. *J. of Social Issues 28:* 59–78.

Brown, L. A. (1985): Women, weight and power. Feminist theoretical and therapeutic issues. *Women and Therapy 4:* 61–72.

Cecchin, G. (1988): Zum gegenwärtigen Stand von Hypothetisieren, Zirkularität und Neutralität. Eine Einladung zur Neugier. *Familiendynamik 13:* 190–203.

Cecchin, G. (1989): Exercises in systemic thinking. Vortrag Karlsruhe 1989.

Chernin, K. (1981): The obsession. Reflections of the tyranny of slenderness. New York (Harper & Row).

Cooper, W. J., C. G. Fairburn (1986): The depressive symptoms of bulimia nervosa. *Br. J. Psychiatry 143:* 268–274.

Culloris, H., W. C. Redmann (1982): Treatment of bulimarexia through behaviour therapy and diet modification. Meeting of the Association for Behaviour Analysis, Milwaukee 1982.

Dalvit-McPhillips, S. (1984): A dietary approach to bulimia treatment. *Physiology and Behaviour 33:* 769–775.

Deissler, K. G. (1986): Rekursive Informationsschöpfung. Zirkuläres Fragen als Erzeugung von Information, Marburg (InFaM).

Deissler, K. G. (1987): Erfinderisches Interviewen. Marburg (InFaM).

De Shazer, S. (1989): Der Dreh. Überraschende Wendungen und Lösungen in der Kurzzeittherapie. Heidelberg (Carl-Auer-Systeme).

Dolan, B., J. Gitzinger (Hrsg.) (1991): Why women? Gender issues and eating disorders. European Counsil of Eating Disorders, London.

Duss-von Werdt, J. (1987): Von der systemischen Sicht zum systemischen Handeln. *Psychother. med. Psychol. 37:* 126–132.

Ettl, T. (1988): Bulimia nervosa – die heimliche unheimliche Aggression. *Z. f. psychoanal. Theorie Prax.:* 48–76.

Fairburn, C. G. (1985): Cognitive-behavioral treatment for bulimia. In: D. M. Garner, P. E. Garfinkel (Hrsg.): Handbook of Psychotherapy for Anorexia nervosa and Bulimia. 160–192. New York (Guilford Press).

Fairburn, C. G. (1980): Self induced vomiting. *J. Psychosom. Res. 24:* 193–197.

Fairburn, C. G., P. J. Cooper (1984): The clinical feature of bulimia nervosa. *Br. J. Psychiatry 144:* 238–246.

Feiereis, H. (1990): Bulimia nervosa. In: T. Uexküll, Psychosomatische Medizin. 4. erweiterte Auflage, 614–634. München, Wien, Baltimore (Urban & Schwarzenberg).

Fichter, M. M. (1985): Magersucht und Bulimie. Empirische Untersuchungen zur Epidemiologie, Symptomatologie, Nosologie und zum Verlauf. Heidelberg (Springer).

Foerster, H. v. (1984): Das Konstruieren einer Wirklichkeit. In: P. Watzlawick (Hrsg.), 39–60.

Foerster, H. v. (1985a): Sicht und Einsicht: Versuche zu einer operativen Erkenntnistheorie. Braunschweig/Wiesbaden (Vieweg).

Foerster, H. v. (1985b): Entdecken oder Erfinden. Wie läßt sich Verstehen verstehen? In: H. Gumin, A. Mohler (Hrsg.): Einführung in den Konstruktivismus. München (Piper).

Freedmann, R. (1989): Die Opfer der Venus. *Cosmopolitan 6:* Juni 1989.

Funkkolleg, 1990 „Medien und Kommunikation". Konstruktionen von Wirklichkeit. Herausgegeben vom Deutschen Institut für Fernstudien an der Universität Tübingen. Studienbriefe 1 bis 12. Weinheim/Basel (Beltz).

Garner, D. M., P. E. Garfinkel (1980): Sociocultural factors in the development of anorexia nervosa. *Psychological Medicine 10:* 647–656.

Garner, D. M., P. E. Garfinkel (Hrsg.) (1985): Handbook of Psychotherapy for Anorexia Nervosa and Bulimia. New York/London (Guilford Press).

Garner, D. M., M. P. Olmsted, R. Davis, W. Rockert, D. Goldbloom, M. Eagle (1990): The association between bulimic symptoms and reported psychopathology. *Intern. J. Eat Dis. 9:* 1–15.

Glasersfeld, E. v. (1984): Einführung in den Radikalen Konstruktivismus. In: P. Watzlawick (Hrsg.), 16–38.

Glasersfeld, E. v. (1987): Wissen, Sprache, Wirklichkeit. Braunschweig/Wiesbaden (Vieweg).

Habermas, T., M. Müller (1986): Das Bulimie-Syndrom: Krankheitsbild, Dynamik und Therapie. *Nervenarzt 57:* 322–331.

Habermas, T., U. Neureither, M. Müller, U. Horch (1987): Ist Bulimie eine Sucht? Zur Verlaufsdynamik der symptomkonzentrierten Bulimiehandlung. *Praxis Psychother. Psychosom. 32:* 147–151.

Habermas, T. (1990): Heißhunger. Historische Bedingungen der Bulimia nervosa. Frankfurt/Main (Fischer).

Haley, J. (1989): Ordeal-Therapie. Ungewöhnliche Wege der Verhaltensänderung. Hamburg (ISKO-Press).

Henningsen, J. (1981): Autobiographie und Erziehungswissenschaft. neue pädagogische bemühungen, Bd. 87, Essen (Neue Deutsche Schule).

Hoffman, L. (1981): Grundlagen der Familientherapie. Hamburg (ISKO-Press).

Hsu, L. G. K. (1990): Experiential aspects of bulimia nervosa: Implications for cognitive behavioral therapy. *Behav. Modif. 14:* 50–65.

Hughes, P. C., L. A. Weels, C. Cunningham, D. M. Ilstrup (1986): Treating bulimia with desimipramine. *Arch. of General Psychiatry 43:* 182–186.

Jäger, B., W. Lempa, H. W. Künsebeck, L. Seide, H. Freyberger, R. Liedke (1992): Darstellung und Evaluation eines integrativen Behandlungskonzeptes von stationärer Psychotherapie und ambulant-systemischer Familientherapie bei Bulimia nervosa. Abschlußbericht zur Vorlage bei der Robert-Bosch-Stiftung (Stuttgart).

Jäger, B. (1993): Bulimia nervosa. Definition, Symptomatik, Verlauf. Medizinische Hochschule Hannover. Zur Zeit noch unveröffentlichtes Manuskript.

Kämmerer, A., B. Klingenspor (Hrsg.) (1989): Bulimie. Zum Verständnis einer geschlechtsspezifischen Eßstörung. Stuttgart/Berlin/Köln (Kohlhammer).

Keeney, B. P. (1987): Ästhetik des Wandels. Hamburg (ISKO-Press).

Klingenspor, B. (1989): Bulimarexie. Die Psychologie eines sozio-kulturellen Phänomens. In: A. Kämmerer, B. Klingenspor, 71–87.

Krieg, P. (1991): Suspicious Minds. Die Ordnung des Chaos. Ein Film mit H. v. Foerster, H. Maturana, H. Stierlin. Dokumentation zum Film. Barfuss-Film, Köln.

Lacey, J. H. (1985): Time-limited individual and group treatment for bulimia. In: D. M. Garner, P. E. Garfinkel (Hrsg.), 431–457.

Laessle, R. G., S. Kittl, M. M. Fichter, H. U. Wittichen, K. M. Pirke (1987): Major affective disorder in anorexia and bulimia. A descriptive diagnostic study. *Br. J. Psychiatry 151:* 785–789.

Laessle, R. G., U. Schweiger, M. M. Fichter, K. M. Pirke (1988): Eating disorders and depression: Psychobiological findings in bulimia and anorexia nervosa. In: K. M. Pirke, M. Vandereyken, D. Ploog (Hrsg.): The psychobiology of bulimia nervosa, 90–100: Berlin (Springer).

Leitenberg, H., J. Rosen (1989): Cognitive-behavioral therapy with and without exposure plus response-prevention in treatment of bulimia nervosa. *J. Consult. Clin. Psychol. 57:* 776–777.

Liedke, R., B. Jäger, W. Lempa, H. W. Künsebeck, M. Gröne, H. Freyberger (1990a): The outcome of two treatment models for bulimia nervosa: preliminary results of a controlled study. Unveröffentlichter Vortrag, 18th European Conference on Psychosomatic Research, August 1990 in Helsinki, Finnland.

Liedke, R., B. Jäger, H. W. Künsebeck, R. Buhl, A. Kersting (1990b): Bulimien mit und ohne Vorgeschichte einer Anorexie: Varianten oder Entitäten? *Psychother. Psychosom. med. Psychol. 40:* 271–277.

Mac Goldrick, M., R. Gerson (1990): Genogramme in der Familienberatung. Bern (Huber).

Maturana, H. R. (1985): Erkennen: Die Organisation und Verkörperung von Wirklichkeit., 2. Auflage. Braunschweig/Wiesbaden (Vieweg).

Maturana, H. R., F. J. Varela (1987): Der Baum der Erkenntnis. Bern/München (Scherz).

Madanes, C. (1989): Hinter dem Einwegspiegel. Fortschritte der Strategischen Therapie. Hamburg (ISKO-Press).

Meermann, R., W. Vandereyken (1987): Therapie der Magersucht und Bulimia nervosa. Berlin/New York (De Gruyter).

Mennell, S., K. Simons (1989): Die Soziologie der Bulimie. In: A. Kämmerer, B. Klingenspor, 11–30.

Minuchin, S., B. Rosmann, L. Baker (1978): Psychosomatic Families. Anorexia nervosa in Context. Cambridge, Mass. (Harvard University Press).

Orbach, S. (1987): Hungerstreik. Ursachen der Magersucht. Neue Wege zur Heilung. Düsseldorf (Econ).

Palmer, R. L. (1979): The dietary chaos syndrome: a useful new term? Brit. J. Med. Psychol. 52: 187–190.

Penn, P. (1983): Zirkuläres Fragen. Familiendynamik 8: 198–220.

Penn, P. (1986): „Feed-Forward" – Vorwärts-Koppelung: Zukunftsfragen, Zukunftspläne. Familiendynamik 11: 206–211.

Polivy, J., C. P. Herman (1985): Dieting and binging. A causal analysis. Amer. Psychol. 40: 193–201.

Pope, H. G., J. Hudson (1982): Treatment of bulimia with antidepressants. Psychopharmacology 78: 176–179.

Pope, H. G., J. Hudson, J. M. Jonas, D. Yurgelond-Todd (1983): Bulimia treated with imipramine: a placebo controlled double-blind study. American J. of Psychiatry 140: 554–558.

Prior, M. (1992): Übertreibungen als Mittel der Psychotherapie. In: B. Peter, G. Schmidt (Hrsg.): Erickson in Europa. Europäische Ansätze der Ericksonschen Hypnose und Psychotherapie,164–173. Heidelberg (Carl-Auer-Systeme).

Rad, N. v. (1979): Gestaltkreis und Anthropologie. Das Erbe Victor von Weizäckers. In: P. Hahn: Psychologie des 20. Jahrhunderts, Bd. 9, 182–190, Zürich (Kindler).

Reich, G. (1992): Identitätskonflikte bulimischer Patientinnen: Klinische Beobachtungen zur inter- und intrapersonellen Dynamik. Forum Psychoanal. 8: 121–133.

Rommelspacher, B. (Hrsg.) (1987): Weibliche Beziehungsmuster. Psychologie und Therapie von Frauen. Frankfurt/New York (Campus).

Root, M. P. P., P. Fallon, W. N. Friedrich (1986): Bulimia: A Systems Approach to Treatment. New York, W. W. Norton.

Rosen, J., H. Leitenberg (1982): Bulimia nervosa: Treatment with exposure and responser prevention. Behaviour Therapy 13: 117–124.

Rosenthal, G. F., L. Jacobson (1976): Pygmalion im Unterricht. Weinheim (Beltz)

Russel, G. F. (1979): Bulimia nervosa: an ominous variant of anorexia nervosa? Psychol. Med. 9: 429–488.

Russel, G. F., G. I. Smukler, C. Dare, I. Eisler (1987): An evaluation of family therapy in anorexia nervosa and bulimia nervosa. Arch. Gen. Psychiatry 44: 1047–50.

Schmidt, B. (1986): Systemische Transaktionsanalyse. Unveröffentlichtes Typoskript.

Schmidt, G. (1985): Systemische Familientherapie als zirkuläre Hypnotherapie. Familiendynamik 10: 241–264.

Schmidt, G. (1989): Bulimie aus der Perspektive der systemischen Familientherapie. In: A. Kämmerer, B. Klingenspor, 49–70.

Schmidt, G. (1991): „Wer einigermaßen der Gleiche bleiben will, muß sich ständig verändern". Familiendynamik 2: 145–163.

284

Schneider, J. A., W. S. Agras (1985): A cognitive behavioral group treatment of bulimia. *Br. J. Psychiatry 146:* 66–69.

Schwartz, H. J. (1985): Bulimia. Psychoanalytic Perspectives. *J. of the American Psychoanalytic Association 34:* 439–462.

Schwartz, R. C., M. J. Barrett (1985): Family therapy for bulimia. In: D. M. Garner, P. E. Garfinkel (Hrsg.), 280–310.

Segal, L. (1988): Das 18. Kamel oder die Welt als Erfindung. Zum Konstruktivismus Heinz von Foersters. München (Piper).

Senf, W. (1989): Psychoanalytische Betrachtungen zur Bulimie. In: A. Kämmerer, B. Klingenspor, 88–103.

Selvini Palazzoli, M. (1984): Magersucht. 2. Auflage, Stuttgart (Klett-Cotta).

Selvini Palazzolli, M., L. Boscolo, G. Cecchin, G. Prata (1985): Paradoxon und Gegenparadoxon. 4. Auflage, Stuttgart, (Klett-Cotta).

Selvini Palazzoli M., L. Boscolo, G. Cecchin, G. Prata (1981): Hypothetisieren – Zirkularität – Neutralität. Drei Richtlinien für den Leiter einer Sitzung. *Familiendynamik 6:* 124–139.

Shah, I. (1984): Die fabelhaften Heldentaten des vollendeten Narren und Meisters Mulla Nasrudin. Freiburg (Herder).

Simon, F. B., H. Stierlin (1984): Die Sprache der Familientherapie – Ein Vokabular. Kritischer Überblick und Integration systemtheoretischer Begriffe, Konzepte und Methoden. Stuttgart (Klett-Cotta).

Simon, F. B. (1985): Die Grundlagen der systemischen Familientherapie. *Nervenarzt 56:* 455–464.

Simon, F. B. (1988a): Unterschiede, die Unterschiede machen. Klinische Epistemologie: Grundlage einer systemischen Psychiatrie und Psychosomatik. Berlin/ Heidelberg (Springer).

Simon, F. B. (Hrsg.) (1988b): Lebende Systeme. Wirklichkeitskonstruktionen in der systemischen Therapie. Berlin/Heidelberg (Springer).

Simon, F. B., G. Weber (1988a): Post aus der Werkstatt: Das Ding an sich. Wie man „Krankheit" erweicht, verflüssigt, entdinglicht … *Familiendynamik 13:* 57–61.

Simon, F. B., G. Weber (1988b): Post aus der Werkstatt: Konjunktivitis. Über die Entzündung des Möglichkeitssinns und die Erfindung bekömmlicherer Wirklichkeiten. *Familiendynamik 13:* 364–372.

Simon, F. B. (1990): Meine Psychose, mein Fahrrad und ich. Zur Selbstorganisation der Verrücktheit. Heidelberg (Carl-Auer-Systeme).

Stierlin, H., F. B. Simon (1986): Familientherapie. In: P. Kisker, H. Lauter, J. E. Meyer, C. Müller, E. Stömgren (Hrsg.): Psychiatrie der Gegenwart, Bd. I: Neurosen, Psychosomatische Erkrankungen, Psychiatrie, 250–275, Heidelberg/Berlin (Springer).

Stierlin, H. (1988): Prinzipien der systemischen Therapie. In: F. B. Simon (Hrsg.), 54–65.

Stierlin, H. (1989): Individuation und Familie. Frankfurt/Main, (Suhrkamp).

Stierlin, H. (1990): Zwischen Sprachwagnis und Sprachwirrnis. *Familiendynamik 15:* 266–275.

Tomm, K. (1984a): Der familientherapeutische Ansatz des Mailänder Teams. 1. Teil: Entwicklung, Theorie und Praxis im Überblick. *Partnerberatung 21:* 49–63.

Tomm, K. (1984b): Der familientherapeutische Ansatz des Mailänder Teams. 2. Teil: Sitzungsstruktur, Interviewmethodik und Interventionen. *Partnerberatung 21:* 145–166.

Tomm, K. (1985): Circular Interviewing: A Multifaceted Clinical Tool. In: D. Campbell, R. Draper (Hrsg.): Applications of Systemic Family Therapy. The Milan Approach, 33–45, New York (Grune & Stratton).

Tomm, K. (1988a): Das systemische Interview als Intervention. Teil I: Strategisches Vorgehen als vierte Richtlinie für den Therapeuten. *System Familie 1:* 145–159.

Tomm, K. (1988b): Das systemische Interview als Intervention. Teil II: Reflexive Fragen als Mittel zur Selbstheilung. *System Familie 1:* 220–243.

Tomm, K. (1989a): Das systemische Interview als Intervention. Teil III: Lineare, zirkuläre, strategische und reflexive Fragen? *System Familie 2:* 21–40.

Tomm, K. (1989b): Das Problem externalisieren und die persönlichen Mittel und Möglichkeiten internalisieren. *Zeitschrift für Systemische Therapie 7:* 200–205.

Vandereyken, W. (1990): The addiction model in eating disorders. *Intern. J. Eat Dis. 9:* 95–101.

Vanderlinden, J., J. Norre, W. Vandereyken, R. Meermann (1992): Therapie der Bulimia nervosa. Behandlungskonzepte mit Fallbeispielen. Stuttgart/New York (Schattauer).

Watzlawick, P., J. H. Beavin, D. D. Jackson (1969): Menschliche Kommunikation. Bern/ Stuttgart (Huber).

Watzlawick, P., J. H. Weakland, R. Fisch (1974): Lösungen. Zur Theorie und Praxis menschlichen Wandels. Bern/Stuttgart (Huber).

Watzlawick, P. (1976): Wie wirklich ist die Wirklichkeit? München (Piper).

Watzlawick, P., J. H. Weakland (Hrsg.) (1980): Interaktion. Bern/Stuttgart (Huber).

Watzlawick, P. (Hrsg.) (1984a): Die erfundene Wirklichkeit. Wie wissen wir, was wir zu wissen glauben? Beiträge zum Konstruktivismus. München (Piper).

Watzlawick, P. (1984b): Entwicklung der Kommunikations- und Systemtheorie. *Prax. Psychother. Psychosom. 29:* 1–6.

Watzlawick, P. (1986): Vom Schlechten des Guten. München (Piper).

Watzlawick, P. (1988): Münchhausens Zopf oder Psychotherapie und „Wirklichkeit". Bern/Stuttgart (Huber).

Watzlawick, P. (1990): Anleitung zum Unglücklichsein. 28. Auflage, München (Piper).

Weber, G., H. Stierlin (1989): In Liebe entzweit. Die Heidelberger Familientherapie der Magersucht. Reinbek/Hamburg (Rowohlt) [Neuaufl. (2001), Heidelberg (Carl-Auer-Systeme)].

Weber, G., M. Gröne (1989): Schritte zu einem Leben, das nicht mehr zum Kotzen ist. Ein systemisches Einzelgespräch. *Kontext 16:* 65–92.

Weber, G. (1991): Rückfall oder Vorfall: Über den systemischen Umgang mit sich vermeintlich wiederholenden Verhaltensweisen. Vortrag anläßlich des Kongresses „Das Ende der großen Entwürfe und das Blühen systemischer Praxis" in Heidelberg 1991.

Weiss, T. (1988): Familientherapie ohne Familie. München (Kösel).

Wermuth, B. M., K. L. Davis, L. E. Hollister, A. J. Stunkard (1977): Phenytoin treatment of the binge-eating syndrome. *American J. of Psychiatry 134:* 1249–1253.

White, W. C., M. Boskind-White (1981): An experiential-behavioral approach to the treatment of bulimarexia. *Psychother. Theor. Res. Pract. 18:* 501–507.

Wolf, N. (1991): Der Mythos Schönheit. Reinbek/Hamburg (Rowohlt).

Wooley, S. C., O. W. Wooley (1985): Intensive outpatient and residential treatment for bulimia. In: D. M. Garner, P. E. Garfinkel (Hrsg, 391–430.

Wurmser, L. (1986): Verleugnen, Impulshandlung und Identitätskonflikt. *Zeitschrift für Psychoanal. Theor. Prax. 1:* 95–112.

Über die Autorin

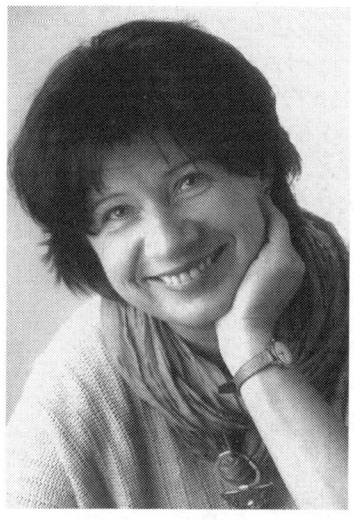

Margret Gröne, Dr. phil. Pädagogin M. A., lehrt als Professorin an der Fakultät für Sozial- und Gesundheitswesen der Fachhochschule Hildesheim/Holzminden/Göttingen. Daneben ist sie als Lehrtherapeutin und Lehrsupervisorin am Niedersächsischen Institut für systemische Therapie und Beratung in Hannover tätig sowie als Referentin auf Kongressen und an Fortbildungsinstituten im In- und Ausland. Margret Gröne ist Verfasserin von Lehrvideos und wissenschaftlichen Veröffentlichungen zum Thema Eßstörungen. Neben der systemischen Einzel-, Paar- und Familientherapie gilt ihr besonderes Interesse momentan der Entwicklung systemischer Ansätze in der Gruppentherapie.

287

Gunthard Weber/Helm Stierlin

In Liebe entzweit

Ein systemischer Ansatz zum Verständnis
und zur Behandlung der Magersuchtsfamilie

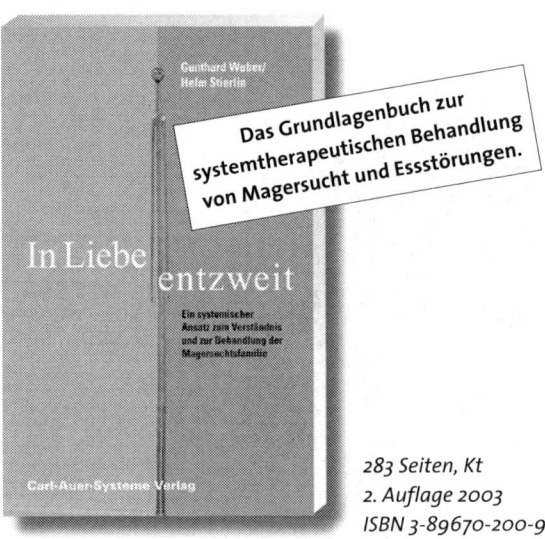

283 Seiten, Kt
2. Auflage 2003
ISBN 3-89670-200-9

Gunthard Weber und Helm Stierlin zeigen in diesem Buch die
Beziehungsmuster in Familien mit magersüchtigen Töchtern auf und
demonstrieren, wie sich in der Arbeit mit den Betroffenen und deren
Familien alternative Verhaltensmuster anregen lassen, um allen Familienmitgliedern neue Entwicklungsmöglichkeiten zu eröffnen.

Die Autoren dokumentieren außerdem die Ergebnisse einer Nach-
untersuchung fünf Jahre nach Beginn des magersüchtigen Verhaltens.
Hier findet sich eine der guten Botschaften dieses Buches: 80 Prozent
der nachuntersuchten Frauen hatten die Magersucht überwunden und
Anschluss an eine altersgemäße Entwicklung gewonnen.

Die Erfolge in der Arbeit mit Magersüchtigen und ihren Familien
haben wesentlich zur Verbreitung des Heidelberger Ansatzes der
Familientherapie beigetragen. Das Buch gibt nebenbei eine gut verständliche Einführung in die Prinzipien und Vorgehensweisen der
systemischen Familientherapie.

www.carl-auer.de